27.7.95

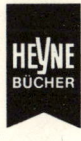

HEYNE
BÜCHER

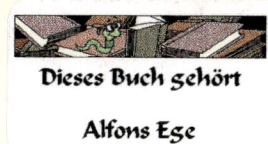

Dieses Buch gehört

Alfons Ege

W0180349

ESOTERISCHES
WISSEN

Von Erich Bauer ist in der Reihe ESOTERISCHES WISSEN
außerdem erschienen

Psycho-Tarot · Band 08/9602

Erich Bauer

ASTRO-GESUNDHEIT

Das Hausbuch astrologischer Gesundheitslehren
für alle Sternzeichen

Originalausgabe

WILHELM HEYNE VERLAG
MÜNCHEN

HEYNE ESOTERISCHES WISSEN
Herausgegeben von Michael Görden
08/9657

Copyright © 1995 by Wilhelm Heyne Verlag GmbH & Co. KG,
München
Printed in Germany 1995
Umschlaggestaltung: Atelier Adolf Bachmann, Reischach
Innenillustrationen: Mahbuba Trevisan
Satz: ew print & medien service gmbh, Würzburg
Druck und Bindung: Presse-Druck, Augsburg

ISBN 3-453-08093-9

INHALTSVERZEICHNIS

VORWORT

Solange wir gesund sind, haben wir mit dem Thema Krankheit wenig am Hut. Erst, wenn irgendein Körperteil zu schmerzen beginnt oder nicht mehr richtig funktioniert, werden wir aufmerksam und nachdenklich, suchen nach Ursachen und Möglichkeiten, die problematische Angelegenheit wieder aus der Welt zu schaffen. Plötzlich entdecken wir, wie ungeheuer wichtig Gesundheit ist. Krankheiten, und genauso Unfälle, wollen immer aufmerksam machen, zeigen, was fehlt, was versäumt oder verdrängt wird. Solche »Schicksalsschläge« werfen uns auf uns selbst zurück.

Ich habe mich zunächst mit verschiedenen Körpertherapien beschäftigt, dann das Rauchen aufgegeben, mich mit Ernährung und schließlich ausgiebig mit Medizin auseinandergesetzt. Diese Auseinandersetzung geschah im Rahmen der Astrologie, weil ich seit vielen Jahren die Sterne als Teil unserer Existenz erlebe. Ich glaube an sie, aber ich möchte daraus kein Dogma oder eine neue Religion machen. Vielleicht ist die Astrologie, wie es Goethe sah, »nur« eine Poesie der Seele. Aber sie heilt und macht ganz.

Den Sternen haftet eine Magie an, der die Menschheit schon immer fasziniert gegenüberstand. Wer sich dieser Magie unterstellt, wird selbst ein Teil von ihr, entdeckt in sich den göttlichen Funken. So läßt sich auch Gesundheit als ein göttliches Geschenk erleben. Und Krankheit beinhaltet demnach eine bestimmte Botschaft: In verschlüsselter Form wird uns übermittelt, daß wir aufhören, uns zu wundern und damit beginnen, uns zu isolieren. Krankheit bringt uns wieder näher zu den Göttern, während wir sie, solange wir gesund sind, leicht vergessen.

Die klassische Medizin betrachtet den menschlichen Organismus letztlich als eine physikalische Entität, also als feste und abgegrenzte Materie, und behandelt unerwünschte Symptome mit dem Skalpell oder mittels chemischer Drogen. Ähnlich der indischen (ayurvedischen) oder chinesischen Gesundheitslehre sieht auch die Astrologie den Menschen nicht fest und statisch, sondern als energetischen Körper, der sich mit der gesamten Existenz in Einklang und im Austausch befindet. Wer im menschlichen Organismus und im Kosmos die gleiche Ordnung wirken sieht, erhebt den Körper zum Mysterium, macht ihn zum Tempel, in dem die Seele wohnt. Und in dieser Achtung und Ehrerbietung geschieht der erste und vielleicht wichtigste Schritt zu einer Heilung.

Dieses Buch ist auch eine Danksagung an alle, die mir dabei geholfen haben, Gesundheit und Krankheit besser zu verstehen und zu würdigen. Uwe Karstädt möchte ich besonders erwähnen. Als Freund, astrologischer Gegenpart und Heilpraktiker hat er mir durch viele Anregungen und in zahlreichen Stunden der gemeinsamen Diskussion dabei geholfen, dieses Buch zu verwirklichen. Ohne ihn wäre es nicht zustandegekommen. Des weiteren gilt mein Dank Frau Liliane Kolf für ihr Engagement, Herrn Görden und dem Heyne-Verlag für ihr Vertrauen und Barbara für's Korrekturlesen. Das Buch selbst aber ist Patrizias »unconditioned love« gewidmet.

DIE GESCHICHTE
DER ASTROLOGIE UND DER
ASTROLOGISCHEN MEDIZIN

Am Anfang jeder Geschichte der Astrologie steht das Bild des nächtlichen, mit Sternen übersäten Himmels. Der frühere Mensch hat ihn sicher anders erlebt als wir heute. Er wußte nichts von Lichtjahren und galaktischen Nebeln. Er erschaute den Himmel wie ein kleines Kind. Und als Kind der Frühzeit war er nicht, wie wir heute, getrennt von diesem Himmel, sondern eins mit ihm. Er kannte noch nicht Subjekt (Mensch) und Objekt (Himmel). Er empfand sich als vereint mit der Schöpfung. Er fand sich in allem und fand alles in sich. So folgte er auch dem Rhythmus dieses großen Ganzen, wie ein Kind seiner Mutter folgt, und fühlte sich getragen und geborgen.

Wann die Menschheit anfing, sich aus diesem Gefühl der Allverbundenheit zu lösen, ist schwer zu sagen. Die überlieferten Zeichen sind rar und rätselhaft. Aber als der Mensch begann, die Sterne zu deuten, war er dem großen Ozean längst entstiegen. Von nun an sah er sich und den Himmel als getrennt. Sein innerstes Wesen jedoch blieb weiter mit allem verbunden. Und so kam es, daß der Mensch Beziehungen zwischen den Sternen und der Erde entdeckte, die eigentlich schon immer in ihm waren. Beispielsweise erlebte er, daß ein Krieg ausbrach, während am Himmel ein Komet auftauchte und die normale Ordnung störte. Oder er empfand großes Glück, während sich am Himmel zwei besonders helle Lichter trafen. Er begann solch auffällige Lichter mit Namen zu versehen: Helios zum Beispiel, oder Jupiter, Mars oder Venus. Er fing sogar an, bestimmte Sterne in Gruppen zusammenzufassen und gab ihnen Gruppennamen, wie Widder oder Großer Wagen. Eigentlich war sein Wirken darauf gerichtet, seine verlorene Einheit in den Himmel zu projizieren. Zugleich aber vergaß er von dem Wissen, das in ihm war, immer mehr. Er ging soweit, daß er sich von Sternbildern, die er selbst erschaffen hatte, leiten ließ. Er dachte also: Am Himmel tritt Mars in den Skorpion ein. Daraus ziehe ich den Schluß, daß jetzt auf der Erde eine

Gefahr droht. Aus dieser Logik entstand mit der Zeit eine Wissenschaft – die Astrologie. Der Mensch hatte eine Brücke gefunden, die ihn wieder mit seinem Urwissen verband, das er aber im Inneren seiner Seele nie verloren hatte.

ANFÄNGE IN ÄGYPTEN, CHINA, INDIEN UND MESOPOTAMIEN

In Ägypten, dem Land der Pharaonen, waren der Tierkreis und die Planeten noch nicht bekannt. Aber man dachte in Abschnitten und Zeiträumen wie die heutige Astrologie. Beispielsweise wurden die vier Abschnitte im Tageslauf der Sonne mit den vier Abschnitten im Leben eines Menschen verglichen. Die Morgensonne war das Kind, die Mittagssonne der Mann. Die untergehende Sonne war das Sinnbild für den Greis, und die untergegangene Sonne der Nacht war ein Symbol für den Tod, oder Osiris, den Gott der Unterwelt. Neben der Sonne, der höchsten Gottheit, gab es noch Monats- und Tagesgötter. Alle zusammen bildeten ein hochdifferenziertes System, den heiligen Kalender, der – wie ein astrologischer Ratgeber – allerlei Anweisungen für das tägliche Leben enthielt. Er beruhte ausschließlich auf einer Auslegung der von den verschiedenen Göttern beherrschten Zeiträume. Es lagen ihm also keine direkten Beobachtungen des Himmels zugrunde. Vielleicht ist das ein Hinweis darauf, daß im frühen Ägypten die Ureinheit zwischen Mensch und Schöpfung noch nicht so vollständig vergessen war wie dann später bei den Kulturen der Sumerer, Griechen und Römer.

Auch damals muß es bereits Anhänger wie auch Kritiker dieser »Wahrsagekunst« gegeben haben. Im 5. Buch Moses jedenfalls gibt sich der Urahn des isrealitischen Volkes sehr verschlossen und untersagt seinem Volk aufs strengste die »Tagewählerei«.

Andere Teilstücke einer beginnenden Astrologie finden sich in China und Indien. Wie in Ägypten war auch dort der Mensch beseelt von einer höheren und vollkommeneren Ordnung. Aufgabe des Menschen war es, sich dieser Ordnung so vollständig wie möglich zu ergeben. Dabei begegnete er den beiden Urkräften Yang und Yin, Zeichen für Tag und Nacht, Mann und Frau, Himmel und Erde, Leben und Tod. Ihr Zusammenspiel gestaltet sich so, daß das eine im selben Maße abnimmt wie das andere zunimmt. Wie in Ägypten gab es auch in China eine Art kalendarischen Ratgeber, der in einer naturnahen und leicht verständlichen Bildersprache verfaßt war. Im Unterschied zur Astrologie des Okzidents regiert aber im fernen Orient ein Tiersymbol das ganze Jahr. So wird zum Beispiel das Jahr 1992 vom Affen regiert. In China wird daneben auch jede Stunde einem der 12 Tiere zugeordnet. Daraus ergibt sich ein komplexes und hochkompliziertes System. Das bekannte Orakel I Ging oder das Schafgarbenorakel entstand aus dieser Kunst der astrologischen Kalenderdeutung. Auch die chinesische Akupunktur bezieht sich noch heute auf diesen astrologischen Kalender. Über verschiedene Tabellen findet der Akupunkteur diejenigen Punkte, die zu einer bestimmten Zeit die beste Resonanz auf eine Stimulation durch die Nadeln zeigen. Der chinesische Arzt spricht in diesem Zusammenhang von der höchsten Kunst, weil das Wissen der Akupunktur und das des astrologischen Kalenders ineinanderfließen.

Die Urheimat der Sternkunde jedoch war Mesopotamien, das Land zwischen den Flüssen Euphrat und Tigris, das heute Irak heißt. Dort war der menschliche Geist am kühnsten und vollzog als erster endgültig die Trennung zwischen Mensch und Schöpfung. Die Sterne am Himmel bekamen göttliche Namen, wie der Sonnengott Schamasch und die Gottheit Ischtar, die auch als Tochter der Mondgöttin verehrt wurde, und die sich als leuchtender Venusstern offenbarte. Da der Mond, die Sonne und einige andere Lichter im Vergleich zu den Fixsternen wanderten, nannte man diese Planeten »umherirrende oder wilde Schafe« und unterschied sie von den »festgebundenen oder zahmen Schafen«, den Fixsternen, die von Orion, dem guten Hirten, bewacht wurden. Der größte aller Planeten, der heutige Jupiter, war im Land zwischen den zwei Strömen ein Sinnbild des Schöpfergottes Marduk. Sein Sohn und Begleiter war Nabu, der später zu Merkur wurde. Der rötlich funkelnde Stern Mars wiederum war die Heimat des Herrn der Waffen, der auch als Rachegott angesehen wurde. Auch Saturn war bereits entdeckt worden und wurde als eine müde Sonne betrachtet. Außerdem war er der Gott der Gerechtigkeit, Ordnung und Beständigkeit. Gemeinsam mit anderen Göttern erhob sich der Rat der 12 Gottheiten, und damit hatten auch die 12 verschiedenen astrologischen Prinzipien ihren Auftritt.

Man fand Tafeln aus dem 2. Jahrhundert vor Christus, auf denen

Beobachtungen über den Lauf von Sonne, Mars und Venus einge-
zeichnet waren. Auch Aufzeichnungen über erste Geburtshoroskope
stammen aus dieser Zeit. Im Jahre 1847 wurden bei den Ruinen von
Ninive 25 000 Tontafeln ausgegraben. Sie wurden ins Jahr 600 vor
Christus datiert. Auf einem Teil dieser Tafeln befinden sich Weissa-
gungen, die, mit etwas Zeitgeist aufgefrischt, ohne weiteres der
astrologischen Seite einer modernen Tageszeitung entstammen könnten: »Wenn Venus mit ihrem Feuerlicht die Braut des Skorpions be-
leuchtet, dessen Schwanz dunkel ist und dessen Hörner hell leuchten, so wird Regen und Hochflut das Land verwüsten.« (nach W.
Knappich).

Das ist eine professionelle, astrologische Vorhersage. Damit war
der Spezialist an die Stelle einer ganzheitlichen Naturerfahrung getreten. Nur der fachkundige Astrologe hatte die Zeit und die Kapa-
zität, den Himmel zu studieren, um daraus Rückschlüsse auf Ereignisse in der Welt zu ziehen. Und bald mußte dieser Fachmann der
Sterne auch nicht einmal mehr den Himmel selbst beobachten. Spätestens im ersten Jahrhundert vor Christus gab es Ephemeriden. Das
sind Bücher, aus denen die Stellung der Gestirne zu jeder beliebigen
Zeit herausgelesen werden kann. Die Astrologie, wie sie auch heute
noch betrieben wird, war damit endgültig geboren.

ANFÄNGE EINER ASTROLOGISCHEN MEDIZIN

So emanzipierte sich der Mensch aus seiner ursprünglichen Allverbundenheit und entwickelte die Astrologie zu einer eigenständigen
Disziplin. Und das gleiche geschah mit einer anderen Wissenschaft,
der Heilkunst. Auch hier befand sich der Mensch ursprünglich in einem instinkthaften Ganzen. Daraus erwuchs seine besondere Art zu
leben und daraus zog er bei einer Verletzung ganz natürlich die richtigen Schlüsse. Auch Tiere haben einen »medizinischen Instinkt«,
beispielsweise, wenn ein verletzter Hund sich die Wunden mit dem
eigenen Speichel desinfiziert. Und auch wir Menschen kennen noch
Reste dieser natürlichen Medizin: Wer Kopfschmerzen hat, beginnt
sich automatisch die Schläfen zu reiben. In der Sprache der modernen Körpermedizin führt er eine Akupressur seiner Kopf-Meridiane
durch.

Als der Mensch seine instinktiven Heilkräfte verlor, begegnete er der Astrologie, und es vereinigte sich, was eigentlich immer schon zusammen gehörte. Aus der Verschmelzung entstand die medizinische Astrologie. Naturwissenschaftler und Ärzte waren früher – und damit ist die Zeit bis ins 16. Jahrhundert gemeint – alle auch Astrologen. Die Astrologie war häufig der einzige medizinische Ratgeber, um eine Krankheit zu erkennen und zu heilen. Heute wagt es höchstens noch ein Heilpraktiker, seine eigene therapeutische Arbeit astrologisch zu fundieren. Das war nicht immer so, die Astrologie war einmal höchst anerkannt!

Dafür steht ein so bedeutender Name wie Claudius Ptolemäus. Er lebte im 2. Jahrhundert nach Christus und schuf das ptolemäische Weltbild, auf das sich die Menschheit dann länger als ein Jahrtausend bezog. Er war Arzt, Philosoph, Naturwissenschaftler und ein berühmter Astrologe, der das bis in unsere Zeit fast unverändert Regelwerk der Astrologie, die Tetrabiblos, das Viererbuch, verfaßte. Darin rät er zu einer sorgfältigen Gesamtschau des Geburtshoroskopes, damit der Arzt die Konstitution eines Menschen und damit seine Anfälligkeit für Krankheiten, deren Verlauf und die richtige Behandlung finden kann. Er erwähnt auch, daß man bei der Beurteilung eines Menschen ebenso dessen Milieu und Erziehung berücksichtigen sollte, was einer modernen psychologischen Betrachtungsweise entspricht. Eine spätere Berühmtheit der astrologischen Geschichte war Theophrast Bombast von Hohenheim (1493-1541), der sich selbst stolz Paracelsius nannte. Er war Theologe und Naturphilosoph, und von ihm stammt jener von Astrologen so viel zitierte Satz: »Ein guter Arzt muß immer auch ein guter Astronomus sein.« Dazwischen lebte der Bischof Isidor von Sevilla (560-636). Auch er schrieb, daß ein Arzt immer auch sternkundig sein sollte.

Wie hat man sich den Astro-Arzt der Vergangenheit vorzustellen?

Beginnen wir mit einem Beispiel, das sich ohne weiteres in der Zeit um Christi Geburt so hätte abspielen können:

Ein reicher Olivenfeldbesitzer erkrankt an starken Unterleibsschmerzen. Er klagt über Krämpfe, und man ruft nach dem Arzt, der zugleich ein Astrologe ist. Als erstes erstellt er für den Zeitpunkt des Krankheitsausbruches ein Horoskop und forscht in der Konstellation der Sterne nach einer Antwort auf die Schmerzen des Mannes. In welchem Zeichen sich die Sonne gerade befindet, weiß er natürlich.

13

Aber wo steht der Mond? Und gibt es irgendwelche Aspekte zwischen den Planeten, die die starken Schmerzen erklären könnten?

Unser Arzt-Astrologe bemerkt – wahrscheinlich mit einiger Genugtuung – daß der Mars bei Krankheitsbeginn im Skorpion und dem Mond im Stier genau gegenüberstand. Und dem Heiler fällt auf, daß der kranke Mann fettleibig ist. So kommt er zu dem Schluß, daß der Mars im Skorpion einen Angriff auf den Mond im Stier einleitet, was bei diesem Mann die Bauchkrämpfe verursachen könnte. Warum? Weil der Mann sozusagen wie ein Blitzableiter die allgemeinen kosmischen Energien auf sich lenkt. Er ist fettleibig wie der Mond im Stier und muß sich daher jetzt der marsischen Aggression des Skorpions stellen. Denn dieser Mars ist hintergründig und verschlingend. So muß der beleibte Mann die Konfrontation von Mars und Mond in seinem Körper austragen. Was folgt aus dieser Erkenntnis? Der Arzt entschließt sich zu einer Therapie, die dem Angriff des Mars zuvorkommen soll. Nach dem Grundsatz der Ähnlichkeit verabreicht er ein Abführmittel, z.B. Olivenöl. Er, der Arzt, übernimmt also den Part des Mars. Und als sein Vertreter verpflichtet er den Mann auch gleich noch zu dreitägigem Fasten und für die Zukunft zu einem maßvollen Stil beim Essen.

Das war eine der großen Leitideen der Heilkunst: Heile durch das gleiche Prinzip!

So konnte es passieren, daß der Arzt bei einer Saturnkrankheit Ackerfrüchte verordnete, weil Saturn der Gott der Äcker war, und bei Marskrankheiten reichliche Fleischkost empfahl.

Daneben gab es eine Therapie nach dem antipathischen Grundsatz. Hierbei kamen immer solche Mittel zur Anwendung, die der Krankheit entgegengesetzt waren: Heile durch das entgegengesetzte Prinzip!

Da gab man beispielsweise bei kalten »Saturnkrankheiten« (Erkältung, Rheuma, Arthrose) wärmende Mittel, und verschrieb bei »Marssymptomen« (Fieber, Allergie) kühlende Auflagen.

Und es gab noch viele weitere Strategien. Damals war durch Krankheiten verursachtes Leid bestimmt noch umfassender als heute. Es ergibt sich von selbst, daß die Ärzte und solche, die sich als Heiler ausgaben, oft ungewöhnliche, abenteuerliche und bestimmt auch hilflose Versuche unternahmen, Krankheiten zu bezwingen. So ist überliefert, daß manche Ärzte ihre Kranken nur an bestimmten

Orten heilen wollten. Handelte es sich beispielsweise um eine Krankheit des Wassers (Verstopfung, Nierenstörungen), dann mußten die Kranken ans Wasser gebracht werden, und wenn sie meilenweit transportiert werden mußten. Oder man gab ihnen bestimmte Metalle, in die Planetennamen eingraviert waren, um die Sternengeister zu bannen.

Für den Ausbruch und den Verlauf von Krankheiten spielte der Mond eine ganz entscheidende Rolle. Beispielsweise betrachtete man in einem Mondmonat (dieser begann und endete immer mit dem Neumond) bestimmte Tage als kritisch. Es waren diejenigen Tage, an denen zwischen Sonne und Mond ein Quadrat oder eine Opposition bestand. Logischerweise waren dies der 7., 14. und 21. Tag eines Mondmonats. Wenn irgend möglich vermied der Arzt an solchen Tagen einen chirurgischen Eingriff.

Des weiteren eine Anweisung, die sich als astrologische Grundlage aus der Frühzeit menschlichen Denkens bis in unsere Tage erhalten hat. So heißt es in einem der 42 geheimnisvollen Werke des Hermes Trismegistos (ca. 2. Jahrhundert vor Christus), deren wahrer Autor nicht bekannt ist, daß bei der Geburt eines Menschen sämtliche Planeten und Tierkreiszeichen ihre jeweils typischen Energien gebündelt in die ihnen zugeordneten Körperteile senden würden. So war das Sternzeichen des Widders direkt mit dem menschlichen Kopf verbunden, der Stier mit dem Hals, die Zwillinge mit den Armen usw.

Stand nun der Mond beispielsweise in den Fischen, dann war eine unterstützende Behandlung der Füße (z.B. Fußbäder und leichte Massage) angebracht, weil das Tierkreiszeichen Fische die Füße regiert. Dagegen sollte man, während der Mond durch das Fischezeichen lief, einen Aderlaß oder gar eine Operation an den Füßen tunlichst vermeiden. Denn die Füße sind in der »Fische-Mond-Zeit« besonders durchblutet und energetisiert. (Siehe auch Seite 69: ÜBER DEN MOND).

Um 1219 schrieb ein »Gilbertus Anglicus« eine Abhandlung, wie man ohne Urinschau auf Grund astrologischer Regeln Krankheiten erkennen kann. In 84 Feldern sind die Beziehungen der 7 Planeten zu den 12 Tierkreiszeichen sowie zu allen Organen und Krankheiten dargestellt.

Neben vielen anderen Arzt-Astrologen des Altertums, des Mittelalters und der Renaissance sei wenigstens noch die einzig weibliche Vertreterin dieser sternenkundigen Heilkunst genannt. Sie hieß Hildegard von Bingen (1098-1173) und war wohl die älteste deutsche Naturforscherin. Sie war fasziniert vom Parallelismus zwischen Himmel und Erde, sammelte Kräuter, pflanzte sie im Klostergarten an und schrieb ein umfangreiches Buch über die Wirkung des Mondes. Natürlich kann Hildegard von Bingen nicht die einzige heilkundige Frau der astro-medizinischen Geschichte gewesen sein. Aber ihr Name findet sich in den Annalen, und so steht sie für alle die Frauen, die als Tempelpriesterinnen, Nonnen und angebliche Hexen ihr ganzheitliches Wissen über die Jahrhunderte weitergegeben haben.

Allen diesen verschiedenen Wegen liegt das gleiche astrologische Denken zugrunde: Krankheit wurde immer als ein Geschehen betrachtet, das der Qualität einer bestimmten, universell gültigen Zeit entsprang. Und was die Krankheit formte, barg genauso Wege ihrer Heilung. Und oft genug deckte die Krankheit nur eine tieferliegende Störung auf, so daß durch die richtige Therapie der Mensch gesünder wurde als zuvor.

Bis ins 16. Jahrhundert hatte die astrologische Heilkunst beziehungsweise die medizinische Astrologie eine herausragende Stellung inne. Sie wurde noch dadurch bekräftigt, daß beinahe alle angesehenen Denker, wie Platon und Aristoteles im Altertum, Naturwissenschaftler wie Nikolaus Kopernikus (1473-1543), Johannes Kepler (1571-1630) und Galileo Galilei (1564-1624) am Ende des Mittelalters, astrologisch dachten und auch Horoskope erstellten. Am bekanntesten ist vielleicht das von Kepler erstellte Horoskop Wallensteins aus dem Jahre 1606. Die Astrologie wurde an den Universitäten gelehrt, und auch viele Bischöfe und einige Päpste, wie Alexander VI. (Borgia) und Papst Leo X. förderten die Sternkunde im großen Stil. Wie es heute selbstverständlich ist, daß ein Naturwissenschaftler Einsteins Relativitätstheorie kennt und versteht, so war damals jeder denkende Kopf in der Astrologie bewandert.

Als ein Dokument der damaligen Zeit sei hier Thomas von Aquino, der im 13. Jahrhundert lebte, zitiert. Im Hauptstück der »summa theologiae« behandelt er die Frage, »Ob die Wahrsagung aus den Sternen erlaubt sei.« Darin führt er unter anderem aus:

»1. Es ist sicher erlaubt, aus der Beobachtung der Ursachen auf die Wirkungen zu schließen, die Bewegungen der himmlischen Körper sind aber die Ursache der Veränderungen der irdischen Dinge, daher muß die Vorhersage aus den Sternen erlaubt sein.

2. Die Erkenntnis des Zukünftigen aus Vergangenheit und Gegenwärtigem ist ein Akt der Vernunft, der Klugheit und gewissenhafte Vergleichung erfordert. So ist auch die Vorhersage künftiger natürlicher Dinge, die zwangsweise eintreten, wie Finsternisse, Seuchen, Katastrophen nicht unerlaubt, sondern sehr verdienstvoll.

3. Zwei Arten künftiger Ereignisse können aber nicht vorhergesagt werden: a) Alles, was innerhalb der Natur absichtslos oder zufällig geschieht, b) alles, was vom freien Willen und der Vernunft des Menschen abhängig ist. Daher ist die übliche Nativitätsstellerei, deren Prognosen sich auf das ganze Leben und Schicksal eines Menschen beziehen, unerlaubt, abergläubisch und oft ein Blendwerk des Teufels.

4. Die Sterne sind körperlicher Natur und können daher nur auf körperliche Dinge einwirken, also auch auf den Leib des Menschen und auf jene Kräfte (Triebe), die organisch damit zusammenhängen. Vernunft und freier Wille sind aber nicht körperlicher Natur, hier können die himmlischen Impressionen nur indirekt einwirken ... Der Weise beherrscht das Gestirn.« (nach Wilhelm Knappich, 1988, Seite 161).

DER NIEDERGANG DER ASTROLOGIE

Bereits Ende des 16. Jahrhunderts hatte die Astrologie ihren guten Ruf in vielen Ländern Europas verloren. Es gab päpstliche Anordnungen wie die »Bulle Constitutio coeli et terrae« von 1586, in der ein Verbot der Astrologie ausgesprochen wurde, und die meisten Universitäten strichen ihren Lehrstuhl für Astrologie.

Woher kam dieser rapide Niedergang?

Es gibt sicher zahlreiche Gründe. Der wichtigste ist, daß sich der menschliche Geist zu befreien begann. Er löste sich mit der Reformation von Rom und später mit der französischen Revolution von seinen königlichen und kaiserlichen Göttern. Da war es nur konsequent, sich auch von den Göttern am Himmel loszusagen, um sich selbst in den Mittelpunkt zu stellen. Der zweite Grund war der, daß sich im Laufe der Zeit grobe Fehler astrologischer Vorhersagen herumsprachen. So gab es wohl keine Prophezeiung, die den 30-jährigen Krieg oder die Pest rechtzeitig in den Sternen sah. Der dritte Grund wird häufig von den professionellen Astrologen angeführt. Sie behaupten, daß die falschen Propheten, also die unseriösen Astrologen, der wahrhaften Sterndeutekunst das Aus bescherten. Eine Kunst wie die Astrologie lockt immer auch faustische Gestalten an, die davon besessen sind, dem Schicksal einen Schritt voraus zu sein. Solche Schwarmgeister und falsche Propheten haben der Astrologie bestimmt geschadet, besonders auch, weil durch die Erfindung der Buchdruckerkunst jede auch noch so törichte Prophezeiung in einer hohen Auflage verbreitet werden konnte. Aber den guten Ruf der Astrologie haben sie nicht ruiniert.

Nein, es waren die Astrologen selbst, die die Kunst der Sterndeutung ins Abseits brachten. Als im 16. und 17. Jahrhundert durch immer neue Entdeckungen die Erde ihre zentrale Stellung verlor und sich ein völlig neues naturwissenschaftliches Verständnis ausbreitete, versuchte die Astrologie mitzuhalten und verlor wegen ihrer unhaltbaren Thesen jeden Kredit in den gelehrten Kreisen. Schon Keppler, der seiner Zeit um Jahrzehnte voraus war, hatte die Astrologen gewarnt und ihnen geraten, ihre Kunst nicht auf einen naturwissenschaftlichen, sondern auf einen philosophischen Boden zu stellen. Er sagte, daß es unmöglich sei zu denken, daß die Sterne via irgendwelcher Strahlungen die menschliche Seele berühren könnten. Er sprach in diesem Zusammenhang von einem astrologischen Instinkt, der im menschlichen Geist verankert wäre. Aber sein »psychologischer Ansatz« wurde überhört und ging völlig unter. Die Astrologen gingen im Gegenteil dazu über selbst den astrologischen Häusern, die als physikalische Realität überhaupt nicht existieren, ein kausales Wirkungsprinzip zuzuweisen. Die Folge war ein gewaltiges Gelächter der ganzen gelehrten Welt im 17. Jahrhundert, das bis heute noch nicht verstummt ist.

Erst im 19. und dann besonders im 20. Jahrhundert besann sich der menschliche Geist wieder seiner Vergangenheit. Der Psychoanalytiker Carl Gustav Jung sagte, daß die Astrologen endlich daran gehen müßten, ihre Projektionen, die sie vor Jahrtausenden an den Himmel warfen, wieder zurückzunehmen. In jeder menschlichen Seele seien die astrologischen Kräfte enthalten und würden dort als archaische Urbilder wirksam sein. Damit wird der Raum am Himmel mit den Zeichen und Planeten zu einer reinen Landkarte menschlicher Anschauung. Nicht Saturn bestimmt die Geschicke, sondern dieser Planet zeigt auf, was in der menschlichen Seele gerade vor sich geht. Nach seiner jahrtausende langen Reise aus der Allverbundenheit hat der Mensch wieder begonnen zurückzukehren. Er besinnt sich als kritischer und freier Geist darauf, was schon immer in ihm war. Damit beginnt die Ära einer psychologischen oder philosophischen Astrologie. Und das ist auch die Geburtsstunde einer astrologischen Medizin, die nicht primär naturwissenschaftlich denkt, sondern ganzheitlich, assoziativ arbeitet.

DIE ENTDECKUNG NEUER PLANETEN

Der Niedergang der alten und die Entdeckung einer neuen Astrologie wurde auch von der Entdeckung der Planeten Uranus (1781), Neptun (1846) und Pluto (1930) begleitet. Zuvor leitete sich die Astrologie von dem in sich geschlossenen, kosmischen Urmodell ab, in welchem die Sonne und der Mond jeweils ein, die restlichen fünf Planeten dagegen zwei Tierkreiszeichen regierten (siehe Abbildung).

Viele Astrologen veranlaßte diese harmonische, kosmische Ordnung dazu, die fünf Planeten als Kinder des Elternpaares Sonne (Vater) und Mond (Mutter) zu betrachten. Dann entdeckte Friedrich Wilhelm Herschel am 13. März 1781 einen sechsten Planeten, dem J. C. Bode am 18. Juli des gleichen Jahres den Namen Uranus verlieh. Mit dieser Entdeckung geriet nicht nur das harmonische »Familienbild« von Sonne, Mond und ihren fünf Planetenkindern aus dem Gleichgewicht, sondern – was viel bedeutsamer war – es existierte plötzlich jenseits von Saturn eine weitere kosmische Kraft. Bis zu diesem Zeitpunkt galt die Bahn des Planeten Saturn als ein Ring, von dem die Welt unsichtbar umschlossen wurde. Jenseits des Saturn war das Nichts, weshalb dieser Planet auch »Hüter der Schwelle« genannt wurde. Die Entdeckung des Planeten Uranus sprengte somit das bestehende Weltbild in ähnlicher Weise wie die anderen großen »Entdeckungen«, nämlich daß die Erde eine Kugel sei und sich um die Sonne – und nicht umgekehrt – drehe. Natürlich konnte man Uranus erst mit Hilfe moderner Fernrohre ausmachen, aber trotzdem steht seine Entdeckung eindeutig in engem Zusammenhang mit der Entwicklung des menschlichen Geistes: Seit Anfang des 18. Jahrhun-

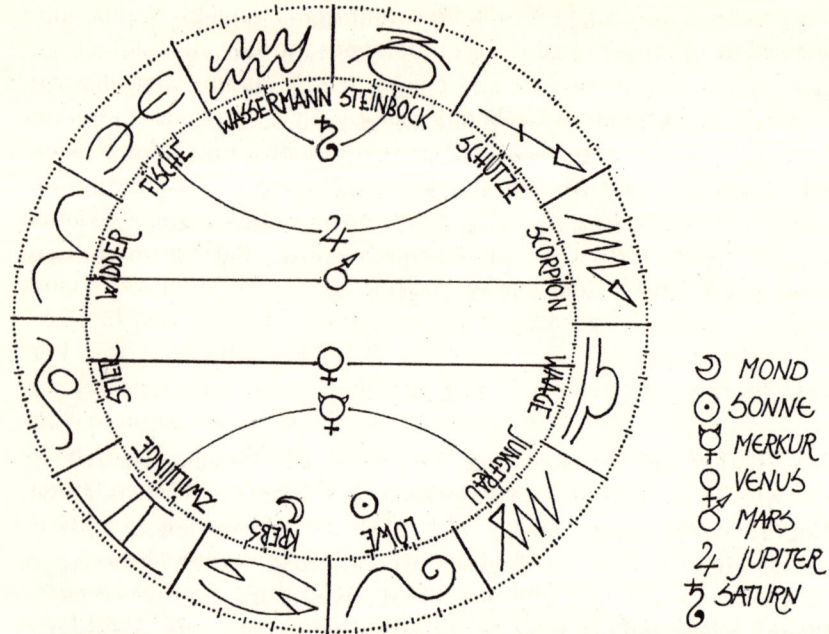

MOND

SONNE

MERKUR

VENUS

MARS

JUPITER

SATURN

derts kämpfte die französische Aufklärung gegen die bestehende gesellschaftliche Ordnung. Mit der Erstürmung der zur Symbolfigur der Unterdrückung gewordenen Bastille 1789, also acht Jahre nach der Entdeckung des Uranus, zerbrach das »Ancien Régime« und damit die seit Jahrhunderten herrschende Ordnung. So steht der Planet Uranus für das Neue, für Veränderung, Rebellion und Revolution. An der Spitze der alten astrologischen wie gesellschaftlichen Ordnung standen der (Sonnen-)König und die (Mond-)Königin; der Mensch, bestimmt durch Herkunft oder Geburt, war ihnen untertan. Durch die französische Revolution jedoch wurde er unabhängig von seinen leiblichen Eltern und gesellschaftlichen Vormündern: Er war frei. Und genau dies ist auch die Botschaft des Planeten Uranus, nämlich, daß der Mensch als geistiges oder kosmisches Wesen über die Konditionierungen seiner Vergangenheit hinauswachsen kann.

Es war nur konsequent, daß damit auch das Geburtshoroskop und die Astrologie ganz allgemein an Bedeutung verloren. Der Mensch war frei, also war es lächerlich zu behaupten, daß er durch sein astrologisches Geburtsbild festgelegt sei.

Auch die Entdeckung der beiden anderen Planeten Neptun und Pluto steht in einem engen Zusammenhang mit der allgemeinen gesellschaftlichen, kulturellen und geistigen Entwicklung, ist also weder »Zufall« noch automatische Folge optischer Errungenschaften der Neuzeit. Neptun wurde aus den beobachteten Störungen der Uranusbahn berechnet und 1846 an der vorausgesagten Stelle am Himmel gesehen. Es war die große Zeit technischer Erfindungen, zu denen auch die Entwicklung der Telegraphie (S. Morse 1837) und des Telephons (A. Edison 1877) gehört. In der Astrologie steht der Planet Neptun für über- bzw. außersinnliche Kommunikation, also für Telepathie, Intuition und außersinnliche Wahrnehmung. Aus der Perspektive dieses Planeten läßt sich am ehesten die verlorene Einheit des Menschen mit dem All erahnen. In die Zeit der Neptung-Entdeckung fallen auch die großen Auseinandersetzungen um die Sklaverei zwischen den Nord- und Südstaaten der amerikanischen Union, die am 1.1.1863, also sieben Jahre nach der Entdeckung Neptuns, durch Abraham Lincolns Proklamation zur Befreiung der Sklaven ein Ende fand. In Zusammenhang mit der Entdeckung Neptuns ist ebenfalls die Hypnose-Forschung (1843 führte James Braid das Wort Hypnose ein) zu sehen. Für die Astrologie, die durch die Entdeckung des Uranus ihr jahrtausendealtes Fundament verloren hatte, ergab sich ein neuer Ansatz, der nicht mehr – wie bei der Astronomie – naturwissenschaftlich, sondern philosophisch, religiös oder einfach intuitiv war. Kraft Neptuns war es möglich geworden, Wissen in sich zu erahnen, das Horoskop in einer inneren Schau zu verstehen oder durch Selbstversenkung (Hypnose) zu begreifen.

Knapp hundert Jahre später wurde Pluto entdeckt. Es war die Zeit des Nationalsozialismus und der rassistischen Gewalttaten. Nachdem sich der Mensch in der Aufklärung – symbolisiert durch Uranus – emanzipiert und im 19. Jahrhundert – symbolisiert durch Neptun – zu wirklicher Menschlichkeit durchgerungen zu haben glaubte, erfolgte die Demaskierung: Seine allzeit schlummernde Bereitschaft zu Zerströung und Vernichtung wurde im Holocaust der Judenverfolgung aufs grausamste sichtbar. Zur gleichen Zeit veröffentlichte Sigmund Freud seine Abhandlungen über die unbewußten Seelenräume des Menschen, zu denen auch die Zerstörungsbereitschaft (Freud nannte sie Aggressionstrieb) gehört. Zerstörungswut und unbewußte, archaische Seelenräume sind nur andere Bezeichnungen für den Planeten Pluto. Wieder zeigt sich eine erstaunliche Parallele zwischen den Entdeckung eines Planeten und der menschlichen Geschichte. Mit dem Auftreten des Planeten Pluto ist die Astrologie psychologisch geworden. Das heißt nicht, daß sie ein Zweig dieser neuen Wissenschaft geworden ist. Astrologie und Psychologie gehören jedoch zusammen. Wer Pluto in seine Überlegungen miteinbezieht, muß auch anerkennen, daß nicht die Planetenbewegungen am Himmel die Ursache menschlichen Seins sind, sondern daß die unbewußte und archaische Seele Ausgangsort jeglicher Veränderung ist.

So befreite sich der Mensch infolge der Entdeckung des Planeten Uranus zunächst von seinem Geburtshoroskop und fand durch Neptun und Pluto einen neuen Zugang: Neptun erinnerte ihn wieder an seine Allverbundenheit, zeigte ihm, daß er niemals losgelöst vom Ganzen existiert, daß daher auch das Geburtshoroskop ein Bild seiner sozialen und nicht nur psychologischen Realität darstellt. Pluto wirft den Menschen in die brodelnden Räume seiner unbewußten Seele, die er, will er sich wirklich im Sinne von Uranus befreien, erst noch erlösen muß. Gerade heute wird uns die zerstörerische Kraft Plutos erneut schmerzhaft bewußt: Überall, besonders aber in Deutschland, erheben sich rassistische Kräfte. Astrologisch betrachtet steht auch dieser wiedererstandene Terror im Zeichen Plutos, der sich im Skorpion befindet und durch andere Planeten (Mars und Saturn) unter Druck gerät. Es ist zwecklos, die rassistische Front bei rechten Volksgruppen zu bekämpfen. Die Bereitschaft zur Zerstörung steckt in jedem von uns.

Hier müssen wir beginnen.

KRANKHEIT ALS WEG

Wie die ganzheitlich-psychosomatische Medizin, die Homöopathie und die chinesische Medizin, so betrachtet auch die astrologische Medizin Krankheit als Abwesenheit von Harmonie. Gesundheit dagegen ist ein Zustand der Mitte, des Einklangs. Ein Symptom wie z.B. Kopfschmerzen ist nicht identisch mit Krankheit. Es ist ein Signal des Organismus, das besagt, daß das Gleichgewicht verloren ging, und das gleichzeitig einen Weg weist, wie der Zustand der Mitte wiedergefunden werden kann. Ein simples Beispiel soll dies verdeutlichen: Fieber ist ein Zeichen (ein Symptom dafür, daß man erkältet ist. Fieber ist aber auch ein Vorgang der Genesung. Denn durch die erhöhten Temperaturen ist der Organismus in der Lage, die eingedrungenen Viren zu vernichten. Erkennt man im Fieber nur das Zeichen einer Krankheit, dann wird man versuchen, das Fieber zu senken. Betrachtet man es aber als Ausdruck des Körpers, seine verlorene Mitte wiederzufinden, dann wird man das Fieber begrüßen und es eventuell durch Einnahme heißer Tees etc. sogar noch unterstützen. Dieser Gesichtspunkt, daß nämlich das Symptom Ausdruck für ein Ungleichgewicht, aber auch der Versuch ist, die Balance wiederzufinden, wurde von Thorwald Dethlefsen und Rüdiger Dahlke in ihrem Buch »Krankheit als Weg« ausführlich beschrieben.

Im Unterschied zu ihren Vorstellungen besitzt die Astrologie ein logisches System, innerhalb dessen sich sowohl der Zustand der Mitte (und damit Gesundheit) als auch mögliche Abweichungen (also »Krankheit«) aufzeigen lassen. Dies ist der astrologische Tierkreis mit seinen 12 Abschnitten und den darin enthaltenen Beziehungen. Konsequenterweise läßt sich daraus eine Gesundheitslehre und eine Systematik der Symptome und Krankheiten ableiten. Bevor darauf im einzelnen eingegangen werden kann, müssen zuerst die Bausteine und die Funktionsweise dieses universellen Tierkreises erläutert werden.

Die Bausteine des Universums

Der astrologische Tierkreis, der sich aus 12 Zeichen zusammensetzt, läßt sich auf die vier Elemente (Feuer, Erde, Luft und Wasser) reduzieren.

DIE FEUERZEICHEN heißen Widder, Löwe und Schütze.
DIE ERDZEICHEN heißen Stier, Jungfrau und Steinbock.
DIE LUFTZEICHEN heißen Zwillinge, Waage und Wassermann.
DIE WASSERZEICHEN heißen Krebs, Skorpion und Fische.

Diese vier Grundstoffe sind nicht nur in der Astrologie bekannt. Sie tauchen in vielen Kulturen als die eigentlichen Urstoffe allen Seins auf. Die griechische Philosophie basiert auf der Lehre von den vier Elementen, denen vier Charaktere oder Typen zugeordnet wurden. Es sind dies der moralische Typ (Feuer), der ästhetische oder seelische Typ (Wasser), der intellektuelle (Luft) und der physische Typ (Erde). Galen (129 bis 199 n. Chr.), einer der bedeutendsten griechisch-römischen Ärzte, kombinierte die antike Viersäftelehre mit einer besonderen Pneumalehre und entwickelte daraus die vier menschlichen Grundtypen, die bis ins Mittelalter und in die Renaissance hinein das Gerüst medizinischer und psychologischer Persönlichkeitstheorien darstellten. Es sind dies der cholerische Typus (Feuer), der sanguinische Typus (Luft), der melancholische Typus (Erde) und der lymphatische oder auch phlegmatische Typus (Wasser). Auch in den heiligen Schriften Indiens und in der philosophischen Grundlage der indischen ayurvedischen Medizin findet sich eine Typen- oder Elementenlehre, auf der auch die chinesische Medizin und die Akupunktur basieren. Allerdings trennen die Weisen des Fernen Ostens nicht vier, sondern fünf Elemente. Der Westen gibt dem fünften Element keinen Namen, es wird als Urstoff gesehen, aus dem die vier anderen erst entstehen. Manchmal heißt dieses Element »Äther«. Andere Namen für diese Universalenergie sind im christlichen Mythos »Licht« oder »das Wort«. Im japanischen Kulturkreis heißt sie »Ki«. Bei den Chinesen wird sie »Qi« genannt. Die Inder gaben ihr das Wort »Prana«. Paracelsus sprach von »Numia«, Hippokrates von der »Vis naturae«. Moderne Bezeichnungen sind Bioplasmische Energie, Atem, Bioenergie oder einfach Energie.

Folgt man dem Weltbild und den Schöpfungsmythen der Alten, so muß man sich das Universum als von dieser Urenergie erfüllt und durchdrungen vorstellen. In ihr existieren weder Raum noch Zeit, Anfang oder Ende noch irgendwelche Teile, die man voneinander abgrenzen könnte. Es ist die Ureinheit Gottes oder des Lichtes, in der alles enthalten und miteinander verbunden ist. Am ehesten gleicht diese Ureinheit dem Ozean. Aus ihm kann man zwar jederzeit einen einzelnen Tropfen schöpfen, gibt man ihn aber zurück, so wird er wieder zur Alleinheit, zum Ganzen und Unendlichen. Die vier Elemente, aus denen sich diese Urenergie zusammensetzt, sind nun nicht mit vier verschiedenen Stoffen oder Substanzen gleichzusetzen, wie es oft irrtümlich geschieht. Viel eher sind sie mit verschiedenen Betrachtungsweisen zu vergleichen. Interessiert man sich beispielsweise bei einem Stück Holz für die Dichte, Substanz oder Schwere dieses Materials, dann beschäftigt man sich mit dem Element Erde. Alles andere wird außer acht gelassen. Nimmt man jedoch das Stück Holz als Grundlage für einen Ring, den man einem anderen Menschen schenken möchte, dann sind sein Gewicht und seine Substanz weniger wichtig. Man wird bei dem Holz immer an den anderen, vielleicht geliebten Menschen denken. Jetzt interessiert das Element Luft. Möglicherweise will man aber das Holz nur für ein Feuer benutzen. Dann fragt man sich, wieviel Wärme das Stück Holz abgeben kann, und ist damit beim Feuerelement. Einen Künstler interessiert vielleicht, welche Formen in dem Holz verborgen sind, die man mit dem Schnitzmesser noch stärker herausheben könnte. Er betrachtet das Holz mit Augen, die nach dem Wasserelement Ausschau halten. Es handelt sich immer um denselben Gegenstand, aber die Betrachtungsweise ändert sich.

Es ist wichtig zu verstehen, daß die vier Elemente keine verschiedenen Stoffe, sondern unterschiedliche Sichtweisen oder Perspektiven sind, mit denen man den einen universalen Urstoff Äther, Prana oder wie immer man diese Urenergie nennen möchte, betrachtet. Genauso wichtig ist es zu verstehen, daß bei jeder Betonung eines Elementes (z.B. des Feuers), die anderen drei Elemente nicht abwesend sind, sondern nur für den Zeitpunkt der Betrachtung in den Hintergrund rücken. Anders gesagt: Einem Menschen, der sehr feurig ist, fehlen nicht die drei anderen Elemente, sondern er gestaltet sein Leben in besonderer Weise unter dem Aspekt des Feuers und vernachlässigt die drei anderen Möglichkeiten.

Diese ganzheitliche Betrachtungsweise der Elemente ist deswegen so wichtig, weil sie die Grundlage für das folgende Verständnis des kranken bzw. gesunden Menschen darstellt.

FEUER:
Expansiv, cholerisch, männlich, yang, positiv.
ERDE:
Konzentrierend, melancholisch, yin, negativ.
LUFT:
Verbindend, sanguinisch, yang, positiv.
WASSER:
Empfindend, phlegmatisch, yin, negativ.

Der vollständige Tierkreis

Die Abbildungen zeigen das Feuerdreieck (Widder, Löwe und Schütze), das Erddreieck (Stier, Jungfrau und Steinbock), das Luftdreieck (Zwillinge, Waage und Wassermann) und das Wasserdreieck (Krebs, Skorpion und Fische). Zeichen gleichen Elementcharakters sind immer 120 Grad (ein Drittel des gesamten Kreises von 360 Grad) voneinander entfernt. Diese Distanz nennt man in der Astrologie ein Trigon. Ein Trigon kennzeichnet immer Tierkreiszeichen mit gleicher

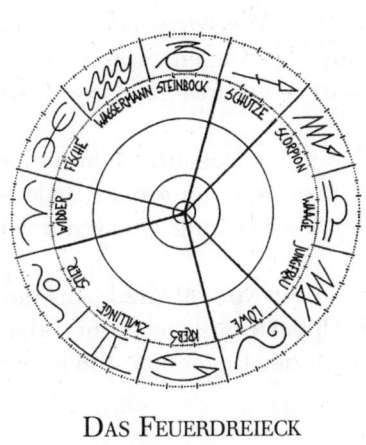

DAS FEUERDREIECK   DAS ERDDREIECK

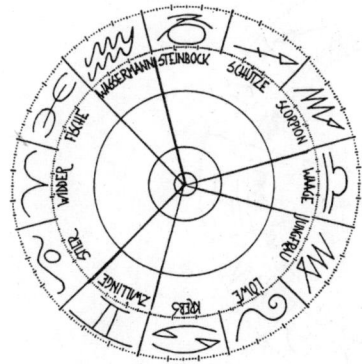
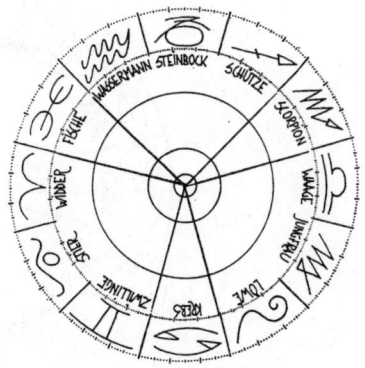

DAS LUFTDREIECK   DAS WASSERDREIECK

27

Elementen-Energie. Es liegen sich auch immer zwei Zeichen im Tierkreis gegenüber, die gleich gepolt sind. So sind Widder und Waage oder Zwillinge und Schütze jeweils positiv, während Stier und Skorpion oder Krebs und Steinbock negativ sind. Diese Polung in Plus und Minus unterscheidet die positiven Feuer- und Luftzeichen von den negativ geladenen Wasser- und Erdzeichen. Dabei bedeutet positiv aktiv, männlich und Yang. Negativ bedeutet passiv, weiblich und Yin. Zugleich liegen sich im Tierkreis immer genau die beiden Zeichen gegenüber, die sich am stärksten unterscheiden und dennoch verwandt sind. Der Widder zum Beispiel ist feurig, ich-bezogen, drängend und expansiv. Sein Gegenzeichen ist die Waage; sie ist ebenfalls positiv, aber luftig, du-bezogen, ausgleichend und verbindend. Der Krebs hingegen ist ein negatives Wasserzeichen, weich, aufnehmend, bewahrend und erfühlend. Das Gegenzeichen Steinbock ist ein negatives Erdzeichen und hart, konzentrierend, verdichtend und festigend.

Neben dem Oppositionszeichen (so heißt das Gegenzeichen in der Astrologie) sind noch die beiden Quadratzeichen von großer Bedeutung. Beispielsweise besitzt der Widder jeweils eine Quadratur zu den Zeichen Krebs und Steinbock.

Zunächst ist ein Quadrat ein Kreisausschnitt von 90 Grad. Aus der Verbindung eines Zeichens mit seinem Oppositionszeichen und den beiden Quadraten ergibt sich ein Kreuz. In der folgenden Abbildung ist es für das Widderzeichen aufgemalt.

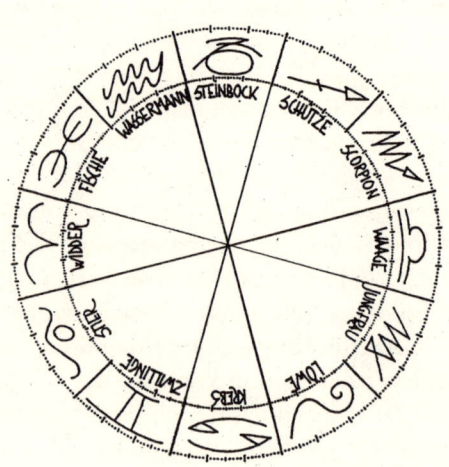

Das astrologische Kreuz verläuft also für jedes Tierkreiszeichen in der Weise, daß es immer die vier Elemente Feuer, Wasser, Luft und Erde verbindet. So wird jedes Tierkreiszeichen und damit ein bestimmtes Element auf die jeweils fehlenden drei Elemente bezogen. Das Widderzeichen beispielsweise kann sich nicht verwirklichen, ohne daß es sich mit dem Oppositionszeichen Waage (Luft) und den Quadratzeichen Krebs (Wasser) und Steinbock (Erde) reibt. *In dieser Tatsache liegt die Krankheitslehre der medizinischen Astrologie begründet.* Um dies zu verstehen, müssen aber zuerst noch zwei Begriffe erklärt werden. Es handelt sich um die Worte POLARITÄT und SCHATTEN.

DER ZWANG ZUR POLARITÄT

Wir alle leben ununterbrochen in einer polaren Welt. Stehe ich morgens auf, um die Sonne im Osten zu begrüßen, so kann ich nicht zugleich dem Reich meiner Träume angehören und weiterschlafen. Wir leben immer ein Entweder-oder. Der Zwang zur Polarität haftet uns an, er verfolgt uns, und indem wir versuchen, ihm zu entkommen, erschaffen wir Raum (hierin und nicht dorthin), Zeit (das eine nach dem anderen) und unser Schicksal (entweder Mann oder Frau). Polarität ist der Fluch, der nach dem alttestamentarischen Mythos über Adam und Eva gekommen ist, weil sie nach dem Baum der Erkenntnis griffen. Polarität ist die Erbsünde, die — unabhängig vom Verhalten der Vorfahren — jedem Neugeborenen anhaftet und ihn bis zu seinem Tod nicht mehr losläßt. Polarität bedeutet Leid. Aber in der Spannung zwischen den Polaritäten erfüllt sich das Leben, und wem es gelingt, die Mitte zwischen den Polaritäten zu finden, der findet Glückseligkeit.

Das Polaritätsgesetz gilt auch für die Lehre von den vier Elementen. Betrachte ich das Leben aus der Perspektive des Feuerelementes, kann ich mich nicht zugleich mit dem Wasserelement identifizieren. Und lebe ich das Element Luft, kann ich nicht zugleich dem Element Erde verbunden sein. Allerdings gibt es dabei ein wichtiges Gesetz: Lebe ich ein Element zu stark und vergesse die Existenz der anderen drei vollständig, dann vernachlässige ich das Polaritätsgesetz und rufe den Schatten.

DER SCHATTEN IST DAS ECHO DER UNTERDRÜCKUNG

Der Schatten ist ein Hilfsbegriff. Er umschreibt ein Phänomen, das jedem empfindsamen und einsichtigen Menschen bekannt ist. Zunächst meint dieser Begriff, wie das wirkliche Wort Schatten, die Tatsache, daß jedem Licht der Schatten folgt. Je heller ein Licht wird, um so kräftiger wird der Schatten. In der Psychologie, vor allem in der psychosomatischen Psychologie und in der medizinischen Astrologie, bedeutet der Schatten ein sinnverwandtes Phänomen. Wird ein Element besonders stark gelebt, intensiviert sich auch das polare Prinzip – aber eben als Schatten. Das heißt, es erscheint dunkel, unerkannt, indirekt und in aller Regel ungeliebt. Ein einfaches Beispiel: Wenn man seinen Arbeitstag auf 20 Stunden ausdehnt, dann lebt man beinahe ausschließlich seine positive Seite oder das Yang. Die passive Yin-Seite kommt zu kurz: Man gönnt sich keine Pausen und entspannt weder Geist noch Körper. Aufkommende Müdigkeit bekämpft man womöglich mit stimulierenden Medikamenten. Man ist ein Mensch, der das Yang betont. Zugleich aber wird nach dem Gesetz der Polarität auch die Yin-Seite immer stärker und erzwingt vielleicht durch einen Schwächeanfall eine Pause.

Ein Schatten, der nicht integriert wird, wird mächtig. Man kann sogar sagen, der Schatten wird zum Phantom. Manchmal wird er auch zur Karikatur dessen, was er eigentlich vertritt. So kann ein Mensch, der sich zuwenig Ruhe gönnt, mitten in einer wichtigen Besprechung einschlafen und so zum Gespött der anderen werden. Oder ein anderes Beispiel: Eine Frau, die ihre Sensibilität nicht lebt, bekommt eine Katzenallergie. Jetzt treiben sie sogar kleine, putzige Kätzchen in die Flucht.

Auch in den fernöstlichen Philosophien gibt es dieses Gesetz der Polarität. So besagt das I Ging, ein uraltes Orakelspiel, daß jede Seite, wenn sie sich über einen bestimmten Punkt hinausbewegt, in ihr Gegenteil umschlägt. Aus einem starken Yin wird Yang und aus einem starken Yang wird Yin. Wichtig ist, daß man versteht, daß der Schrecken des Schattens die Konsequenz einer falsch gelebten Polarität ist. Es drängt sich die Frage auf, wie wir dennoch in Harmonie und gesund leben können bzw. was dazu führt, daß wir an unserer Polarität erkranken.

Zunächst die positive Alternative: Ein Individuum mit einer Sonne im Feuerzeichen Widder wird sich mit diesem Element identifizieren. Dieser Mensch wird drängend auftreten und manchmal von seiner Umwelt als rücksichtslos bezeichnet werden. Das wird er mit dem Hinweis darauf, daß er eben ein Widder ist, in Kauf nehmen und um Verständnis bitten. Aber er wird sein Prinzip nicht zum alleinigen Prinzip des Lebens erklären und die Elemente, die ihm fehlen, als genauso wichtig erachten wie dasjenige, das er so stark lebt und betont. Darüber hinaus wird er sich mit Menschen umgeben, die besonders die anderen Elemente vertreten. Er wird vielleicht mit einem Waagefreund oder einer Steinbockfreundin sein Leben teilen. Sicher, damit holt er sich auch eine Menge Reibung ins Haus, aber er bleibt gesund, weil er in einem größeren Organismus lebt, der alle Elemente besitzt und toleriert.

Ein gesunder menschlicher Verbund hat die Tendenz, polare Energiefelder und damit alle vier Elemente zu besetzen. Das grenzt manchmal regelrecht an Komik, zum Beispiel wenn eine Schützefrau, die behauptet, daß sie keinen Zwilling kennt (Zwillings- und Schützezeichen stehen in einer polaren Opposition), feststellt, daß zwei von dreien ihrer Nachbarn Zwillinge sind und sie mit lauter Musik stören. Gemeinschaften, in denen die polaren Felder überhaupt nicht besetzt sind, zerfallen oder werden krank.

Krankheiten, psychische oder körperliche Symptome sind immer ein Hinweis darauf, daß die vier Elemente nicht im Gleichgewicht sind, daß also die Polaritäten unvollständig oder falsch gelebt werden. Dabei können folgende psychologische Mechanismen ablaufen.

Überidentifikation
Während die Identifikation natürlich ist, rufen Überidentifikationen irgendwann den Schatten hervor. Es ist ein Vorgang, bei dem ein Prinzip zum alleinigen erklärt wird, während die anderen negiert oder gar bekämpft und verfolgt werden. Solche Kämpfe sind immer verbissen, gnadenlos und in gewisser Weise auch absurd, weil ja etwas niedergemacht wird, was eigentlich einem selbst gehört. Dabei verrät gerade das, was am stärksten bekämpft wird, den Schatten.

Verleugnung, Verdrängung, Negation
Die Verleugnung ist im Normalfall die Konsequenz einer Überidentifikation. Wenn sich ein Individuum mit dem Feuerelement überiden-

tifiziert, dann muß es die übrigen Kräfte aus seinem Leben verbannen. Dabei wird zuerst der unbequeme Anteil verdrängt, dann wird er durch den Mechanismus der Verleugnung daran gehindert, ins Bewußtsein zu treten. Man kann aber auch den Stoff verdrängen und verleugnen, mit dem man sich gemäß der Astrologie eigentlich identifizieren sollte. Beispiel dafür sind viele Männer mit einer Fische- oder Krebssonne. Da in unserer Kultur Weichheit und Sensibilität für Männer immer noch verpönt ist, neigen solche Männer dazu, diese sensible Qualität negativ zu besetzen und zu verdrängen. Dann ist ihr bewußtes Verhalten und Erleben frei von Weichheit und Sensibilität. In ihrem Unbewußten sucht sich ihre Sensibilität jedoch andere Wege und kann beispielsweise als Allergie zum Vorschein kommen.

Projektion
Wir kennen Projektionen, die unser Leben erheben, und solche, die es in den Abgrund stürzen lassen. In der Liebe geschieht der köstlichste Vorgang einer Veräußerlichung: Die Frau oder der Mann begegnen dem Teil, der ihnen selbst in ihrem Bewußtsein fehlt, und erfahren in der liebevollen Vereinigung das Gefühl, ganz zu werden. Carl Gustav Jung nannte den fehlenden Teil bei einer Frau Animus (das Männliche) und den fehlenden Teil beim Mann Anima (das Weibliche). Aus seinen Forschungen und denen von Sigmund Freud wird zweifelsfrei deutlich, daß in jedem Menschen eigentlich beide Anteile vorhanden sind. Aber die Frau identifiziert sich mit dem weiblichen Teil und projiziert den männlichen hinaus, bis sie ihn durch einen Mann findet. Umgekehrt lebt der Mann seinen Animus und wartet, bis er seiner Anima begegnet.

Genauso ist es, wenn wir einem großen Lehrer zu Füßen sitzen und ihm zuhören. In Wirklichkeit haben wir unseren inneren Meister gefunden.

Wir projizieren aber auch unsere häßlichen Seiten auf die Welt draußen. Dann bekämpfen wir ein Volk, weil es falsch, grob, gemein oder habgierig ist. In Wirklichkeit bekämpfen wir unseren eigenen Schatten, das heißt, den Teil unserer Seele, den wir an uns selbst nicht akzeptieren. Der Krieg ist die größte kollektive Projektion. In ihr erhebt sich die menschliche Psyche gegen ihren eigenen Schatten, um ihn – und damit immer auch sich selbst – zu zerstören.

Der Vorgang der Projektion ist also in gewisser Weise ein natürlicher und notwendiger Vorgang, damit die Psyche vollständig wird. Krankhaft wird dieser Prozeß erst, wenn er nicht mehr als solcher erkannt wird. Dann kann auch die Reintegration nicht stattfinden. Man denke an einen Steinbockmann, der sich in eine Krebsfrau verliebt. Er lebt im Himmel, weil er gefunden hat, was ihm selbst fehlt, nämlich Gefühl, Geborgenheit und Wärme. Sträubt sich aber seine Seele, diese Eigenschaften als Teile seines Selbst zu sehen und sie mit der Zeit in sich lebendig werden zu lassen, dann ruft er den Schatten. Und damit verwandelt sich der Schatten in ein Phantom: aus seiner weichen und hingebungsvollen Frau wird eine zerfließende oder hysterische Person.

Wenn ich meinen Schatten und meine Projektionen nicht integriere werden sie immer zum Phantom.

Dieser Satz ist eminent wichtig. Er erklärt, warum manche Partner noch zusammenbleiben, obgleich sie sich gegenseitig eher mißhandeln als lieben. Solche grotesken Kommunikationsformen sind immer die Farce des Schattens oder der Projektion, die sich manche Partner noch »um die Ohren hauen« müssen, damit die Lektion endlich verstanden wird.

Die Polarität in der Astrologie

Der Tierkreis ist in Wirklichkeit ein Spiegel universeller Polaritäten, und das astrologische Kreuz zeigt den »Kreuzweg« des Menschen. Ich habe dieses Wort gewählt, weil es bestimmte Bilder wachruft, wie das Kreuz, an dem Jesus Christus die Sünden der Menschheit auf sich nahm. Dann denkt man bei einer »Kreuzung« an einen allergischen Punkt. In der Esoterik steht das Kreuz für den physischen Lebensweg des Menschen. Es ist ein Zeichen seiner Inkarnation. Der »Kreuzgang« wiederum ist ein Ort der Ruhe, des Gebets und der Meditation.

Für die astrologische Medizin bedeutet der Kreuzweg, daß der Mensch die vier Elemente, die er zu seinem vollständigen und gesunden Leben benötigt, nicht einfach vorfindet, sondern daß er sie sich erarbeiten und sie in gewisser Weise manchmal auch erleiden muß. Die vier Elemente befinden sich durch das Kreuz aber auch unter Spannung. Werden sie in optimaler Weise gelebt, dann hat auch unser Leben die richtige Spannung, ist widerstandsfähig, ohne zu brechen. Mit einem Satz: Wir sind gesund. Ein gesunder Mensch lebt nicht unbedingt in der Mitte des astrologischen Kreuzes, obwohl die Mitte als Sinnbild für ein erfülltes Leben stimmig ist. Wir alle haben durch unsere Geburt bestimmte Präferenzen und Abneigungen, die wir auch durch eine vollständige Analyse nicht ganz ablegen können. Der gesunde Mensch lebt mit seinem Wesen in der Mitte der Welt, das heißt, daß er andere Eigenschaften nicht negiert, sondern sich als Teil eines übergreifenden Ganzen versteht. Ein einzelnes Individuum kann ein Widder oder eine Waage sein, aber das Leben oder das Sein ist weder widder- noch waagehaft, es ist immer vollständig, universell und heil. Krankheit bedeutet, daß diese Mitte als Bezugspunkt des Lebens verlassen wurde. Die verlorene Mitte oder Harmonie mobilisiert dann aber Gegenkräfte, den Schatten, die Farce, letztendlich den Tod. Symptome sind immer ein Fingerzeig der universalen Mitte. Dabei manifestiert sich das fehlende Element stets in einer Weise, daß sich erkennen läßt, was falsch ist und was getan werden muß. Krankheit ist also die Manifestation einer Krise, und zugleich zeigt sich in ihr der richtige Weg, um die Krise zu beenden.

Gibt es denn diese universale Instanz, die wie ein weiser Lehrer

Ungleichgewicht feststellt und Wege der Hilfe aufzeigt, tatsächlich? Die Antwort lautet: Gerade an Krankheiten läßt sich zeigen, daß es ein höheres Wissen im Menschen gibt. Jedes einzelne Symptom ist ein Beweis, wie wissend unsere Seele oder unser höheres Selbst ist. Aber die ganze Weisheit unserer Seele ist nichts wert, wenn wir ein Symptom nicht richtig deuten und über den Medizinschrank unseren Frieden zu erreichen suchen, anstatt unser Leben entsprechend zu verändern. Mit der Zeit benötigen wir immer stärkere Mittel und landen dann womöglich im Operationssaal, um das störende Symptom (Organ) endgültig beseitigen zu lassen.

Manche Leser werden jetzt vielleicht noch einwenden, daß jeder Mensch nicht nur ein Sonnenzeichen, sondern ein ganzes Horoskop mit Aszendent, Mond und den acht Planeten besitzt. Würde sich nicht dadurch ein Ausgleich der Elemente ergeben?

Der Aszendent, der Mond und die Planeten deuten an, ob ein Mensch eher zur Überidentifikation, zur Projektion oder zur Verleugnung neigt. Wird durch den Aszendenten oder durch Planeten das Sonnenzeichen verstärkt, dann wird dieses Individuum vorherrschend das Element seiner Sonne leben, also zur Überidentifikation neigen, und alle anderen Elemente verleugnen. Betont dagegen das übrige Horoskop das Gegenzeichen zur Sonne, wird diese Person eher versuchen, über den Vorgang der Projektion vollständig zu werden. Und sind die Quadratzeichen im Horoskop betont, dann muß der Mensch über den mühsamen Weg der Selbsterkenntnis – oder sogar den leidvollen der Krankheit – versuchen, die universale Mitte zu erlangen.

Wie man mit Symptomen richtig umgeht

Dieses Buch will helfen, Krankheiten beziehungsweise – richtig formuliert – deren Symptome besser zu erkennen und die richtigen Lehren daraus zu ziehen.

Sehr wichtig ist es nun, daß man nicht sofort versucht, seine eigenen Beschwerden zu analysieren, sondern zunächst einmal beginnt, in der Logik der astrologischen Medizin zu denken, indem man vielleicht den Symptomen eines Bekannten oder einer Freundin nachspürt. Uns selbst gegenüber sind wir meistens weder objektiv, noch gelingt es uns, hinter unsere Tarnung, die wir mit Hilfe unserer Symptome errichten, zu blicken. Bevor wir uns wirklich selbst helfen können, müssen wir an anderen Menschen lernen.

Ein zweiter wesentlicher Gesichtspunkt ist: *Den Begriff Krankheit so wenig wie möglich verwenden!* Das Wort »Krankheit« legt immer nahe, nach einem deformierten oder schlecht funktionierenden Organ zu forschen. Aber Krankheit ist ein ganzheitlicher Zustand, so wie ja auch Gesundheit immer den ganzen Menschen einschließt. Niemand wird sagen: Ich habe einen gesunden Hals. Also macht es auch keinen Sinn, von einem kranken Hals zu reden. Besser ist es, von Symptomen zu sprechen. Symptome sind Manifestationen eines körperlich-seelischen Ungleichgewichts. Und sie bedeuten zugleich Hilfe und Weg zur Wiederherstellung des Gleichgewichts.

SYMPTOME SIND NICHT ALS EIN HINWEIS DARAUF ZU BETRACHTEN, WAS EIN MENSCH HAT, SONDERN WAS IHM FEHLT!

Wer nicht gehen oder richtig atmen kann, hat keine Fußprobleme oder Atembeschwerden, sondern es fehlen ihm Bewegung beziehungsweise Luft. Wenn wir über das nachdenken, was uns fehlt, entdecken wir eher den Schatten, der sich im Symptom verbirgt.

SYMPTOME SIND ASSOZIATIV UND SINNHAFT ZU VERSTEHEN!

Das heißt, man soll mit der Sprache spielen. Beispielsweise verbirgt das Wort »Verkehrsunfall« das Wort »Verkehr«, und damit auch eine sexuelle Deutung. Genauso steckt im Wort »Hautausschlag« eine aggressive Bedeutung, die man bei dieser Symptomatik zunächst nicht vermuten würde. Dieses assoziative, sinnhafte Herangehen an unsere Symptome bringt uns auf die richtige Spur zu den dahinterliegenden Motiven.

DIE SYMPTOME SIND EINFACH, DIREKT UND IN DER UMGANGSSPRACHE ZU BENENNEN!

»Katarrh« ist ein Fremdwort und außerdem ein Fachwort. Sage ich dagegen: »Ich habe die Nase voll«, dann entdecke ich viel rascher die Absicht meiner Symptomatik.

DAS WORT »MUSS«, »SOLL« ODER »KANN« IST DURCH »WILL« ODER »MÖCHTE« ZU ERSETZEN!

Also nicht formulieren »ich kann nicht atmen«, sondern »ich will nicht atmen«.

ES GIBT KEINE STATISCHEN SYMPTOME!

Beispielsweise sollte man statt »ich habe Verstopfung«, besser sagen »Ich will nicht loslassen«.

MAN DARF KEINE WUNDER ERWARTEN, AUSSER MAN VOLLBRINGT DIESE SELBST!

Symptome sind immer ein verzweifelter Ausdruck des Organismus, die Aufmerksamkeit des Bewußtseins zu erlangen. Man darf jedoch nicht erwarten, daß eine plötzliche Einsicht das Symptom sofort aufheben wird. In jedem Symptom manifestieren sich Lebensgewohnheiten. Daher wird es erst überflüssig, wenn man diese Lebensgewohnheiten verändert. Dabei heißt der Weg nicht »Opfer« oder »Verzicht«. Ja, es mag sein, daß man aufhört, zu rauchen oder alles Erdenkliche in sich hineinzustopfen. Aber der Gewinn hebt diese kleinen Opfer auf: Man wird ein Mensch, der sich mehr in seiner eigenen Mitte befindet.

DER INNNERE DIALOG

Die Methode des inneren Dialogs stammt aus der modernen Psychotherapie. Dabei spricht man mit einem Organ oder einem Symptom, als wären sie Lebewesen mit einer eigenen, höheren Intelligenz. Und auch das Symptom kommt zu Wort. Man versetzt sich in das Symptom und sagt, was einem dazu einfällt. Dabei ist es wichitg, daß man nicht nur logisch und kausal argumentiert, sondern frei assoziiert, also ohne lange zu überlegen sagt, was einem gerade in den Sinn kommt. Ein Beispiel soll das verdeutlichen. Es handelt sich um Ferri, einen dreißigjährigen Mann mit der Sonne in den Zwillingen. Er hat starke Asthmaprobleme.

Ferri: »Ich möchte gerne von dir (gemeint ist das Asthma) wissen, was du mir sagen willst.«

Ferri versetzt sich jetzt in das Asthma. Er schließt die Augen. Dann sagt er ganz spontan und mit einer tieferen Stimme: »Ich nehme dir die Luft!«

(Der Dialog zwischen Ferri und seinem Asthma setzt sich fort.)

Ferri: »Das weiß ich. Aber was willst du damit erreichen?«

Asthma »Ich will dich aufmerksam machen.«

Ferri: »Worauf?«

Asthma: »Daß es mich gibt.«

Ferri: »Ja, und wer bist du?«

Asthma: »Ich bin die Luft, und damit bin ich Bewegung, Tanz und Ausgelassenheit.«

Ferri: »Fehlt mir das?«

Asthma: »Ja!«

Ferri (denkt nach): »Aber warum kommst du gerade mit Asthma? Das ist doch genau das Gegenteil von Leichtigkeit und Tanzen.«

Asthma: »Weil du die anderen Zeichen nicht verstanden hast.«

Man führt den inneren Dialog so lange fort, bis eine Antwort gefunden wird, die weiterhilft. Wichtig ist noch, sich beim inneren Dialog nicht zu bekämpfen, sondern sich von einem höheren und einsichtigen Wissen leiten zu lassen.

Eine weitere Möglichkeit ist der Dialog mit einem anderen Menschen. Dabei übernimmt ein Freund, der Partner oder eine Freundin die Stimme des Symptoms.

LOCI MINORIS RESISTENTIAE

Die klassische Medizin geht davon aus, daß sich Krankheiten beziehungsweise — wie es richtig heißt — Symptome an den Körperstellen niederschlagen, die besonders schwach sind. Solche Schwächen werden meist als Veranlagungen betrachtet oder sind die Folge einer bestimmten, falschen Lebensgewohnheit. Wenn also eine Frau Nierenprobleme bekommt, dann wird das mit einer angeborenen oder vererbten Organschwäche begründet, und wenn ein Raucher Lungenkrebs bekommt, dann wird die Ursache auf die jahrelange Inhalation von Teer und Nikotin zurückgeführt. Auf einer ähnlichen Grundlage behandelt auch die Homöopathie Krankheiten, allerdings ist ihre Methode ganzheitlich.

Die medizinische Astrologie geht anders vor. Sie findet die »loci minoris resistentiae« (Orte verminderter Resistenz) auf Grund astrologischer Zuordnungen und Analogien. Ein Mensch, der über Kopfschmerzen klagt, lebt das dem Kopf zugeordnete Tierkreiszeichen, also den Widder, falsch. Das heißt, der medizinische Astrologe schließt vom »locus minoris resistentiae« auf das analoge Tierkreiszeichen. Damit besitzt der Astrologe einen wunderbaren Wegweiser für die Diagnostik und zugleich für die Heilung. Wer über Fußprobleme klagt, hat Probleme mit der Fische-Energie (Fische und Füße stehen in analogem Zusammenhang), das heißt, er lebt wahrscheinlich zu wenig seine sensible, intuitive und selbstlose Seite. Das Symptom ist somit Folge einer psychischen Unterlassung, wobei die medizinische Astrologie als Brücke oder Bindeglied fungiert.

Im folgenden Abschnitt wird diese astrologische Zuordnung ausführlich erläutert.

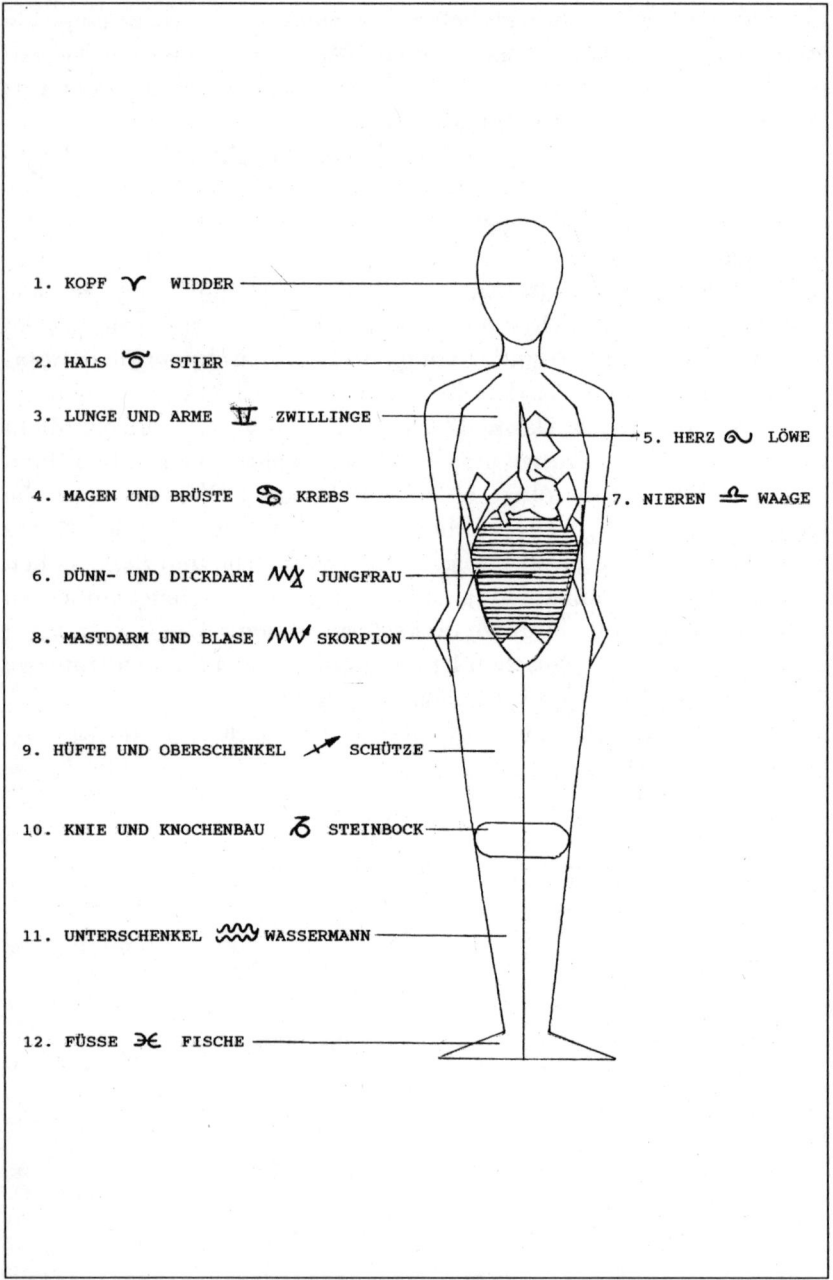

1. KOPF ♈ WIDDER

2. HALS ♉ STIER

3. LUNGE UND ARME ♊ ZWILLINGE

5. HERZ ♌ LÖWE

4. MAGEN UND BRÜSTE ♋ KREBS

7. NIEREN ♎ WAAGE

6. DÜNN- UND DICKDARM ♍ JUNGFRAU

8. MASTDARM UND BLASE ♏ SKORPION

9. HÜFTE UND OBERSCHENKEL ♐ SCHÜTZE

10. KNIE UND KNOCHENBAU ♑ STEINBOCK

11. UNTERSCHENKEL ♒ WASSERMANN

12. FÜSSE ♓ FISCHE

DIE ANATOMIE DES
ASTROLOGISCHEN MENSCHEN

Aus der Perspektive der Astrologie ist der Mensch aus zwölf Abschnitten zusammengesetzt. Beginnt man bei den Füßen als erstem Teil, so folgen darauf die Waden als Nummer zwei, dann die Knie und zum Schluß der Kopf als zwölfter Teil.

Kein anderes medizinisches oder psychosomatisches System geht vergleichbar vor. Ein Mediziner würde wahrscheinlich einwenden, diese Einteilung sei völlig willkürlich, und man könne genausogut den Menschen irgendwo und x-beliebig zerstückeln.

Bevor aufgezeigt wird, daß der astrologische Mensch eine medizinische und psychologische Berechtigung hat, ist noch eine kleine Korrektur notwendig: Die Füße sind in der Astrologie nicht Abschnitt eins, sondern zwölf. Der Kopf steht am Anfang und erhält die Zahl eins. Diese Umstellung ist bedeutsam. In ihr verbirgt sich sogar eine geniale Einsicht der medizinischen Astrologie, denn je weiter eine Zahl von der Eins entfernt ist, um so weniger bewußte Aufmerksamkeit schenkt ihr der Mensch. Aber darauf wird im einzelnen noch einzugehen sein.

Die folgende Abbildung zeigt den Astro-Menschen mit der richtigen astrologischen Numerierung. Neben der Bezeichnung der Körperteile befinden sich die entsprechende astrologische Zuordnung und das Symbol.

Fuß fassen

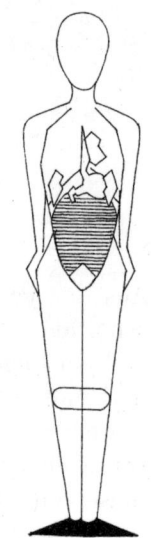

DAS 12. ZEICHEN
FISCHE (20. Februar bis 20. März)

ELEMENT Wasser
ENERGIE Negativ, yin
HERRSCHENDER PLANET Neptun

Wir haben nur eine sehr unbewußte und unbestimmte Vorstellung von unseren Füßen. Solange sie nicht schmerzen, bleiben sie am Rande der Wahrnehmung. Erst wenn man die Aufmerksamkeit auf sie richtet, erahnt man, welch ungeheuer wichtige Aufgabe ihnen obliegt. Schließlich tragen sie den ganzen Menschen, geben ihm Halt und verbinden ihn mit der Erde. Wenn der Mensch gehen will, müssen sie sich zuerst vom Boden lösen. Es scheint paradox, denn die Füße spielen eine äußerst wichtige Rolle und führen dennoch ein Dasein im Unbestimmten, beinahe Unbewußten.

Mit den Füßen beginnt der Mensch sein eigenes Leben. Er kommt zwar mit dem Kopf voraus auf die Welt, aber erst wenn er seine eigenen Füße benutzen kann, verliert er seine unmittelbare Abhängigkeit. Dabei ist dieser Prozeß der Selbständigwerdung niemals abgeschlossen. Wenn wir einmal gehen können, verlassen wir irgendwann unser Elternhaus, um in einer neuen Umgebung »Fuß zu fassen«. Auch im Beruf »betreten wir Neuland«, und wenn wir uns verlieben, müssen wir »beim Partner ankommen«. Irgendwann werden wir »Fuß voran aus dem Haus getragen«. Und wer weiß, ob wir nicht dann erneut »Fuß fassen müssen«, dieses Mal in einer ganz anderen Wirklichkeit.

Für Menschen mit einem starken Fischeeinfluß, beispielsweise mit

Sonne, Mond oder Aszendent in den Fischen, spielt das Thema »Fuß fassen« eine besonders zentrale Rolle. Zum einen fühlen sie sich überall und nirgends zu Hause, legen sich ungern fest und erleben jede Bindung an einen Ort als Einengung. Zum anderen reagieren sie in einer neuen Situation vorsichtig und ängstlich. Wenn der Volksmund über jemanden, der nicht mehr erscheint, sagt: »Er hat kalte Füße bekommen«, spricht daraus ein weiser Astrologe und Mediziner.

Das Element des Fischezeichens ist Wasser. Sinnhaft ist damit ausgedrückt, daß der Mensch aus dem Wasser kommt und am Land, auf der Erde, Fuß fassen muß. Die Energie ist negativ oder yin.

Als umschreibender Begriff für den astrologischen Abschnitt Fisch wurde FUSS FASSEN gewählt. Aber genauso passen die Begriffe, die in dem folgenden Kasten aufgeführt sind:

FUSS FASSEN – Kontakt mit der Erde – an Land kommen – mit der Welt verbunden sein – Halt – Stand – Festigkeit – Individualisierung – Ablösung – Selbständigkeit – Freiheit – Ängstlichkeit

---

Die Farbe für den 12. Abschnitt ist Blau. Mit diesem Farbton werden alle Wasserzeichen gekennzeichnet. Als Farbe des Wassers verkörpert Blau die Heimat der Fische, und als Farbe des Himmels symbolisiert sie den Kosmos und die Allverbundenheit des Menschen.

Aufrechter Gang

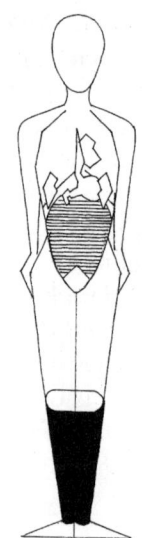

DAS 11. ZEICHEN
WASSERMANN (21. Januar bis 19. Feburar)

ELEMENT Luft
ENERGIE Positiv, yang
HERRSCHENDER PLANET Uranus

Dem 2., richtig gesagt dem 11. Abschnitt, entsprechen in der astrologischen Anatomie Sprunggelenk und Unterschenkel. Ähnlich dem Abschnitt Fische handelt es sich wieder um einen Körperteil, der unserer Aufmerksamkeit beinahe völlig entgeht. Lediglich nach einem längeren Dauerlauf oder bei einer Verletzung drängen sich die Waden in unser erkennendes Bewußtsein.

Ohne daß wir es richtig bemerken, halten uns die Waden- und Schienbeinmuskeln — so heißen die Muskelketten unserer Unterschenkel — in einer aufrechten Haltung. Dabei funktionieren sie entgegengesetzt: Spannt sich der eine mehr an, kann sich der andere mehr entspannen und umgekehrt. Natürlich sind bei der aufrechten Haltung mehr Muskeln beteiligt als nur die der Unterschenkel, aber ihnen obliegt die wichtigste Aufgabe. Je aufrechter und natürlicher ein Mensch steht, um so ausschließlicher sind sie am Werk. Erst wenn sich der Rumpf zu weit nach vorne oder hinten beugt, müssen sich auch die Oberschenkelmuskeln einschalten, damit der Körper aufrecht bleibt.

Im Energiekreis der Fische entdeckt der Mensch seine Füße und damit sich selbst als eigenständiges Individuum. Jetzt, auf der Ebene des Wassermanns, richtet er sich auf. Dadurch verändert sich auch seine Perspektive: Aus der aufrechten Haltung heraus fühlt er sich anderen Lebewesen überlegen; er ist zum Homo sapiens geworden, zum Angehörigen einer Gattung, die den Kopf und das erkennende Bewußtsein über alles andere stellt.

Wassermanngeborene erheben diesen aufrechten Gang und die damit gewonnene übergeordnete Perspektive gerne zum Lebensprinzip. Im Unterschied zu Fischemenschen, die alle Kreaturen lieben und ihnen zu helfen bestrebt sind, treffen Wassermänner eine Selektion: Nur Menschen, die – symbolisch gesprochen – den aufrechten Gang bereits erlernt haben, zählen zu ihrem Kreis. Was sie am allermeisten verachten, ist eine niedrige Denkungsart. Denn in ihrem Selbstverständnis bedeuten Unwissenheit und Dummheit nur, daß sich der Mensch noch nicht aufgerichtet hat.

Der Wassermann leidet unter Verhältnissen, die ihm eine aufrechte Haltung schwermachen. Dabei sind Probleme an den Unterschenkeln oft ein somatisierter Protest gegen ein unterdrückendes Leben. Er darf nicht »umfallen« – bis er mit Hilfe eines Unterschenkelbruches sein Bewußtsein »überlistet«.

Als Begriff für den 11. astrologischen Abschnitt wurden die Worte AUFRECHTER GANG gewählt. Aber genauso passen die im folgenden Kasten angeführten Begriffe.

AUFRECHTER GANG – Würde – Menschlichkeit – geistige Perspektive – Humanismus – Idealismus – Aufrichtigkeit

---

Die Farbe für den Wassermann ist Weiß. Mit diesem Farbton werden alle Luftzeichen gekennzeichnet. Dieser Farbton symbolisiert das reine, geistige Prinzip, von dem sich Wassermannmenschen gerne leiten lassen. Weiß ist in gewisser Weise auch eine besondere Farbe, weil sie alle anderen Töne in sich vereint.

Bewegliche Starre

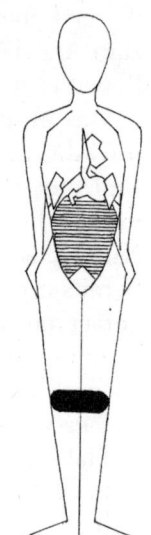

DAS 10. ZEICHEN
STEINBOCK (22. Dezember bis 20. Januar)

ELEMENT Erde
ENERGIE Negativ, yin
HERRSCHENDER PLANET Saturn

Dem 10. Abschnitt im Tierkreis ist das Skelett, insbesondere die Knie, zugeordnet. Damit untersteht ihm der feste Kern des menschlichen Organismus sowie die Mechanik, das heißt die Beweglichkeit des Knochengerüstes.

Ohne dieses stabile Gerüst ist jede aufrechte Haltung undenkbar. Wer einmal versucht hat, aus Lehm oder Knetmasse einen sitzenden oder gar stehenden Menschen zu formen, weiß, wie schwierig dies ohne Grüst zu bewerkstelligen ist. Ohne stabilisierende Hilfsmittel wie Draht, Holz oder Eisen sinkt die Form in sich zusammen. Wie jeder Statiker beim Bau großer Gebäude oder Brücken eine bestimmte Dehnbarkeit und Biegsamkeit der Konstruktion einkalkulieren muß, so dürfen auch im menschlichen Organismus die Knochen nicht zu hart sein. Daher ist die Knochensubstanz teils organisch, teils anorganisch. Zerstört man durch Ausglühen die organische Grundsubstanz, bleibt allein das harte Mineralgerüst über. Der Knochen wird spröde, bricht und splittert bei geringster Belastung. Entfernt man aber durch Säurebehandlung die Mineralsalze, so verbleibt nur noch der organische Anteil. Der Knochen wird biegsam wie Gummi. Die zugleich hohe Belastbarkeit und Flexibilität eines Knochens wird außerdem durch ein ausgeklügeltes System von Druck- und Zuglinien gewährleistet. Trotzdem wäre der menschliche Körper plump und unbeholfen, wenn nicht die verschiedenen Knochenabschnitte durch Gelenke miteinander verbunden wären.

Ohne Gelenke ist der menschliche Körper steif, also invalide, und kann sich nur äußerst unbeholfen – schiebend oder hüpfend – vorwärtsbewegen. Durch die Mechanik der Gelenke erwacht der menschliche Körper erst richtig zum Leben, wird wendig und beherrscht das Prinzip der Kraftübertragung. Es wurde gesagt, daß der Mensch auf der Ebene des 12. Zeichens seine Füße entdeckt und damit beginnt, auf seinen eigenen Beinen zu stehen. Beim 11. Abschnitt Wassermann erwirbt er die Fähigkeit, sich aufzurichten. Jetzt, im Energiekreis des Steinbocks, entwickelt der Mensch das Gefühl für eine hochdifferenzierte und vielseitige Mechanik und den inneren Halt. Von allen Gelenken wird dabei in besonderer Weise das Knie dem Steinbock zugeordnet. Von der Stärke und Mechanik dieses Körperteiles hängt es ab, ob wir uns abstützen und Widerstand leisten können, ob wir uns verbeugen oder ob wir so stolz sind, daß wir uns vor keinem anderen Menschen verneigen.

Knieschmerzen und Knieverletzungen haben einen Bezug zu den Themen Selbstbehauptung und Demut. Sie zeigen, wie starr und wie beweglich jemand ist. Sie verweisen auch darauf, wie gut wir funktionieren und wie leicht wir uns unterordnen können.

Steinböcke sind besonders darauf ausgerichtet, kraft eigener Anstrengung ihr Leben zu verwirklichen. Dafür benötigen sie die richtigen Knochen und Gelenke. Im übertragenen Sinne heißt das, daß es auf die richtige Denkungsart ankommt. Weder die Knochen noch der Geist dürfen zu starr (verkalkt) sein. Umgekehrt dürfen ihre Gelenke und ihre Anschauungen aber auch nicht zu weich und nachgiebig sein.

Als Begriff für den 10. astrologischen Abschnitt wurden die Worte BEWEGLICHE STARRE gewählt. Aber genauso passen die Worte, die in dem folgenden Kasten angeführt sind:

BEWEGLICHE STARRE – Kern – Standpunkt – Struktur – Mechanik – Funktion – Selbstbehauptung – Selbstverwirklichung – Anpassung – Unterordnung

---

Die Farbe für den Steinbock ist Grün. Mit diesem Farbton werden alle Erdzeichen gekennzeichnet. Als Farbe der Erde verkörpert Grün die Heimat des Steinbockes. Es ist die Farbe des Lebens, der immergrünen Nadelbäume und Moose.

Horizonte sprengen

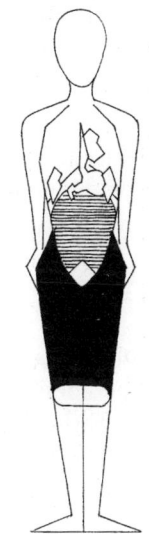

DAS 9. ZEICHEN
SCHÜTZE (23. November bis 21. Dezember)

ELEMENT Feuer
ENGERIGE Positiv, yang
HERRSCHENDER PLANET Jupiter

Aus der Logik eines systematischen Aufbaus des menschlichen Körpers folgen nach dem Fuß (Fische), dem Unterschenkel (Wassermann) und dem Knie (Steinbock) nun der Oberschenkel und die Hüfte. Diese beiden letztgenannten Abschnitte werden in der medizinischen Astrologie dem Zeichen Schütze zugeordnet. Sie sind mit einer ungeheuer machtvollen Maschine zu vergleichen, die vom Gehirn gesteuert wird.

Sinnhaft stehen das Hüftgelenk mit seinem großen Radius und die Kraft der Oberschenkelmuskeln für die Fähigkeit des Menschen, sich nach allen Richtungen hin auszubreiten. Dabei ist aber nicht ausschließlich die Kraft und Mechanik des Körpers angesprochen. Aus der Perspektive des Schützen ist eine Horizonterweiterung immer zugleich körperlich und geistig. Der Schütze muß bewußt verstehen und erkennen, was er mit seinen Muskeln unternimmt. Daher wird der Schütze als ein Wesen abgebildet, das halb Tier und halb Mensch ist und damit Tierhaftes, nämlich Kraft und Bewegung, und Menschliches, nämlich Einsicht und Bewußtheit, in sich vereinigt.

Fettpolster und Hüftversteifungen bei Schützemenschen sind auch ein Signal dafür, daß der Geist verkümmert ist. Genauso kann ein Oberschenkelbruch ein Zeichen dafür sein, daß die Einheit zwischen Geist und Körper auseinandergebrochen ist.

Als Begriff für den 9. astrologischen Abschnitt wurde HORIZONTE SPRENGEN gewählt. Aber genauso passen die Worte, die in dem folgenden Kasten angeführt sind:

HORIZONTE SPRENGEN – willkürliche Muskulatur – Expansion – Beweglichkeit – Motorik – Lebensraum – Reisen – Einsicht – Bewußtheit – Optimismus – Geist – Ideologie – Einheit von Körper und Geist

---

Die Farbe für den Schützen ist Rot. Mit diesem Farbton werden alle Feuerzeichen gekennzeichnet. Als Farbe des Feuers symbolisiert diese Farbe das Blut, das die menschlichen Muskeln lebendig macht, und zugleich ist es die Farbe des drängenden Geistes, der sich beständig ausbreiten will.

AUF DIE BEINE KOMMT ES AN

Mit dem Zeichen Schütze sind die Beine vom Fuß bis zum Hüftansatz erfaßt. Dabei ist die Tatsache bemerkenswert, daß in der astrologischen Anatomie den Beinen eine so große Bedeutung zugemessen wird. Denn es werden vier Zeichen, genau ein Drittel aller zwölf Tierkreiszeichen, den unteren Extremitäten zugeordnet. Wird diese Einteilung tatsächlich der Bedeutung der Beine gerecht?

Viele moderne Körpertherapien betonen wie die Astrologie die herausragende Bedeutung der Beine. Beispielsweise stützen sich viele Körperbehandlungen auf die Überlegung, daß die Beine die Grundlage des Menschen sind und jede Veränderung daher bei diesem Fundament beginnen muß. Muskuläre Verspannungen des Rückens oder des Bauches haben immer eine Entsprechung in den Beinen, die dann zuerst zu korrigieren ist. Die chinesische Medizin sieht das ähnlich und sagt, daß ein schlechter Stand der Beine zu Verspannungen der Rumpfmuskulatur führt, was wiederum die Organe beeinträchtigt und damit zu Krankheiten führt. Ein weiterer Gesichtspunkt ist wichtig: Verschlackungen setzen sich immer zuerst in den Beinen ab, weil der Organismus die Absicht verfolgt, Ablagerungen so weit wie möglich von den wichtigen Organen entfernt zu deponieren. Mit anderen Worten, die Beine werden zuerst alt und krank.

Umgang mit dem Tod

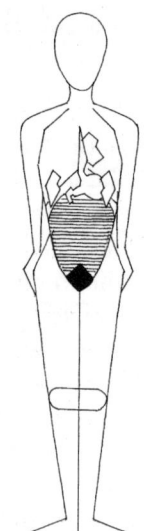

DAS 8. ZEICHEN
SKORPION (24. Oktober bis 22. November)

ELEMENT Wasser
ENERGIE Negativ, yin
HERRSCHENDER PLANET Pluto

Dem 8. Zeichen entsprechen jene Organe, die an der Beseitigung von unverdaulichen, toten Nahrungsstoffen, extern aufgenommen und körperintern entstandenen Giften beteiligt sind. Das sind die Blase und der Mastdarm, die durch Kontraktionen entleert werden, und der Anus. Findet die Ausscheidung in ungenügender Weise statt, vergiftet sich der Körper. Eine Stuhlentleerung, die sich über mehr als sieben Tage hinauszögert, kann bereits lebensbedrohlich werden. Aber auch jede Verstopfung (Obstipation) oder unvollständige Entleerung der Blase führt auf die Dauer zu Beschwerden und Krankheiten.

Des weiteren unterstehen dem Skorpion Zeugung und Sexualität. Die skorpionische Sexualität ist auf die Zeugung neuen Lebens ausgerichtet. Deswegen wird sie als besonders intensiv und leidenschaftlich beschrieben. Aus diesem Grund wird Sexualität auf der Ebene des Skorpions auch mit dem Tod verbunden: Denn wir Menschen werden als Erbträger durch unsere Kinder unsterblich, und zugleich offenbart uns jede Geburt die Gewißheit unserer eigenen Sterblichkeit.

Skorpionmenschen haben es mit einer engen Verflechtung von Tod, Ausscheidung und Sexualität zu tun. Werden diese Themen aus dem bewußten Erleben verdrängt, manifestieren sie sich auf der körperhaften Ebene und können zu Störungen der Ausscheidungs- und Sexualorgane beziehungsweise der Sexualfunktionen führen.

Als Überschrift für den 8. astrologischen Abschnitt wurden die Worte UMGANG MIT DEM TOD gewählt. Aber genauso passen die Worte, die in dem folgenden Kasten angeführt sind:

UMGANG MIT DEM TOD – Abfallbeseitigung – Stirb und werde – Lust – Sexualität – Hingabe – Hergeben – Trennen – Aufgabe

Die Farbe für den Skorpion ist Blau. Mit diesem Farbton werden alle Wasserzeichen gekennzeichnet. Dieser Farbton symbolisiert das Unergründliche, wie es uns in den dunklen Tiefen der Ozeane begegnet. Es ist aber auch die Farbe des Vertrauens, das Skorpionmenschen benötigen, wenn sie es immer wieder wagen, der Schattenseite des Lebens zu begegnen.

Alles im Gleichgewicht

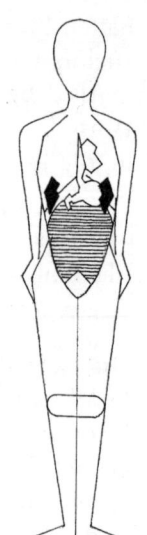

DAS 7. ZEICHEN
WAAGE (24. September bis 23. Oktober)

ELEMENT Luft
ENERGIE Positiv, yang
HERRSCHENDER PLANET Venus des Abends

Dem 7. Zeichen sind die beiden Nieren zugeordnet. Diese Organe übernehmen im menschlichen Organismus eine hochkomplexe Regulier- und Ausscheidungsfunktion. Das vom Herzen herabfließende Blut wird in einer linken und rechten Nierenarterie abgezweigt und den beiden Nieren zugeführt. Nach der Reinigung fließt das gewaschene Blut durch die aufsteigende Vene dem Herzen zu. Versagen die Nieren, wird der Körper vergiftet. Bei einem Ausfall der Nieren beginnt die Schädigung des Organismus schon nach drei bis vier Tagen irreversibel zu werden. Des weiteren sind die Nieren für die adäquate Temperatur, den richtigen Blutdruck und die optimale Flüssigkeitsmenge im Organismus entscheidend mitverantwortlich.

Im Analogiedenken der Astrologie werden Nieren, Waagezeichen und Partnerschaft gleichgesetzt. Das bedeutet, daß Waagemenschen in besonderer Weise nach Ausgleich und Harmonie und einer sie erfüllenden Beziehung streben und sich Störungen im Beziehungsgefüge bei ihnen als Nierenstörungen somatisieren können. Jeder Mensch versucht seinen Partner – und andere Menschen ganz allgemein – zu erfühlen, zu ergänzen oder zu korrigieren. Der Waagetyp ist darin ein wahrer Meister. Man kann sagen, daß die Waage symbolisch den Part einer gemeinsamen Niere übernimmt. Sie eliminiert ungeeignete Stoffe und achtet auf ein optimales Gleichgewicht. Solange in einer Beziehung das Gleichgewicht von beiden Seiten getragen wird, ist die Waage in ihrem Element. Sie kreiert den Himmel der Zweisamkeit und meistert die Routine des Alltags. Sobald aber Störungen auftreten, weil sich der Partner vielleicht mehr seinem Beruf und seiner eigenen Entwicklung widmet oder sich gar abzulösen beginnt, schaltet die Waage auf Alarm. Wie eine Niere ihren Arbeitseinsatz erhöht, wenn der Organismus im Ungleichgewicht ist, unternehmen auch Waagemenschen alles, um die Beziehung zu retten. Diese Anstrengungen überfordern die Nieren, und sie können erkranken.

Als Begriff für den 7. astrologischen Abschnitt wurden die Worte ALLES IM GLEICHGEWICHT gewählt. Aber genauso passen die Bezeichnungen, die in dem folgenden Kasten angeführt sind:

ALLES IM GLEICHGEWICHT – Harmonie – Atmosphäre – Stimmung – Beziehung – Entspannung – Liebe – Partnerschaft

---

Die Farbe für die Waage ist Weiß. Mit diesem Farbton werden alle Luftzeichen gekennzeichnet. Weiß ist eine Farbe, die alle anderen Töne in sich birgt. Damit spiegelt Weiß die Fähigkeit der Waage, sich in alles hineinzuspüren und alles miteinander zu verbinden.

Richtige Auswahl

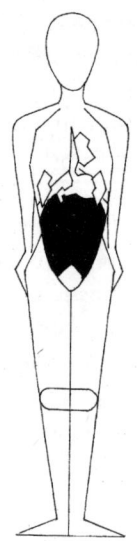

DAS 6. ZEICHEN
JUNGFRAU (24. August bis 23. September)

ELEMENT Erde
ENGERIE Negativ, yin
HERRSCHENDER PLANET Merkur des Abends

Dem Zeichen Jungfrau ist die Verdauung im Darm zugeordnet. Die Nahrung, die im Mund zerkleinert wird (Widderprinzip), durch Speichelzusatz in der Mundhöhle aufgeweicht, durch die Speiseröhre dem Magen zugeführt (Stierprinzip) und dann im Magen selbst zu einem großen Brei vermischt wird (Krebsprinzip), wird nun auf ihrer Reise durch den Dünndarm aufbereitet. Zuletzt wird im Dickdarm das Wasser entzogen. Die gesamte innere Oberfläche des ca. sechs Meter langen Darmtraktes beträgt aufgrund der zahllosen Falten und Zotten 200 Quadratmeter. Auf dieser Fläche wird die Nahrung in einer Zeit zwischen sechs Stunden (leichtverdaulich) und eineinhalb Tagen (schwerverdaulich) bearbeitet. Dabei laufen hochkomplizierte chemisch-physikalische Prozesse ab. Man kann sich den ganzen Darm wie ein gigantisches Labor vorstellen, in dem der Speisebrei durch verschiedene Reagenzien weiter aufgeweicht, zersetzt, analysiert und sortiert wird. Am Ende dieses Naturlabors steht die Frage, welche Stoffe für den Organismus wichtig sind und welche ausgeschieden werden müssen. Diese Entscheidung fällt die Darmwand. Man spricht deshalb in diesem Zusammenhang auch von der Darmschranke.

Letztendlich reguliert sie den Austausch des Menschen mit der Natur und sein Überleben in ihr.

Jungfraugeborene übernehmen im Leben eine ganz ähnliche Funktion wie die Darmschranke im menschlichen Organismus. Sie verfügen über einen ausgeprägten, analytischen Verstand, können glänzend differenzieren und lassen sich von dem Gesichtspunkt leiten, aus allem den größtmöglichen Nutzen zu ziehen. Wie die Darmschranke empfinden sie es als ihre Aufgabe, zwischen brauchbaren und unbrauchbaren Qualitäten des Lebens zu unterscheiden.

Wie die Darmschranke auf Dauer überfordert ist, wenn dem Körper zu viele Giftstoffe zugeführt werden, so reagiert der Darm auch auf psychischen Streß.

Menschen mit Unterleibsbeschwerden verlagern Aufgaben in den Darm, die eigentlich zu ihrer Lebensgestaltung gehören: eine vernunftgeleitete Auswahl und Planung.

Die Überschrift für den 6. astrologischen Abschnitt heißt RICHTIGE AUSWAHL. Aber genauso passen die Worte, die in dem folgenden Kasten angeführt sind:

RICHTIGE AUSWAHL — Verdauung — Schranke — Analyse — Vernunft — Selektion — Verwertung — Kritik.

Die Farbe für die Jungfrau ist Grün. Mit diesem Farbton werden alle Erdzeichen gekennzeichnet. Als Farbe der Natur verkörpert Grün die Erde, mit der die Jungfrau in einem harmonischen Austausch lebt.

Mitte des Lebens

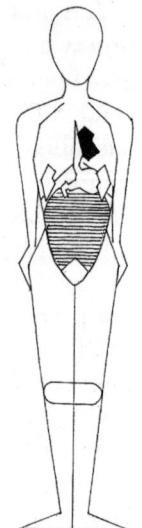

DAS 5. ZEICHEN
LÖWE (23. Juli bis 23. August)

ELEMENT Feuer
ENERGIE Positiv, yang
HERRSCHENDER PLANET Sonne

Dem astrologischen Abschnitt Löwe entspricht das Herz. Dieses Organ besteht aus zwei völlig voneinander getrennten Herzkammern, jede ungefähr so groß wie eine geballte Faust. Der Muskel ist quergestreift und arbeitet nach dem Alles-oder-nichts-Prinzip, das heißt, jeder wirksame Reiz ruft einen maximalen Pumpvorgang hervor. Das Herz zeigt auch keine Ermüdungserscheinungen wie alle anderen Muskeln. Wie eine präzise Mechanik arbeitet es ein ganzes Leben lang. An einem Tag schlägt es ca. 100.000 mal, pumpt dabei über 7.000 Liter Blut durch den Körper und kann bei Spitzenleistungen das Doppelte vollbringen. Und eine dritte Besonderheit ist erwähnenswert. Das Herz wird zwar von höheren Zentren gesteuert, aber es schlägt auch unabhängig von ihnen, es ist autonom.

Im Vergleich zu den hochkomplizierten Vorgängen beispielsweise im Darm oder in der Niere sind die Vorgänge im Herzen sehr einfach. Gleich einer mechanischen Pumpe nimmt es Blutflüssigkeit auf und schickt sie in zwei getrennten Kreisläufen erneut in den Körper. Dennoch besitzt das Herz schon immer eine besondere, über die rein organische Funktion hinausweisende Bedeutung. Als Sitz der Seele, der Emotionen und des Selbst repräsentiert es neben dem Gehirn eine zweite zentrale Instanz. Daran ändert sich auch nichts, wenn man heute Herzen »verpflanzen« kann.

Genau wie das Herz sinnhaft das autonome Zentrum des Menschen darstellt, so beinhalten auch Herzkrankheiten immer mehr als die rein organische Symptomatik. Hinter einer Herzrhythmusstörung oder einem Herzinfarkt verbirgt sich eine unnatürliche oder lebensverneinende Einstellung. Menschen, die zu solchen Symptomen neigen, entscheiden sich für den Kopf und gegen das Herz.

Störungen des Herzens beginnen lange vor einer medizinischen Erkrankung dieses Organs. Sie nehmen ihren Anfang im zwischenmenschlichen Bereich. Löwen geben anderen Menschen Liebe, Achtung und Anerkennung, aber diese Gefühle müssen mit gleicher Intensität auch zu ihnen zurückfließen. Des weiteren brauchen sie wie das Herz eine zentrale Aufgabe. Sie verkümmern, wenn sie nicht das Gefühl haben, wichtig zu sein. Ganz wesentlich ist für sie auch, daß sie unabhängig sind. Wie das Herz autonom, aus sich heraus, schlägt, wollen auch Löwenmenschen aus sich heraus wirken und ihr Dasein gestalten.

Als Überschrift für den 5. astrologischen Abschnitt wurden die Worte MITTE DES LEBENS gewählt. Aber genauso passen die Worte, die in dem folgenden Kasten angeführt sind:

> MITTE DES LEBENS – Alles-oder-Nichts-Prinzip – Autonomie – Natürlichkeit – Einfachheit – Achtung – Anerkennung – Gestaltungsdrang – Kreativität – Gefühlsfluß

Die Farbe für den Löwen ist Rot. Mit diesem Farbton werden alle Feuerzeichen gekennzeichnet. Als Farbe des Blutes symbolisiert sie das Herz und das Blut als den nährenden Stoff allen Lebens.

Richtige Schärfe

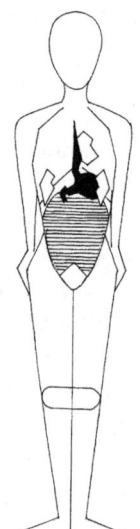

DAS 4. ZEICHEN
KREBS (22. Juni bis 22. Juli)

ELEMENT Wasser
ENERGIE Negativ, yin
HERRSCHENDER PLANET Mond

Dem 4. astrologischen Abschnitt entspricht der Magen und der Zwölffingerdarm, außerdem der Brustraum, insbesondere die weiblichen Milchdrüsen.

Der Magen ist ein sackförmiges, ein bis zwei Liter fassendes Organ. Er liegt unter dem Zwerchfell im linken Oberbauch. Auf der Innenseite befinden sich zahlreiche kleine Verdauungsdrüsen. Hier werden die Verdauungsfermente sowie die Magensäure gebildet. Mit ihrer Hilfe werden Bakterien unschädlich gemacht und wird begonnen, die Nahrung aufzulösen.

Der Aufenthalt von Speisen im Magen kann Minuten (Flüssigkeit) oder bis zu sieben Stunden (ein fetter Braten) dauern. Außerdem wird im Magen ein dicker Schleim produziert, der den Magen vor der eigenen Säure und zu scharfen Speisen schützt. Ist die Nahrung genügend aufgelöst, wandert sie schubweise in den Zwölffingerdarm. Dort wird sie mit Fermenten der Bauchspeicheldrüse und der Gallenflüssigkeit weiter zersetzt.

Das Problem dabei ist die richtige Schärfe der Magen-Salzsäure. Ist sie zu scharf, dann greift diese Flüssigkeit nicht nur die Nahrung und die Bakterien, sondern auch den Magen selbst an. Im Extremfall kann dies zu einem Magengeschwür, einer Wunde in der Magenwand, führen. Das andere Extrem ist, daß zu viel Magenschleim die

Säure an ihrer Zersetzungstätigkeit hindert. Dann bleibt die Nahrung zu lange unverdaut im Magen liegen.

Nach dem Analogieprinzip verhalten sich Krebsmenschen wie der Magen. Sie sind aufnehmend, bewahrend, schützend, verarbeitend, nährend und gewährend. Und bei der Aufnahme und Verdauung handelt es sich nicht nur um stoffliche, sondern auch — und vor allem — um seelische Nahrung. Krebse können sich zu vielen seelischen Reizen aussetzen und Schwierigkeiten bei der Aufarbeitung bekommen. Sie neigen jedoch auch dazu, sich innerlich zu übersäuern. Im Extremfall werden sie selbstzerstörerisch und richten Aggressionen gegen sich selbst.

Als Überschrift für den astrologischen Abschnitt Krebs wurden die Worte RICHTIGE SCHÄRFE gewählt. Aber genauso passen die Worte, die in dem folgenden Kasten angeführt sind:

RICHTIGE SCHÄRFE — Schutz — Aufnahme — Verdauung — Fürsorge — Gefühl — Empfindung

---

Die Farbe für den Krebs ist Blau. Mit diesem Farbton werden alle Wasserzeichen gekennzeichnet. Als Farbe des Wassers beschreibt dieser Farbton alle Vorgänge, die sich, wie bei Krebsmenschen, im Verborgenen abspielen und nur vorübergehend an die Oberfläche steigen.

Lebendiger Austausch

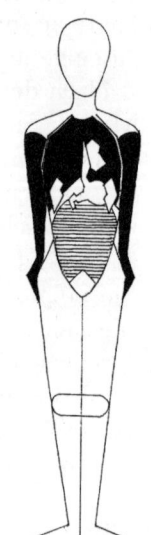

DAS 3. ZEICHEN
ZWILLINGE (21. Mai bis 21. Juni)

ELEMENT Luft
ENERGIE Positiv, yang
HERRSCHENDER PLANET Merkur des Morgens

Von allen Organen unterhält die Lunge den intensivsten Austausch mit der Umwelt. Ununterbrochen läßt sie Luft einströmen und gibt sie in einer anderen chemischen Zusammensetzung wieder ab.

Die medizinische Astrologie bringt das Zeichen Zwillinge mit den Atmungsorganen und dem Atmungsvorgang in eine direkte Verbindung. Tatsächlich bestehen eindeutige Analogien: Zuallererst ist zu sagen, daß Zwillinge selbst wie Luft sind, denn sie sind schillernd, vielseitig und schwer einzuordnen. Dann stehen sie in einem fortwährenden Austausch. In einer Gruppe von Menschen spielen sie gern die Vermittler oder Entertainer, die Unterhaltung anregen. Wie in den Lungen ein Austausch zwischen Blut und Sauerstoff, beziehungsweise Blut und Kohlensäure, stattfindet, und sich der eigentliche Verbrennungsprozeß auf einer tieferen Ebene abspielt, so sind auch Zwillinge nicht primär daran interessiert, das Leben bis in die letzten Tiefen auszuloten. Sie verstehen sich — wie die Atmungsorgane — als Arrangeure, die Leben erst ermöglichen und es in spielerischen Formen gestalten. Wie die Atemluft einmal Sauerstoff und einmal Kohlensäure enthält, so befinden sich auch Zwillingsmenschen in einem fortwährenden Wandlungsprozeß. Aus einem lebensbejahenden Menschen mit zündenden Ideen kann sich innerhalb kurzer Zeit ein zerstörerischer und lebensverneinender Charakter entwickeln. Aber genauso schnell verwandelt er sich wieder in einen leichten und unbeschwerten Menschen.

Es ist verständlich, daß Zwillinge, die, wie man beinahe sagen kann, die Welt durch ihre Atmungsorgane erleben, auch besonders empfindlich für Störungen der oberen Luftwege sind. Zugleich sind Symptome immer auch ein Hinweis darauf, daß der natürliche Austausch mit der Umwelt nicht mehr verkraftet wird. Menschen mit Atemproblemen müssen sich daher auch fragen, ob sie nicht einer schwierigen Kommunikation aus dem Weg gehen, indem sie somatisieren.

Des weiteren entsprechen den Zwillingen die Arme und Hände. Auch mit den Händen nehmen wir besonders intensiven Kontakt zur Welt und anderen Menschen auf. Das Wort »begreifen« beinhaltet sowohl einen taktilen als auch einen intellektuellen Vorgang. Bei Erkrankungen, besonders bei Verletzung der Arme oder der Hände, kann daher immer auch eine kommunikative Störung vorliegen.

Das Element des Zwillingszeichens ist Luft. Es ist der Stoff, der sich am schwierigsten einfangen und bestimmen läßt und der am leichtesten überall hingelangt. Die Farbe für dieses Element ist Weiß.

Als umschreibender Begriff für den astrologischen Abschnitt »Lunge«, der zugleich »Zwillinge« bedeutet, wurde das Wort LEBENDIGER AUSTAUSCH gewählt. Aber genauso passen die Begriffe, die in dem folgenden Kasten aufgeführt sind:

LEBENDIGER AUSTAUSCH – Kontakt – Vermittlung – Beziehung – Begreifen – Intellekt – Detail – Vergleichen – Kennen

---

Die Farbe für die Zwillinge ist Weiß. Mit diesem Farbton werden alle Luftzeichen gekennzeichnet. Weiß ist dem durchsichtigen, farblosen Element Luft am ähnlichsten und spiegelt somit die universelle Kraft der Zwillinge, alles mit allem zu verbinden.

So viel wie möglich

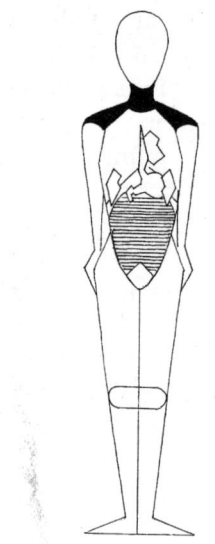

DAS 2. ZEICHEN
STIER (21. April bis 20. Mai)

ELEMENT Erde
ENERGIE Negativ, yin
HERRSCHENDER PLANET Venus des Morgens

Dem Abschnitt Stier entsprechen der Geruchs- und der Geschmackssinn, außerdem der Gaumen, der Hals und der Nacken. Besonders der Geschmackssinn ist beim Stiertyp von Geburt an stärker entwickelt als bei anderen Zeichen. Stierkinder essen und trinken gerne und viel. Aber auch der erwachsene Stier betont die angenehmen Seiten des Lebens. Er unterteilt die Welt am liebsten in zwei Kategorien: in eßbar (brauchbar) oder ungenießbar (unnütz). Von den schönen Dingen bekommt er niemals genug. Das kann sich auf Essen beziehen oder auf Geld, auf Häuser oder Aktien. Ob er seinen Reichtum auch verdauen und verarbeiten kann, kümmert ihn dabei ziemlich wenig. Es ist daher kein Wunder, daß sein fröhlicher Lebensstil beim Essen zu Übergewicht führt und sein materieller Reichtum tonnenschwer auf seinen Schultern lastet, so daß er allmählich immer gebeugter geht. Es gibt auch das andere Extrem: Manche Stiere entsagen dem Genuß. Sie unterdrücken ihr arteigenes Prinzip. Die Folge davon sind eine innere Leere und ein starker Erlebnishunger.

Angina, Schluckprobleme, Halsschmerzen, ein steifer Hals oder Schmerzen im oberen Rückenbereich sollten immer auch als Anzeichen dafür betrachtet werden, daß von der Umwelt etwas verlangt wird, was man nicht annehmen (schlucken) beziehungsweise nicht tragen will.

Als umschreibenden Begriff für den astrologischen Abschnitt Stier wurden die Worte SO VIEL WIE MÖGLICH gewählt. Aber genauso passen die Bezeichnungen, die in dem folgenden Kasten angeführt sind:

SO VIEL WIE MÖGLICH — Abgrenzung — Besitz — Nahrungsaufnahme — Reichtum — Sättigung — Sinnlichkeit — Vereinnahmung — Verwurzelung

Die Farbe für den Stier ist Grün. Damit wird es als Erdzeichen gekennzeichnet. Zugleich ist Grün die Farbe der erwachenden Natur im Mai, und somit ein Ausdruck für Fülle, Reichtum und Genuß.

Mit dem Kopf voraus

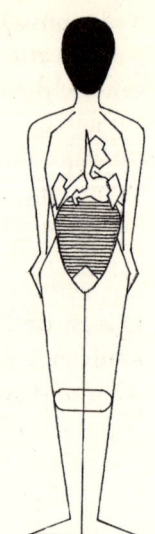

DAS 1. ZEICHEN
WIDDER (21. März bis 20. April)

ELEMENT Feuer
ENERGIE Positiv, yang
HERRSCHENDER PLANET Mars

Dem Zeichen Widder entspricht der Kopf. Er ist die Krönung der menschlichen Entwicklung und nimmt eine Sonderstellung ein. Oft steht das Haupt stellvertretend für den ganzen Menschen, beispielsweise bei einem Paßphoto oder einer Büste. Außerdem ist der Kopf jedem Menschen am nächsten und am vertrautesten. Täglich betrachten wir im Spiegel unsere Gesichtszüge und verfolgen aufmerksam jede Veränderung. Kein anderes Körperteil erfährt so viel Zuwendung und Pflege.

Im Kopf stecken sämtliche übergeordneten Kontrollorgane und damit unsere Intelligenz und unser Bewußtsein. Seine überragende Bedeutung wird auch dadurch betont, daß unsere wichtigsten Sinnesorgane, die Augen, Ohren und der Geruchssinn, in ihm lokalisiert sind.

Der Widder-Mensch betrachtet die Welt ganz besonders aus seinem Kopf heraus. Was er nicht sieht oder hört, existiert für ihn nicht. Und was er sich in den Kopf setzt, das will er auch durchführen, ohne Rücksicht auf andere Instanzen seines Körpers. Er handelt mit dem Kopf voraus. Das ist auch der Grund, warum er sich so viele Verletzungen zuzieht und weshalb er von anderen Menschen häufig als rücksichtslos empfunden wird. Dafür ist er spontan und direkt. Auch in einer sozialen Gruppe stellt sich der Widder gerne an den Kopf. Er braucht das Gefühl, daß er wichtig ist. Kann er seine Energien nicht ausleben, führt das leicht zu Kopfdruck, Nervenleiden, Zahnschmerzen, Augenleiden, Ohrenrauschen oder Migräne.

Das Element des Widderzeichens ist Feuer. Feuer ist die Kraft, die vor allem anderen existiert. Es findet sich im Licht, in Sonnen und im Blitz der Erkenntnis oder der Erleuchtung. Das Widderzeichen steht auch für den Anfang, denn es nimmt im astrologischen Tierkreis den ersten Platz ein. Die Energie ist positiv oder yang.

Als umschreibenden Begriff für den astrologischen Abschnitt Widder wurden die Worte MIT DEM KOPF VORAUS gewählt. Aber genauso passen die Bezeichnungen, die in dem folgenden Kasten angeführt sind:

MIT DEM KOPF VORAUS – Spontaneität – Direktheit – An der Spitze stehen – Anfang – Rücksichtslosigkeit – Eingebung – Wille

---

Die Farbe für den 1. Abschnitt ist Rot. Mit diesem Farbton werden alle Feuerzeichen, so auch der Widder, gekennzeichnet. Rot ist die Farbe des lebendigen Blutes und zugleich die Farbe des drängenden Geistes.

ÜBER DEN MOND

Wenn der Mond aufgeht, schließt der Tag die Augen und küßt die Nacht.

Kein anderer Himmelskörper hat die Gemüter der Menschen so berührt wie dieser Begleiter der Erde. Er lockt die Sinnlichen und Übersinnlichen, die Liebenden und Verzweifelten, Hellsichtigen und Süchtigen. Ganze Kulturen beteten ihn an und feierten sein silbernes Licht in Tempeln oder an besonderen Plätzen in der Natur.

Auch die Effizienz der astrologischen Medizin ist untrennbar an den Lauf des Mondes gebunden. Der griechische Arzt Hippokrates, Urvater der Medizin, soll zu seinen Schülern gesagt haben: »Operiert nicht an jenem Teil des Körpers, der von dem Zeichen regiert wird, das der Mond gerade durchquert.« Zumindest bis ins späte Mittelalter hinein hat sich wohl jeder Heiler sowohl bei der Diagnose als auch bei der Behandlung am Lauf des Mondes orientiert. Mit der generellen Verteufelung der Astrologie im 19. und erst recht im 20. Jahrhundert verlor sich auch das Wissen über den Mond. Erst in den letzten Jahren zeigt sich wieder eine Belebung. In den USA ist in jeder esoterischen Buchhandlung ein »Mondkalender« erhältlich, z.B. der »Celestial Guide« (siehe Literaturverzeichnis). Verschiedene Mondkalender gibt es auch bei Llewellyn Publications, Box 6483-429, St. Paul, MN 55 164-0383. Auch in Deutschland beziehen sich inzwischen einige wenige Heilpraktiker auf den Lauf des Mondes. Zwei erwähnenswerte Bücher, in denen sich auch ein Mondkalender befindet, sind »Moonsigns« von Donna Cunningham und »Der richtige Zeitpunkt« von Johanna Paungger und Thomas Poppe (siehe Literaturverzeichnis).

Grundsätzlich muß man zwei Mondrhythmen unterscheiden. Der eine geht jeweils von Neumond bis Neumond (oder von Vollmond bis Vollmond) und dauert ca. neunundzwanzigeinhalb Tage. Während dieses Laufes zeigt der Mond seine verschiedenen Phasen, die jedem bekannt sind: die Mondsichel nach dem Neumond, der zunehmende Mond, der Vollmond und der abnehmende Mond bis hin zum nächsten Neumond. Die Natur, und zu ihr zählt natürlich auch der Mensch, folgt dieser Bewegung. Sie dehnt sich während der zunehmenden Phase aus, nimmt zu, belebt sich, wird voll, sammelt und wächst. Während der abnehmenden Periode verausgabt sie sich, gibt sie her und verringert so allmählich ihre Kraft. Man kann sich diese Bewegung auch wie einen gewaltigen Atemzug vorstellen, an dem der gesamte Kosmos teilhat. Während der unterschiedlichen Phasen sind folgende gesundheitlichen Maßnahmen zu beachten:

NEUMOND
Allgemeines Energieminimum
Günstig: Diättag, Ruhetag, Starttag für Absage an eine unliebsame Gewohnheit (z.B. Rauchen)
Ungünstig: Alles, was mit Energieverbrauch verbunden ist

ZUNEHMENDER MOND
Allgemeine und allmähliche Vitalisierung, Aufnahme, Sammlung
Günstig: Konzentrierende und aufbauende Maßnahmen (Körperübungen, Fitneß, Wanderung), Einnahme tonisierender Essenzen (z.B. Herztonicum), Einnahme aller Schüsslersalze mit phosphoricum
Ungünstig: Alle medizinischen Eingriffe (Operationen, Zahnbehandlung) und alle ableitenden Maßnahmen, alle Diät- bzw. Schlankheitskuren

---

VOLLMOND
Allgemeiner vitaler Höhepunkt, Heilkräuter entfalten größte Wirkung
Günstig: Feiern, sich ausdrücken, leben, Kreativität
Ungünstig: Harte Arbeit, Routine, Konzentration

Der zweite Zyklus bezieht sich auf den Umlauf des Mondes um die Erde: Während dieses Umlaufes durchstreift der Mond alle zwölf Tierkreiszeichen und verweilt in jedem ungefähr zweieinhalb Tage. Grundsätzlich gilt für jede Mondstellung in einem bestimmten Zeichen, daß die zugehörigen Körperabschnitte oder Organe besonders sensibilisiert sind.

Nimmt der Mond in einem Zeichen gerade zu, dann sind alle aufbauenden und zuführenden Maßnahmen für den entsprechenden Körperabschnitt wirkungsvoller als bei abnehmenden Mond. Umgekehrt greifen bei abnehmendem Mond die ableitenden und entgiftenden Prozesse stärker.

Heilpflanzen »speichern« die verschiedenen Mondbewegungen besonders intensiv. Man sollte sie daher unter bestimmten Mondstellungen ernten. Ein Heilkraut für die Verdauung pflückt man am günstigsten, wenn der Mond in den Zeichen Krebs (Magen) oder Jungfrau (Darm) steht.

Unter Beachtung der Mondrhythmen werden viele heilende Maßnahmen erst wirklich effektiv. Umgekehrt können Behandlungen tatsächlich vergebliche Mühe sein, wenn sie zu einem ungünstigen Zeitpunkt durchgeführt werden. Wer sich dem Lauf des Mondes unterwirft, folgt ganzheitlichen, kosmischen Gesetzen, die der Mond mit besonderer Deutlichkeit sichtbar macht.

GESUNDHEIT
IN DEN
TIERKREISZEICHEN

Der Widder und seine Gesundheit

Widder (21. März bis 20. April)

Element Feuer
Energie Positiv, yang
Körperlich-physiologische Entsprechungen Kopf, Gehirn, Augen, Ohren, Mund, Zähne, Sexualität, Lebenskraft
Psychologische Entsprechungen Ich-Bezogenheit, Direktheit, Spontaneität, Subjektivität, Aggressivität, Wille
Krankheitsdispositionen Gehörverlust, Kopfschmerzen, Kopfverletzungen, Kursichtigkeit, Migräne, Nervosität, Nierenprobleme, Schlafstörung
Herrschender Planet Mars

Auf den Kopf kommt es an

Das Haupt stellt die Krönung des menschlichen Körpers dar. Es trägt das Gehirn, die Zentrale unseres persönlichen Lebens. Darin spielen sich die meisten unwillkürlichen oder unbewußten und bewußten Vorgänge ab. Dort befinden sich auch unsere gesammelten Erinnerungen aus diesem und möglicherweise aus früheren Leben bis hin zur Urzeit der Menschheit. Ein Teil des Kopfes ist das Gesicht mit Augen, Ohren, Nase Mund und Zähnen. Das Gesicht läßt auf den Charakter schließen; eine Person kann offen, gutmütig, verschlossen oder niederträchtig wirken. Am Kopf mißt sich auch die ganze Größe eines Menschen. Er befindet sich über dem Rest des Körpers, vollendet und erhöht ihn. Kraft Reifung und Bewußtwerdung entscheidet sich in ihm, ob ein Mensch sein ganzes Leben lang nur vor sich hindämmert oder erleuchtet wird.

Auf den Kopf kommt es an!

Seine überragende Bedeutung spiegelt sich auch in Redewendungen unserer Umgangssprache wider, in die höchstens das Herz annähernd häufig Eingang gefunden hat. Wer zuviel denkt, wirkt »verkopft«, und wer zuwenig überlegt, hat »ein Brett vor dem Kopf«. Es gibt »kopflastige« Personen, und andere laufen gar »kopflos« durch die Welt. Manche »lassen den Kopf hängen«, und anderen »wird der Kopf verdreht«. Es besteht aber auch die Möglichkeit, einen »kühlen Kopf zu bewahren«. Man kennt »dickköpfige« Individuen, und manche wollen gar »mit dem Kopf durch die Wand«.

Widdermenschen sind besonders Kopf-orientiert. Sie fühlen sich auch an der Spitze, also am Kopf, am wohlsten. Wenn als Folge ihres Horoskops die natürlichen Geburtsanlagen nicht unterdrückt werden, leben sie ganz nach ihrem eigenen Willen. Ihren Kopf tragen sie gerne leicht nach vorne gestreckt, so als wollten sie sich tatsächlich ihren Weg mit dem Kopf voraus bahnen.

DER WIDDER VERLETZT SICH AM KOPF

Die Folge dieser »Kopf-voraus-Strategie« sind Verletzungen und Beschwerden am Kopf. Das ist der Preis für ein Leben, das impulsiver, ereignisreicher und spannender als das der übrigen Vertreter des Tierkreises ist. Ein Widder, dem diese ewigen Rempeleien und die ständigen Verletzungen zu viel werden, braucht nur sein Leben zu mäßigen. Aber er sollte wissen, daß er damit auch einen Teil seines Lebensgefühls preisgibt.

Bei Widderfrauen sind Kopfverletzungen weniger häufig. Sie neigen eher zu Kopfschmerzen oder Migräne.

KOPFSCHMERZEN SIND DER AUSDRUCK
KRAMPFHAFTER ANSTRENGUNGEN

Besteht bei einem Widder zwischen Anspruch und Möglichkeit kein ausgeglichenes Verhältnis, dann steigt seine Energie in den Kopf, bleibt stecken und findet keine Entspannung. Genau dies aber kann zu jenen drückenden Kopfschmerzen führen, unter denen Widder oft leiden. Diese sogenannten Spannungskopfschmerzen sind diffus, also nicht eindeutig lokalisierbar, und können sich über Stunden, Tage oder sogar Wochen hinziehen. Es handelt sich dabei um einen erhöhten Spannungszustand der Gefäße, der mit Verspannungen der Kopfhaut, der Kopfmuskulatur, der Hals- und Nackenmuskeln einhergeht. Diese Kopfschmerzen verweisen immer auf übermäßigen Druck im Leben eines Menschen. Sie treten in Prüfungs- oder ähnlichen Leistungssituationen auf. Sie begleiten Menschen, die sich mehr in ihren Kopf setzen, als sie umsetzen können, und sie verfolgen regelrecht solche Individuen, die übermäßig ehrgeizig sind. Sie sind Zeichen dafür, daß der Mensch seine ganze Energie in den Kopf verlagert.

WENN DIE SEXUALITÄT IM KOPF BLEIBT

Sexuelle Erregung findet primär unwillkürlich und beinahe reflexartig statt. Wenn es um Sexualität geht, sind wir Menschen unserer animalischen Abstammung näher, als uns vielleicht manchmal lieb ist. Sicher können wir unsere Sexualität im Normalfall besser kontrollieren als weniger entwickelte Wesen, aber wir können sie nicht beliebig an- und ausschalten.

In der Astrologie hat Sexualität in besonderer Weise mit den Kräften des Widderzeichens und dem vom Widder regierten Kopf zu tun. Erstens wird die Sexualität von tieferen Schichten des Gehirns, nämlich dem Hypothalamus und damit vom Kopf, gesteuert. Des weiteren stellt der Planet Mars eine interessante Beziehung zwischen Widder (Kopf) und Sexualität (Unterleib) her. Bevor nämlich Pluto 1930 entdeckt wurde, war Mars der herrschende Planet der beiden Tierkreiszeichen Skorpion und Widder. Damit regierte er die Sexualorgane (Skorpion) und den Kopf (Widder).

Sexualität ist Spannung, die sich aufbaut und schließlich im Orgasmus wieder lösen kann. Wird die Entspannung durch Blockaden permanent unterbunden, dann kann die Sexualenergie vom Hypothalamus nicht an die Sexualorgane übertragen werden, sondern bleibt im Kopf stecken.

Migräne ist ein anfallartig auftretender, halbseitiger Kopfschmerz, bei dem die Hirngefäße sich nach einer einleitenden verengenden Phase stark ausdehnen und dann erschlaffen. Aus der Sicht der medizinischen Astrologie spielt sich bei Migräne etwas im Kopf ab, das in den ganzen Körper gehört. Beispielsweise kann Migräne die Folge unterdrückter Sexualität sein, denn der Verlauf dieser Symptomatik (Verengung – Ausdehnung – Erschlaffung) besitzt eine deutliche Analogie zum Sexualakt.

Was kann ein menschliches Individuum dazu veranlassen, Sexualität – ein natürliches Geschehen des ganzen Körpers – in den Kopf zu verlagern? Die Antwort lautet: eine starke Sexualveranlagung und eine unnatürliche Erziehung! Menschen mit Sonne, Aszendent oder Mond im Widder (siehe »Astrologische Differenzierungen« am Ende dieses Kapitels) zeigen als Kinder ein starkes, aber völlig natürliches Sexualverhalten. Sie manipulieren häufiger als andere Kinder an ihren Sexualorganen und sie stellen früher entsprechende Fragen. Wird diese kindliche Neugierde falsch aufgefaßt oder unterdrückt, lernt das heranwachsende Kind, daß Sexualität etwa Unnatürliches ist, und sucht nach Auswegen. Bei einem Widdermenschen, der ohnehin alles gerne in seinem Kopf lebt, kann ein Ausweg der Migräneanfall sein. Das heißt nicht, daß Migränepatienten dazu neigen, ihre Sexualität stärker zu unterdrücken als andere, sondern es bedeutet eher, daß sie sich einer stärkeren Sexualität ausgesetzt fühlen.

Fallbeispiel Ira

Ira kommt zur astrologischen Beratung. Sie fühlt sich seit einigen Monaten in einem, wie sie es nennt, »absoluten Vakuum«. Sie erklärt: »Nichts läuft, aber auch gar nichts. Meine Stelle als Graphikerin soll wegrationalisiert werden, mein Freund bekennt sich seit drei Monaten wieder zu seiner Homosexualität, und ich habe wieder meine Migräneanfälle.«

In ihrem Horoskop stehen Sonne und Mars in Konjunktion im Widder. Damit ist die Widderenergie sehr stark betont. In Opposition (180 Grad) dazu befindet sich eine Saturn-Jupiter-Konjunktion. Diese Stellung wiederum deutet auf eine Unterdrückung (Saturn) beziehungsweise Idealisierung (Jupiter) ihrer Widderenergie hin.

Als sie in die Beratung kommt, steht der laufende Transit-Saturn im Quadrat zu ihrer Sonne-Mars-Saturn-Jupiter Konstellation und behindert damit ihr Leben. Obwohl Ira primär wegen ihrer beruflichen und partnerschaftlichen Situation in die Beratung kommt, wird viel über ihre Migräne gesprochen. Dabei wird deutlich, daß sie sich ihrer starken Widder- und damit Sexualenergie gar nicht bewußt ist. Sie läßt sogar durchblicken, daß sie sich vielleicht auch deswegen mit einem homosexuellen Mann eingelassen hat, weil sie von ihm (Zitat) »sexuell weniger beansprucht wird«. Aus ihrer Kindheit weiß sie nur, daß Sexualität immer ein großes Tabu gewesen ist (Saturn-Jupiter mit Opposition zu Sonne-Mars).

Als Behandlung werden fünf Sitzungen Gesprächspsychotherapie und genauso viele Sitzungen Akupunktur bei einem Heilpraktiker vereinbart. Nach der Behandlung fühlt sie sich eindeutig besser. Ihre Migräneanfälle sind verschwunden.

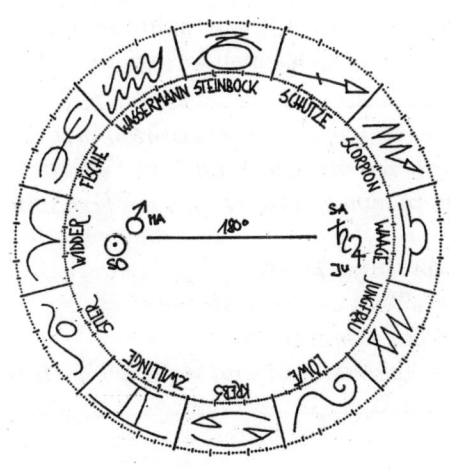

Erläuterungen zu Iras Horoskop
SO = Sonne; MA = Mars; JU = Jupiter
SA = Radix-Saturn (Saturnstellung im Geburtshoroskop)

WENN DIE AGGRESSION IM KOPF STECKENBLEIBT

Der herrschende Planet des Widderzeichens ist Mars. Seit altersher wird er mit Streit, Zwietracht und kriegerischen Auseinandersetzungen in Verbindung gebracht. Seine beiden Monde heißen Phobos und Deimos, was zu deutsch »Angst« und »Schrecken« bedeutet.

Entsprechend untersteht dem Widder als Hauszeichen des Planeten Mars die menschliche Aggressivität. Damit sind sämtliche Formen der Expansion gemeint. Im Grunde beginnt das Leben mit einer »Aggression«, denn das Neugeborene muß sich mit aller Gewalt – und in aller Regel Kopf voraus – durch den Geburtskanal zwängen. Einmal auf der Welt, muß der Mensch weiter Hindernisse beseitigen und sich behaupten. Je öfter und intensiver jemand bei dieser natürlichen Expansion behindert wird, um so aggressiver wird er. Kann dieser Kraftstrom nicht fließen, dann manifestiert er sich im Körper, unter anderem im Kopf. So können Kopfschmerzen beziehungsweise Migräneanfälle auch die Folge einer beständigen Aggressionsunterdrückung sein.

Bei Kopfschmerzen oder Migräne sollte man sich ehrlich und genau mit folgenden Fragen auseinandersetzen:

Nehme ich mir mehr vor, als ich momentan verwirklichen kann?
Worüber zerbreche ich mir den Kopf?
Steht der Kopf in einem ausgewogenen Verhältnis zum übrigen Körper?
Habe ich zu hohe Ansprüche?
Wie ist mein Verhältnis zur Sexualität?
Lebe ich meine Sexualität aus?
Spüre ich meine Aggressionen und stehe ich auch zu ihnen?

DER KREUZWEG DES WIDDERMENSCHEN

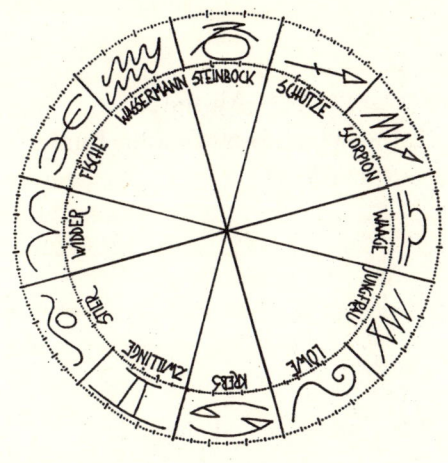

Dem Feuerzeichen Widder steht das Luftzeichen Waage und damit die Kraft des Ausgleichs gegenüber. In Quadratur dazu befinden sich das Wasserzeichen Krebs und das Erdzeichen Steinbock. So muß der impulsive und direkte Widder immer darauf achten, daß sein Verhalten die Balance (Waage) nicht verliert. Und sein Weg konfrontiert ihn mit der Gefühlstiefe des Krebses und mit der Sachlichkeit des Steinbockzeichens.

STICHPUNKTE ZU WAAGE, KREBS UND STEINBOCK

WAAGE

ELEMENT Luft
ENERGIE Positiv, yang
KÖRPERLICHE ENTSPRECHUNGEN Niere
PSYCHOLOGISCHE ENTSPRECHUNGEN Partnerschaft, Liebe, Ausgleich
HERRSCHENDER PLANET Venus des Abends

KREBS

ELEMENT Wasser
ENERGIE Negativ, yin
KÖRPERLICHE ENTSPRECHUNGEN Magen
PSYCHOLOGISCHE ENTSPRECHUNGEN Gefühl, Familie, Mutter
HERRSCHENDER PLANET Mond

STEINBOCK

ELEMENT Erde
ENERGIE Negativ, yin
KÖRPERLICHE ENTSPRECHUNGEN Skelett, Knie
PSYCHOLOGISCHE ENTSPRECHUNGEN Sachlichkeit, Distanz, Autorität
HERRSCHENDER PLANET Saturn

Die Widder-Waage-Symptomatik

Im astrologischen Tierkreis liegen sich Widder und Waage genau gegenüber. In dieser Opposition, wie diese Gegenüberstellung in der Horoskopanalyse genannt wird, spiegelt sich eine fundamentale Gesetzmäßigkeit des Lebens: Im Widder, dem ersten Zeichen des Zodiaks, keimt das Ich, und in der Waage beginnt das Du. So stellt die Widder-Waage Achse ein Paradigma für alle weiteren Oppositionen (z.B. Stier-Skorpion oder Zwillinge-Schütze) dar. Sie zeigt sozusagen für alle anderen Gegenüberstellungen das allgemeine Prinzip auf: Der Mensch als »Ich« erfährt im »Du« seine andere Seite. Diese Verbindung zwischen Ich und Du nimmt im astrologischen Tierkreis immer die größte Distanz ein; kein Zeichen liegt vom Widder weiter entfernt als die Waage. Damit ein Mensch diese Distanz zwischen Ich und Du überbrücken kann, muß er erst die Liebe kennenlernen. Nur sie besitzt die Kraft, einen Menschen mit dem Teil seines Selbst zu versöhnen und zu vereinigen, der – astrologisch gesehen – am weitesten von ihm entfernt ist. Psychologisch bedeutet dies, daß sich der Mensch in sein Gegenteil verliebt. Dies geschieht bereits auf der rein biologischen Ebene, denn der Mann verliebt sich ja in aller Regel in eine Frau und umgekehrt. Der sich entwickelnde Mensch bleibt allerdings nicht bei dieser Projektion stehen, sondern reintegriert kraft seiner Liebe den Teil seines Selbst, den er nach außen projiziert hat. Dies bedeutet, daß der Mann die Frau in sich selbst entdeckt und die Frau den Mann. Bezogen auf den Widder heißt dies, daß der aktive, spontane, ich-bezogene Widder seinen Schatten, die abwägende und du-bezogene Waageseite, in sich selbst entdeckt und stärkt. Bleibt der andere Teil aber auf einen anderen Menschen projiziert und wird nicht reintegriert, dann entsteht Abhängigkeit: Der eine (halbe) Teil glaubt, ohne den anderen (halben) Teil nicht leben zu können. Das größte Problem in einer Partnerschaft ist immer die Überzeugung, störende Verhaltensweisen des anderen gingen auf dessen Konto und hätten nichts mit der eigenen Person zu tun. Damit bleibt man in der Projektion stecken und erkennt nicht die Notwendigkeit, gerade die störenden Verhaltensweisen als Spiegelung des eigenen Schatten-Ichs zu erkennen und zu reintegrieren.

Die Niere arbeitet analog der Psyche

Alle Stoffe, die der Körper aufnimmt, gelangen letztendlich ins Blut und damit in die Nieren. In diesen beiden Organen läuft ein der Projektion und Reintegration analoger Vorgang ab. Im Inneren der faustgroßen Nieren werden täglich ca. 1 500 Liter Blut »gewaschen«. Die in den Arterien herankommende Flüssigkeit wird in einem Vorfilter, dem sogenannten Glomerulus, bearbeitet. Neun Zehntel des Blutes stehen dem Kreislauf sofort wieder zur Verfügung. Ein Zehntel, also ca. 150 Liter, der sogenannte Primärharn, wird zunächst ausgegrenzt und dann in einem raffinierten System noch einmal bearbeitet. Die Nieren fischen nämlich mit Hilfe hochkomplizierter biochemischer Vorgänge aus dieser Flüssigkeit alles heraus, was brauchbar ist, und lassen nur einen geringen Rest von ungefähr eineinhalb Litern übrig. Das ergibt dann den eigentlichen Harn, der in die Blase abgeleitet wird. Dieser Vorgang ist sehr aufwendig, garantiert aber, daß weder das Blut irgendwelche Schadstoffe aufweist, noch daß dem menschlichen Körper irgendwelche wichtigen Aufbaustoffe durch eine falsche

Verarbeitung entzogen werden. Nach dem Analogieprinzip kann man sagen, daß die Nieren zunächst einen Teil des Blutes absondern (das wäre in einer Partnerschaft der Vorgang der Projektion), um anschließend den größten Teil davon wieder in das Blut aufzunehmen (das wäre dann die Reintegration).

Tatsächlich bekommen Menschen, die sich permanent weigern, im Partner einen Spiegel ihrer selbst zu sehen, Nierenprobleme. So wie sich ihre Psyche weigert, wichtige Probleme als die eigenen zu erkennen, versagen auch die Nieren und lassen für den Organismus wichtige Aufbaustoffe (Eiweißstoffe oder Mineralien) im Urin, mit dem sie dann ausgeschieden werden. Solche Individuen wirken mit der Zeit geschwächt und ausgezehrt. Menschen mit einem starken Widderpotential (siehe »Astrologische Differenzierungen« am Ende dieses Kapitels) haben zumindest eine Bereitschaft für diese psychosomatische Störung. Aufgrund ihrer ausgeprägten Ich-Betonung fällt es ihnen schwer, das Waageprinzip anzunehmen. Sie meinen, daß sie dadurch in ihrem Antrieb geschwächt würden. In Wirklichkeit verlieren sie aber ihre Vitalität, wenn sie sich dauerhaft der ausgleichenden Waageenergie entziehen. Diese unzureichende Resorption findet sich bei den verschiedensten Nierenerkrankungen.

Natürlich erkranken nicht alle Widder an einer Nierensymptomatik. Aber in vielen Problemen und Störungen, die zunächst gar nicht wie eine Niereninsuffizienz aussehen, erkennt der Heilkundige als eigentliche Ursache eine geschwächte Nierenfunktion.

Bei Nierenbeschwerden, bestimmten Rücken- und Kreuzschmerzen, Energieverlust und allgemein bei allen Erkrankungen sollten Menschen mit einem starken Widderpotential folgende Fragen überdenken.

Wie erlebe ich meine Partnerschaft?
Kann ich Fehler meines Partners auf mich übertragen?
Versuche ich mich in den Verhaltensweisen meines Partners selbst zu erkennen?

Die Widder-Steinbock-Symptomatik

Die Widderenergie ist spontan, subjektiv und regellos. Die Steinbockenergie dagegen ist sachlich, objektiv und regelhaft. Genaugenommen lassen sich erst jetzt, auf dem Hintergrund der Quadratur zwischen Widder und Steinbock, die bereits erwähnten Widdersymptome völlig erklären. Kopfverletzungen sind immer das Ergebnis eines Zusammenstoßes zwischen subjektivem Impuls und sachlicher Realität, also zwischen Widder und Steinbock. Ebenso entstehen Kopfschmerzen, wenn die lebendigen und ungezügelten Widderimpulse in ehrgeizige und Überich-bezogene Steinbock-Formen gepreßt werden. Natürlich braucht jede menschliche Handlung ein bestimmtes Quantum Steinbock, um nicht einfach nur zu verpuffen. Aber eine übermächtige Steinbockanlage vermag auch jegliche spontane, direkte und lebendige Geste im Keim zu ersticken. Es entsteht der disziplinierte und mechanische Marionetten-Mensch, der sich ausschließlich nach Prinzipien und Regeln richtet.

Hören und gehorchen

Zwischen Hören und Gehorchen besteht nicht nur in der Sprache ein Zusammenhang. Nach der Logik der Astrologie kann ein schlechter Gehörsinn, Schwerhörigkeit oder Taubheit die Folge einer Überidentitifikation mit der impulsiven, ich-bezogenen Widderenergie und einer Verleugnung der sachlichen Steinbockkräfte sein. Das Widderzeichen regiert den gesamten Kopf und damit auch das Gehör. Der Steinbock repräsentiert den menschlichen Knochenbau und — übertragen auf das psycho-soziale Geschehen — die Macht der Autorität. Wird diese Instanz nicht akzeptiert, kann sich dieser Vorgang somatisieren: Man hört dann nicht mehr gut. In Wirklichkeit heißt ein schlechter Gehörsinn häufig, daß man nicht gehorchen will.

Fallbeispiel Norbert

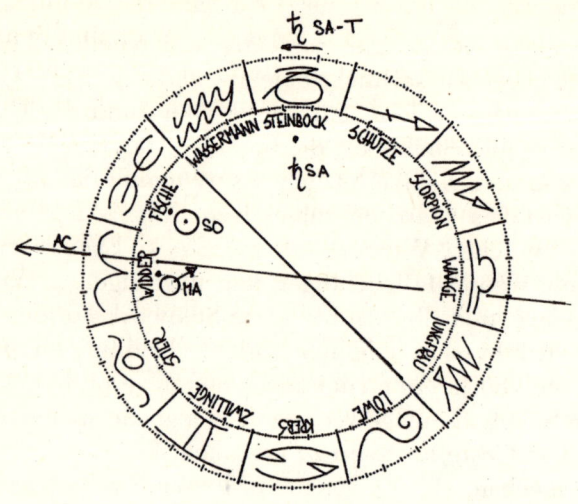

Erläuterungen zu Norberts Horoskop

AC   = Aszendent
SO   = Sonne
MA   = Mars
SA   = Saturn (Radix)
SA-T = Transit-Saturn

Norbert ist vom Aszendenten her Widder und hat den Mars im 1. Haus. Damit besitzt er ein starkes Widderpotential, obwohl sich seine Sonne im 12. Haus und in den Fischen befindet. Norbert sucht eine astrologische Beratung auf, weil er unter einem plötzlichen Hörverlust leidet. Zitat: »Ich nahm ein Bad. Vielleicht bekam ich Wasser ins Ohr, ich weiß es nicht. Auf jeden Fall hörte ich am nächsten Morgen um einiges schlechter. Beim Ohrenarzt fühle ich mich nicht wohl. Dort benötigt man zur genaueren Diagnose immer neue Untersuchungen. Bisher hat man nichts Konkretes gefunden.«

Bei der Analyse seines Horoskopes fällt eine Saturn-Quadratur zu Mars auf. Außerdem lief zum Zeitpunkt des Hörverlustes der Transit-Saturn über seinen Radix-Saturn im Steinbock. In der astrologischen Sitzung wird daher sein Verhältnis zu Autoritäten angesprochen. Dabei tritt zu Tage, daß Norbert bisher recht erfolgreich war. Er hat mit einundzwanzig Jahren ein gut gehendes Café aufgegeben, weil er »etwas für die Menschheit tun wollte«. Er machte das Abitur nach und studierte Sozialpädagogik. Anschließend ging er in eine Rehabilitationseinrichtung. Hier nun kommt es zum Autoritätskonflikt: An seinem Chef, der jünger und lebensunerfahrener ist als er, zerbrechen seine sozialreformerischen Träume. Und da er sich dessen statusmäßige Überlegenheit nicht eingestehen will, beginnt er seinen Protest zu somatisieren. Aus der astrologischen Beratung nimmt Norbert die Einsicht mit, daß er sich mit seinem Chef auseinandersetzen muß. Diese Klärung unterbleibt dann allerdings, weil Norbert völlig überraschend die Leitung einer offenen Tagesstätte angeboten bekommt. Anstatt sich mit seinem Chef auseinanderzusetzen, reicht Norbert die Kündigung ein. Sein Hörverlust verschwindet beinahe so schlagartig, wie er begonnen hat.

Menschen, die unter einem Hörverlust leiden, sollten sich in ihrem inneren Dialog folgende Fragen stellen:

> *Was will ich nicht hören?*
> *Stehe ich mit einer Person in einem Autoritätskonflikt?*
> *Gibt es auch eine andere Möglichkeit, meinen Protest auszudrücken?*

Der Kurzsichtige denkt zuviel an sich

Kurzsichtigkeit hat verschiedene Ursachen. Im Zusammenhang mit der Quadratur zwischen Widder und Steinbock ist dieses Augenleiden als überspitzte Subjektivität (Widder) und mangelnde Distanz (Steinbock) zu betrachten. Der Kurzsichtige sieht nicht über seine Nasenspitze hinaus. Er kann zwar alles, was im Nahbereich ist, erkennen, aber sobald er eine distanzierte, objektive Sicht einnehmen möchte, verschwimmt sein Blick. Er benötigt eine Brille, um sich nicht zu täuschen. Auch der Widder ist in gewisser Weise »kurzsichtig«. Er richtet sich nach seinen momentanen Eingebungen, Stimmungen und Launen. Entsprechend seiner Mentalität stehen Schnelligkeit und Direktheit an erster Stelle. Auf der Ebene des Steinbockes dagegen geht es um Voraussicht, planendes Denken und Objektivität. Er ist »weitsichtig« im buchstäblichen und im übertragenen Sinne.

Die Weisheit älterer, reifer Menschen ist Ausdruck der Steinbock-Energie. Im Alter ist normalerweise die Fähigkeit, in die Weite zu sehen, vorhanden, während das Sehen in der Nähe zunehmend Schwierigkeiten bereitet. Kurzsichtigkeit kann daher ein über die Augen somatisierter Ausdruck eines einseitig gelebten Widderpotentials sein.

Bei Kurzsichtigkeit sollte man sich daher auch mit den folgenden Fragen auseinandersetzen:

Was will ich nicht sehen?
Kann ich auch andere Perspektiven (Meinungen) gelten lassen?
Wie ist mein Verhältnis zu Subjektivität und Objektivität?
Fehlt mir ein sachlicher Standpunkt?

Die Widder-Krebs-Symptomatik

Ebenfalls im Quadrat und damit in einem gespannten Verhältnis zum Widder befindet sich das Zeichen Krebs. Damit stehen folgende Eigenschaften einander gegenüber:

WIDDER	–	KREBS
Impuls	–	Gefühl
Egoismus	–	Fürsorge, Rücksicht
Aufbruch	–	Rückzug
Individuum	–	Familie

Ein widderbetonter Mensch, der sein Krebsnaturell unterdrückt, wird rücksichtslos und kalt. Letztendlich verkörpert er den Krieger oder Unternehmer, der nur seinen eigenen Vorteil gelten läßt und überall an die Spitze drängt. Gefühle betrachtet er als Zeichen von Schwäche. Vielleicht läßt er noch solche Emotionen gelten, die Euphorie, Selbstsicherheit, Impulsivität und gegebenenfalls Wut verraten, aber bestimmt verbietet er sich Gefühle der Angst, Unsicherheit oder Schwäche. Auch in der Psychosomatik gibt es diesen Krieger. Er lebt allerdings sein Feuer nicht primär gegen andere, sondern gegen sich selbst. Dieser Mensch ist leicht erregbar, nervös, manchmal zittrig, klagt über Juckreiz, Schwindelanfälle, häufig auch über Schlafstörungen und wird oft von Hitzewallungen geplagt. Seine Körpertemperatur liegt vier bis fünf Zehntelgrade über dem Durchschnitt. Dieser Mensch verbrennt buchstäblich in seiner eigenen Feuerenergie. Zu dieser Symptomatik gehört auch ein Gefühl ständigen Heißhungers, ein Zeichen, daß die aufgenommene Nahrung zu schnell verbrannt wird. Eine Extremform ist die Basedowsche Krankheit, bei der das starke Feuer eine Schilddrüsenüberfunktion bewirkt, die den ganzen Menschen unter Druck setzt. Eine natürliche und zeitbedingte Erscheinungsform dieser Feuerüberproduktion ist die Pubertät, bei der das Feuer in den Kopf steigt und Pickel erzeugt. In der chinesischen Medizin heißt der Feuermensch »Yang-Fülle-Typ«. Er wird als eine Person beschrieben, die zuviel Yang im Verhältnis zum Yin besitzt. Diesem Typ fehlt als Ergänzung zu seinem starken Feuer das Element Wasser und zwar im buchstäblichen und im übertragenen Sinne. Zum einen produzieren die Nieren zuwenig Flüssigkeit, um den Yangstrom auszugleichen. Zum anderen erlaubt sich die Psyche solcher Menschen höchstens offensive und impulsive, nicht aber nährende oder empfangende Gefühle.

Manchmal schlägt sich eine zu starke Yang-Betonung auch an dem Ort nieder, der der unterdrückten Tierkreiszeichenenergie zugeordnet ist, beim Krebs also dem Magen, und führt zu Magenstörungen wie akuter oder chronischer Gastritis.

Menschen mit starker Widderbetonung und den hier erwähnten Symptomen wie Schlafstörungen, Hitzewallungen, Magenproblemen und Nervosität sollten sich in ihrem inneren Dialog mit folgenden Fragen auseinandersetzen.

Halte ich Gefühle für eine Schwäche?
Sind Gefühle etwas Wichtiges im Leben?
Läßt mein Beruf Raum für Gefühle?
Bekomme ich in meiner Partnerschaft Gefühle?
Was kann ich tun, mein Gefühlsleben zu stärken?

Weitere Probleme und Krankheitsdipositionen

In Folge der Quadraturen zu Steinbock und Krebs und der Opposition zur Waage besitzt der Widder noch folgende Krankheitsveranlagungen: Nierenschwäche (siehe WAAGE, Seite 203); Rheumatismus, Gelenkschmerzen, Gicht (siehe STEINBOCK, Seite 267); Magenstörungen, Geschwüre (siehe KREBS, Seite 141).

Was der Widdermensch noch für seine Gesundheit tun kann

Zuallererst ist es wichtig, daß der Widder seiner natürlichen Bestimmung folgt und zum Kopf oder zur Spitze drängt. Das bedeutet in gar keiner Weise, daß er sich einem übermäßigen Ehrgeiz unterwerfen und überall und immer der Erste und Beste sein muß. Das würde seiner Gesundheit bestimmt auf Dauer schaden. Aber er sollte sich zu seiner Neigung bekennen, initiativ, feurig und vorantreibend zu sein. Widdermenschen leiden, wenn ihr Leben ohne Dynamik und Spannung verläuft. Zu einem richtigen Widderleben gehört sogar eine bestimmte Portion Dramatik.

So wie sich der Widder zu seinem Naturell bekennen sollte, darf er jedoch auch nicht vergessen, daß das menschliche Leben polar verläuft: Im astrologischen Tierkreis steht dem Widder das Waagezeichen gegenüber und Krebs und Steinbock befinden sich in Quadratur. Vielleicht kostet es einen Widder in seiner Ich-Bezogenheit besonders viel Selbstüberwindung, andere Prinzipien anzuerkennen. Aber dafür ist auch der Lohn besonders hoch: Versöhnt sich der Widder mit seiner Opposition, der Waage, dann erfährt er das lebendige Feuer der Liebe. Gelingt ihm ein Ausgleich mit der Steinbockenergie, dann werden seine Handlungen zu Taten, die in der Welt Spuren hinterlassen. Und findet er einen Zugang zur Krebsenergie, dann entdeckt er den Quellfluß, der sein Leben nährt und fruchtbar macht.

Widdermenschen, die unter Symptomen leiden, wie sie hier beschrieben wurden, sollten ihrem Leben grundsätzlich mehr Muße und Ruhe schenken. Ihre Kopfschmerzen zeigen, daß sie sich zu stark engagieren, ihre Kurzsichtigkeit oder ihr schlechtes Gehör sind Zeichen, daß sie sich selbst zu wichtig nehmen, und ihre feurige Nervosität ist ganz sicher ein Beweis dafür, daß sie sich von ihrem Bauch und damit von ihren Gefühlen abgetrennt haben. Besonders wenn sie das Gefühl haben, nervös und übermäßig feurig (Feuertyp) zu sein, können folgende Maßnahmen helfen: Schwimmen, Sauna, Kneippsche Wasseranwendung, Fußbäder (bei kalten Füßen warme Fußbäder). Dabei ist es wichtig, das Wasser als nährende Lebenssubstanz und Symbol für menschliche Gefühle zu betrachten.

ÜBUNG – HEILIGES WASSER

Diese Übung kann man immer durchführen, wenn man sich duscht.

Anleitung

Finden Sie zunächst die richtige Wassertemperatur. Lassen Sie dann den Strahl wie Regen über ihren Kopf fallen. Schließen Sie dabei die Augen und stellen Sie sich vor, daß Sie einem heilenden Regen ausgesetzt sind. Dieses Wasser kann Sie nicht nur äußerlich, sondern auch innerlich reinigen. Alles, was Ihren Körper belastet, nimmt das Wasser einfach mit sich fort. Dieses Wasser beruhigt Sie auch, indem es alle feurige Nervosität fortspült. Und dieses Wasser nährt Sie, denn es ist ein Teil der ewigen Universalenergie.

Stellen Sie nach einer Weile die Dusche ab und bleiben Sie noch einige Sekunden stehen und spüren Sie der Feuchtigkeit auf Ihren Haaren und in Ihrem Gesicht nach. Stellen Sie sich vor, Sie würden die Feuchtigkeit in sich einatmen, so daß auch Ihre Seele die Wassertropfen spürt.

Weitere Maßnahmen bei übermäßiger Feuerbetonung: Mineralzufuhr (Calcium, Magnesium), da diese Salze Wasser binden. Autogenes Training, Psychotherapie, Selbsterfahrung.

PARTNERÜBUNG – DEN KOPF HERGEBEN

Diese Übung ist für alle Widder als prophylaktische und als therapeutische Maßnahme hervorragend geeignet. Darüber hinaus verschafft sie jedem Menschen einen ausgesprochenen Genuß.

Partner A legt sich auf den Rücken, während Partner B sich hinter den Kopf von A setzt. B schiebt sehr behutsam seine beiden Hände unter das Haupt von A, bis sich die Fingerspitzen berühren. Dann hebt B ganz langsam den Kopf von A und beginnt, ihn ganz sachte hin und her zu wiegen. Dabei ist sehr wichtig, daß B wirklich so vorgeht, wie es der Kopf als Krönung des Menschen verdient. Nach zehn bis fünfzehn Minuten legt man den Kopf wieder sachte auf die Unterlage.

Hier noch eine Übung gegen Spannungskopfschmerzen für den »Hausgebrauch«: Man legt eine dicke Decke auf den Boden, stellt sich darauf, macht Fäuste und beginnt, so fest wie möglich mit den Füßen auf der Decke zu stampfen. Dabei knurrt oder zischt man immer wieder »Nein«, »Nein«, »Nein«. Falls man allein wohnt, kann man auch ganz laut schreien. Diese Übung wurde Kindern »abgeschaut«. Kinder schützen sich nämlich noch auf völlig natürliche Weise vor Spannungen und damit auch vor Kopfschmerzen.

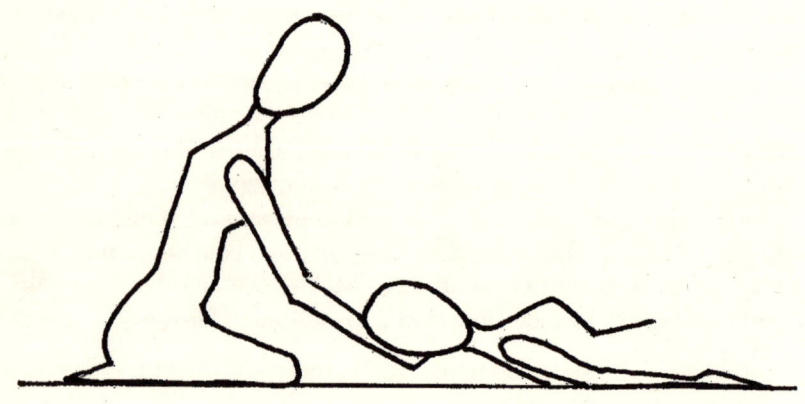

ENTSPANNTE AUGEN
Diese Übung entstammt der Feldenkrais-Methode. Sie kann helfen, die Augen zu entspannen, was wiederum dem gesamten Kopfbereich zugute kommt. Außerdem trainiert man damit auch die Sehkraft der Augen.
Anleitung
Entweder Sie sitzen bequem auf einem Stuhl oder Sie liegen ausgestreckt auf Ihrem Rücken. Die Augen sind geschlossen. Entspannen Sie sich. Entspannen Sie vor allem die Augen.

Stellen Sie sich vor, daß sich vor Ihrem inneren Auge ein Ball an der Horizontlinie nach links und rechts bewegt. Folgen Sie ihm mit ihren Augen.

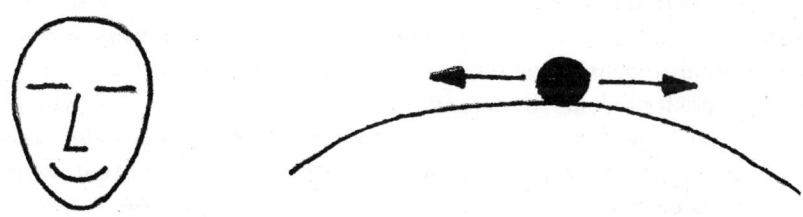

Konzentrieren Sie sich jetzt nur auf Ihr rechtes Auge. Stellen Sie sich vor, wie der Ball langsam von der Mitte nach rechts und dann zurück zur Mitte rollt. Anschließend führt der Ball die gleiche Bewegung nach links aus.

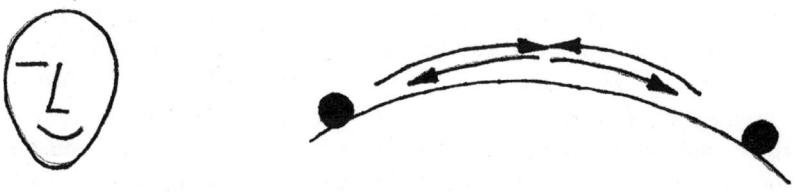

Führen Sie dann die gleiche Übung mit dem linken Auge durch.
Machen Sie eine Pause.
Stellen Sie sich dann vor, der Ball würde ganz allmählich auf Sie zukommen. Versuchen Sie wieder, dem Ball mit Ihren inneren Augen zu folgen.

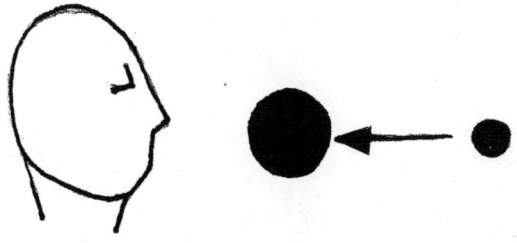

Führen Sie die ganze Übung fünfmal durch. Vergessen Sie nicht, sich nach jedem Übungsteil und am Schluß ausgiebig zu entspannen.

Widdermenschen mit Nierenproblemen oder ihren Vorzeichen wie Rücken- bzw. Kreuzschmerzen sollten immer einen Arzt oder Heilpraktiker aufsuchen. Neben der rein organischen Therapie, z.B. mittels Akupunktur, ist aber auch eine Partnertherapie oder wenigstens ein Gespräch über die Partnerschaft notwendig.

Für Sehstörungen gibt es ein gesondertes Sehtraining. Dabei geht es nicht nur um die rein organische Ursache (das kurzsichtige Auge), sondern auch um den psychologischen Hintergrund der visuellen Problematik.

Was die Chinesische Medizin dazu sagt

Die chinesische Medizin versucht bei einer Überbetonung des Feuers, diese Yangbetonung bzw. diesen Yinmangel zunächst durch geeignete Ernährung auszugleichen. Nahrungsmittel, die das Yang beruhigen und das Yin gleichzeitig stimulieren, sind zum Beispiel Spinat, Sellerie, Kopfsalat, Gurke als Gemüse, die Nierenbohne und bestimmte Meeresalgen. Zugleich wird der chinesische Arzt von besonders yang-stimulierenden Genußmitteln abraten. An erster Stelle sind dies Zigaretten, Kaffee und Alkohol. Außerdem wird er chinesische Heilkräuter verschreiben und vielleicht Akupunktursitzungen durchführen. Mit Hilfe der Akupressur wiederum lassen sich bestimmte Körperpunkte auch selbst stimulieren bzw. man läßt sie von einem Partner behandeln:

NI 3, Taixi
NI 6, Zhaohai
NI 10, Yingu
MP 6, Sanyinjiao
MP 9, Yinling
LE 3, Taichong
(alle Punkte werden tonifiziert)
HE 7, Shenmen
LU 7, Lieque (diese beiden Punkte werden sediert)

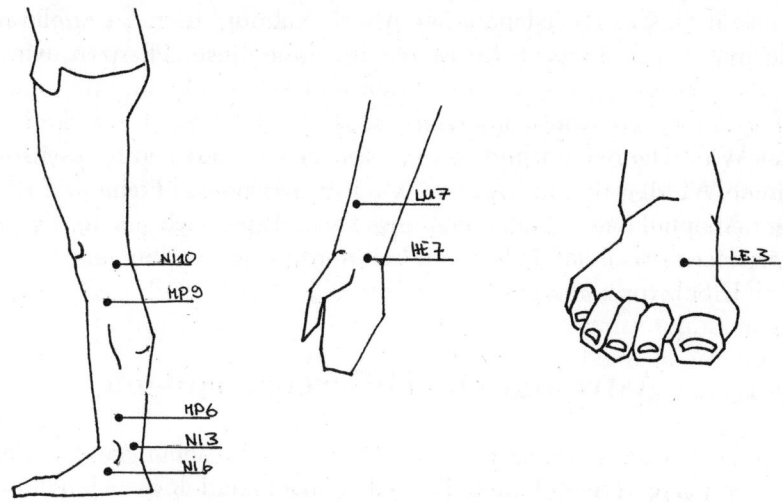

Dabei bedeutet »tonifizieren« eine schnelle, druckvolle Bewegung mit dem Fingernagel auf die angegebenen Punkte. Sedieren meint einen länger anhaltenden Druck mit der Fingerkuppe. (Siehe auch Kapitel 14 über Akupunktur.)

Biochemische Mittel (Schüsslersalze)

Bei Widderbetonung: Ferrum phosphoricum D 12.
Bei Widdermangel: Ferrum phosphoricum D 3.
Bei Stirnhöhlen- und Mittelohreiterung: Calcium sulfuricum.
Von diesen Mitteln werden im Regelfall jeweils täglich dreimal ein bis zwei Tabletten eingenommen.

Die Apotheke der Natur

Im April, noch ehe die blauen Veilchen knospen, grabe man die Stöcke aus und schneide das Kraut von der Wurzel. Die Wurzel dörre man im Schatten und hebe sie auf. Eine Abkochung ist bei Hautausschlägen, die feurige (yang) Ursache haben, gut zu verwenden. Des weiteren blühen in diesem Monat: Brunnenkresse, Eiche,

Enzian, Huflattich, Isländisches Moos, Kalmus, Klette, Löffelkraut, Rosmarin, Zinnkraut, Schlüsselblume. Viele dieser Pflanzen, wie isländisches Moos, Klette, Löffelkraut und Schlüsselblume (besonders geeignet gegen Kopfschmerzen), sind alte Heilmittel zur Stärkung der Widerstandskraft und des inneren Feuers und damit ausgesprochene Widderpflanzen. Andere wie Brunnenkresse, Eiche und Enzian helfen bei Nierenleiden oder ergeben bekannte Magenelixiere und verweisen damit auf die mit der Widderthematik verbundene Waage- und Krebssymptomatik.

Astrologische Differenzierungen

In diesem Kapitel ist vom Widder, Widdertyp beziehungsweise Marstyp und seinen Symptomen die Rede. Dabei handelt es sich nicht automatisch und ausschließlich um Menschen, die im Abschnitt des Widders (21. März bis 20. April) geboren sind und damit eine Widder-Sonne in ihrem Horoskop besitzen. Es ist möglich, daß eine Person mit einer Widder-Sonne keines der typischen Widdersymptome aufweist, weil in ihrem Horoskop eine andere Energie stärker ausgeprägt ist. Genauso kann ein Individuum mit einem ganz anderen Sonnenzeichen einzelne, hier erwähnte typische Widdersymptome für sich als zutreffend erkennen. Für diese Differenzierung ist allerdings ein bestimmtes astrologisches Vorwissen unerläßlich, das in diesem Buch nicht geliefert werden kann. Der interessierte Leser sei auf »Das astro-medizinische Horoskop« (Seite 343) verwiesen.

Die nach dem Polaritätsgesetz bestehende Opposition beziehungsweise Quadratur verstärkt sich, wenn in einem Horoskop mit starker Widderbetonung noch folgende Konstellationen auftreten:

Aszendent Steinbock, Waage, Krebs
Mond in Steinbock, Waage, Krebs
Aspekte (Opposition, Quadratur und Konjunktion) zwischen den Planeten Sonne, Mond, Saturn, Venus, Mars
Außerdem führt jeder Transit zwischen diesen Planeten zu einer erhöhten Bereitschaft für die hier aufgeführten Symptome.

DER STIER UND SEINE GESUNDHEIT

STIER (21. April bis 20. Mai)

ELEMENT Erde
ENERGIE Negativ, yin
KÖRPERLICH-PHYSIOLOGISCHE ENTSPRECHUNGEN Geruchssinn, Geschmackssinn, Hals, Kehlkopf, Nacken, Mandeln, Schultern
PSYCHOLOGISCHE ENTSPRECHUNGEN Abgrenzung, Besitz, Nahrungsaufnahme, Reichtum, Sättigung, Sinnlichkeit, Vereinnahmung, Verwurzelung,
KRANKHEITSDISPOSITIONEN Fettleibigkeit, Erkältung, Grippe, Heiserkeit, Herzstörungen, Mandelentzündung, Nackenverspannung, Rachenkatarrh, Schluckbeschwerden, Verstopfung, Alkoholismus
HERRSCHENDER PLANET Venus des Morgens

DER STIER ERFÄHRT DIE WELT IM MUND

Ein neugeborenes Kind erlebt die Welt mit dem Mund. Was es mag, berührt es mit den Lippen, was es nicht mag, spuckt es augenblicklich wieder aus und trifft so die ersten Unterscheidungen zwischen »gut« und »schlecht«. Sigmund Freud gab diesem Abschnitt in der Entwicklung eines Kindes den Namen »orale Phase«. Sie dauert ungefähr bis zum Ende des ersten Lebensjahres.

Stiermenschen bleiben in gewisser Hinsicht dieser Phase ihr ganzes Leben lang verhaftet. Denn ein typischer Stier zeigt auch als Erwachsener ein reichlich »orales« Verhältnis zur Welt und betrachtet sie unter dem Gesichtspunkt, ob es »gut riecht«, »ihm schmeckt« oder »ihn erfüllt«. Es gibt Gourmets mit den feinsten Geschmacksnerven und Parfümeurs mit genialen Nasen; dahinter verbergen sich zumeist Stiernaturen, die ihre Sinnlichkeit bis zum äußersten trainieren. Ein großer Teil unserer Kultur basiert auf diesem oralen Trieb, der, wenn er auch bei Stieren besonders ausgeprägt ist, natürlich allen Menschen innewohnt. Aus der simplen und kindlichen Stier-Alternative »genießbar – ungenießbar« wurde ein Potpourri unerschöpflicher Genüsse.

Übertragen auf die psychologische Ebene handelt es sich nicht mehr um Nahrungsmittel oder Duftstoffe, die über Nasen- und Rachenraum aufgenommen werden, sondern um Sachverhalte, die psychisch verarbeitet werden. Wer »die Nase voll hat«, will damit sagen, daß er genug hat und sich überfordert fühlt. Und einem Menschen, der »keinen Geschmack« besitzt, unterstellt man ja nicht, daß er nicht schmeckt, was er ißt, sondern daß er »keinen Charakter besitzt« und sein ganzes Leben zu wenig unter ästhetische Gesichtspunkte stellt.

Wenn die Nase voll ist

Eine Erkältung ist oft eine somatisierte Verweigerung. Über diese häufige Erkrankung läßt sich problemlos das ausdrücken, wozu man sonst viel Mut und Risikobereitschaft aufbringen müßte, nämlich »Ich habe die Nase voll von dir!« oder »Mir stinkt mein Job!« Genauso kann starke Heiserkeit meinen, daß »ich mit dir nicht mehr reden will«, und der bellende Husten, der jede Grippe begleitet, steht vielleicht als Äquivalent dafür, daß »ich dir was huste«. Wer erkältet ist, erhält Mitgefühl, wer die Wahrheit sagt, wird bestraft. Ist da der Weg in die Krankheit nicht ein verständlicher Weg?

So leisten wir uns alle ein- bis zweimal im Jahr unsere Erkältung und signalisieren durch Gliederschmerzen, wie »erschlagen« wir uns von unserer Umwelt fühlen. Unser Rachen und die darin befindlichen Mandeln entzünden sich, und wir können endlich deutlich zeigen, daß wir »nichts mehr schlucken wollen«. Aus Nase und Mund sondern wir Schleim ab und demonstrieren damit, was »uns alles aufstößt« und »was wir schon an Ungenießbarem geschluckt haben«. Die Naturheilkunde betrachtet einen grippalen Infekt als einen gesunden

Reinigungsprozeß, durch den Gifte aus dem Körper ausgeschieden werden können. Und für einen ganzheitlich denkenden Arzt sind, genau wie für einen Astrologen, körperlich-physische und geistig-seelische Vorgänge untrennbar miteinander verbunden. Wenn daher ein Organismus während einer Erkältung Giftstoffe ausscheidet, dann schwitzt er dabei ganz genauso »psychische Schlacken«, Erlebnisse und Eindrücke, die der Seele schaden, aus sich heraus.

DER STIER BEKOMMT NICHT GENUG

Menschen mit einem erhöhten Stiereinfluß, neigen ganz besonders zu Entzündungen im Hals-Nasen-Raum. Der Grund liegt, wie oben beschrieben, in ihrer Veranlagung, alles mit dem Mund bzw. der Nase in sich aufzunehmen. Mit anderen Worten: Der Stiermensch geht einen sehr engen, körpernahen Kontakt mit seiner Umwelt ein und schluckt dabei leicht mehr, als für ihn gut ist. Zum anderen geschieht beim typischen Stier die Verarbeitung der Umwelt nach dem Prinzip, zunächst einmal alles aufzunehmen und dann das, was unbrauchbar oder zuviel ist, wieder abzugeben.

Es ist naheliegend, daß ein Mensch, der seinen Bedarf an materiellen und ideellen Lebens-Mitteln nach diesem Prinzip organisiert, nur schwer das Gefühl bekommt, satt zu sein. Wird erst im nachhinein entschieden, was unbrauchbar oder überflüssig ist, dann muß man zunächst einmal alles haben.

Für einen Stier sind daher Erkältungen bzw. die typischen Symptome eines grippalen Infektes wie Schnupfen, Katarrh, Heiserkeit und Halsentzündung besonders reinigend. Wie ein Würgereflex befreien sie ihn auch von seelischem Ballast. Um die heilende Funktion des grippalen Infektes zu vertiefen, sollte sich ein Stier in seinem inneren Dialog daher immer auch mit folgenden Fragen auseinandersetzen:

Wovon habe ich die Nase voll?
Was stinkt mir?
Was schwitze ich aus?
Wem möchte ich eins husten?
Kann ich mich auch mit anderen Mitteln gegen Überforderungen schützen?

DER KREUZWEG DES STIERMENSCHEN

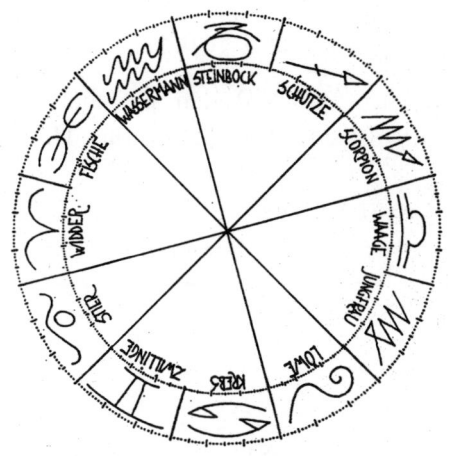

Dem Erdzeichen Stier liegt das Wasserzeichen Skorpion gegenüber. Damit begegnen sich Sinnlichkeit und Leben (Stier) auf der einen und Vergänglichkeit und Tod (Skorpion) auf der anderen Seite. In Quadratur zum Stier befinden sich das Feuerzeichen Löwe und das Luftzeichen Wassermann, die beide positiv geladen sind. So muß sich der egoistische Stier-Impuls mit der altruistischen Wassermannenergie messen. Und in Konfrontation mit dem Löwen wiederum muß sich der Stier fragen, wie stimmig sein Selbstwertgefühl ist.

STICHPUNKTE ZU SKORPION, WASSERMANN UND LÖWE

SKORPION

ELEMENT Wasser
ENERGIE Negativ, yin
KÖRPERLICHE ENTSPRECHUNGEN Geschlechts- und Sexualorgane
PSYCHOLOGISCHE ENTSPRECHUNGEN Loslassen, Unsicherheit
HERRSCHENDER PLANET Pluto

WASSERMANN

ELEMENT Luft
ENERGIE Positiv, yang
KÖRPERLICHE ENTSPRECHUNGEN Waden, Knöchel
PSYCHOLOGISCHE ENTSPRECHUNGEN Idealismus, Humanität, Freundschaft
HERRSCHENDER PLANET Uranus

LÖWE

ELEMENT Feuer
ENERGIE Positiv, yang
KÖRPERLICHE ENTSPRECHUNGEN Herz, Kreislauf
PSYCHOLOGISCHE ENTSPRECHUNGEN Selbstgewißheit, Natürlichkeit
HERRSCHENDER PLANET Sonne

Die Stier-Skorpion-Symptomatik

Ein neugeborenes Kind fühlt sich auch nach der Geburt noch eins mit der Mutter und nicht als eigenständiges Individuum. Aus dieser Einheit schöpft es sein Urvertrauen. Es fühlt sich vollständig und zufrieden, wenn es in ihren Armen ruht und an ihrer Brust trinken kann, und es fühlt sich unvollständig, wenn es getrennt von ihr ist. Nach einem analogen Prinzip verleiben wir uns auch als Erwachsene geistige und materielle Lebens-Mittel ein: Wir identifizieren uns mit allem Angenehmen, fühlen uns dann glücklich und bedauern jeden Verzicht oder Verlust. Wir sind unser Auto, sind unsere Wohnung und sind unsere Stereoanlage. Wenn wir verzichten müssen, fühlen wir uns schlecht; es ist, als fehle ein Teil von uns selbst.

Stiermenschen neigen in ganz besonderer Weise zur Objekt-Identifikation. Alles, was sie umgibt, erleben sie als ihr Reich und ihr Eigentum, schöpfen daraus ihre Lebensqualität und ihre Sicherheit. Entsprechend gereizt reagieren sie, wenn sie verzichten müssen.

Natürlich läßt sich nicht jeder Stier daran erkennen, daß er besonders besitzergreifend ist. Wir Menschen, gleichgültig ob wir als Stier, Jungfrau oder Fisch geboren wurden, sind Meister der Tarnung. So gibt es Stiermenschen, die beinahe asketisch leben, sich grundsätzlich nur billige Secondhand-Kleider leisten oder aus Prinzip ein gebrauchtes Auto fahren. Aber irgendwo lebt jeder Stier seine Natur, und wenn er im Keller zwanzig Paar alte Schuhe aufhebt, die er bestimmt nie mehr tragen wird. Ein Stiernaturell muß wie jede astrologische Anlage gelebt werden; die Freiheit besteht darin, daß die Ebene der Verwirklichung variieren kann.

Zwischen Leben und Tod

Mit seiner Veranlagung zu einem ausgeprägten Besitz- und Sicherheitsdenken stellt sich der Stier gegen sein Oppositionszeichen Skorpion. In dieser Polarität zwischen Stier und Skorpion findet sich vielleicht die größte Spannung im gesamten Tierkreis; nämlich die zwischen Leben und Tod. Denn für eine Stierseele bedeutet Besitz Nahrung und damit Leben. Auf der Ebene des Skorpions ist körpereigener Besitz hingegen Kot und Urin, die als tote Stoffe wieder veräußerlicht werden. Alle Anstrengungen des Stieres, sein Leben sicher zu gestalten, stellen eigentlich Versuche dar, die Skorpionseite zu überbieten.

Nur was man losläßt, kann man besitzen

Hinter den Worten »besitzen« oder »Besitz« verbirgt sich eine aus astrologisch-medizinischer Perspektive köstliche Synthese zwischen den Tierkreisenergien Stier und Skorpion. Wer ein volles Konto oder ein Haus besitzt, erfüllt seine Stierseite. Zugleich verweist der Körperteil, mit welchem er seinen Eigentumsanspruch geltend macht, nämlich das Gesäß, auf den Skorpion, der ja die äußeren und inneren Geschlechts- und Ausscheidungsorgane regiert. So ist eigentlich im »Besitz« (Stier) das Wort »Loslassen« (Skorpion) verborgen. Diese eigenartige und durchaus amüsante Verbindung zwischen Besitz und Ausscheidung tritt auch in umgangssprachlichen Redewendungen zu Tage. »Pecunia non olet« (Geld stinkt nicht!), sagten schon die Römer. Man sagt »Geldscheißer« und verheißt jemandem, der in

Hundekot tritt, viel Geld. Es gibt Menschen, die regelrecht »auf ihrem Geld hocken«. Auch die wissenschaftliche Psychologie kennt diese Verbindung. So übersetzt man in der psychoanalytischen Traumdeutung Kot mit Geld und umgekehrt. Letztendlich verbirgt sich in der Synthese von Besitz und Loslassen die tiefe Weisheit, daß man nur das behalten kann, was man bereit ist, loszulassen.

Dem Dicken fehlt die Angst

Im Tierkreis der zwölf Energien untersteht dem Stier das sammelnde und bewahrende Prinzip. Menschen mit einem starken Stierpotential (z.B. Sonne oder Aszendent Stier) neigen daher dazu, das Gleichgewicht zwischen Festhalten (Stier) und Loslassen (Skorpion) zu verschieben. Beispielsweise nehmen sie entschieden mehr Stoffe auf, als sie im Rhythmus ihres Lebens wieder abgeben. Das augenfälligste Beispiel und zugleich Gegenstand zahlreicher Karikaturen ist der dicke oder fettleibige Mensch. Eine solche Person läuft manchmal mit dem zweifachen Körpergewicht eines normalen Zeitgenossen durch die Welt. Da er in besonderer Weise seine skorpionische Seite verdrängt, schlägt ihn das Schicksal genau an der Körperregion, die von diesem Tierkreiszeichen regiert wird, nämlich am Unterbauch und am Gesäß. So gleicht er einer lebendigen Tonne, die oben und unten schmaler wird. Aber auch der Wohlstandsbauch verrät, daß die Venus geprägte Stierseite weit mehr Zuwendung erhält als der Skorpionpart. Manche dicken Menschen behaupten, daß sie lediglich gute Futterverwerter seien und nicht mehr äßen als andere. Aber es gibt auch solche, die sich selbst als regelrecht »freßsüchtig« erleben. Meistens vertreten sie das hedonistische Prinzip; sie leben die lustbetonte Stierqualität und genießen ihr Dicksein mit Humor und Fröhlichkeit. Im Volksmund heißt es dann auch, daß dicke Menschen besonders gemütlich und gutmütig seien. Und genau an dieser Stelle wird der ganzheitlich denkende Arzt oder Astrologe hellhörig und fragt nach: Wo stecken denn Kummer und Angst, Komponenten jeder menschlichen Existenz? Die Antwort erfährt man erst, wenn man diese »fröhlichen« Menschen besser kennenlernt. Dann offenbart sich nämlich eine zwanghafte Abwehr gegen alles Bedrohliche. Wenn auch nur der Anschein einer ängstigenden Situation aufkommt, wird sofort gegessen oder getrunken. Man frißt gegen die Angst, damit einen die Angst nicht auffrißt. Zugleich schottet man den ganzen Körper mit Fettpolstern gegen die harte und kantige Wirklichkeit ab. Und bei kleinen Unstimmigkeiten heißt es: »Schwamm drüber!« weil ein Schwamm so gut aufsaugt wie ein fetter Körper.

Es klingt paradox, aber diesen fettleibigen, fröhlichen Zeitgenossen fehlt das Erlebnis der Angst. Wie in Grimms Märchen sollten sie »ausziehen, um das Fürchten zu lernen«, weil sie dies ins Gleichgewicht zwischen den Energien Stier und Skorpion bringen könnte.

Der Alkoholiker schluckt seine Angst

Noch weicher und bequemer als der oben beschriebene fettleibige Mensch macht es sich der Alkoholiker. Er ersetzt die Nahrung durch (alkoholhaltige) Flüssigkeit und erspart sich damit auch noch das Kauen und Verdauen. Noch bevor in seiner durch Alkohol verschönerten Welt ein Schimmer eines Schattens aufkommen könnte, greift er zur Flasche und spült das Gefühl aufsteigender Angst einfach hinunter. Sie wird somatisiert und zerstört allmählich den Organismus, und der Schatten schafft sich in drohenden Entzugssyndromen einen neuen Auftritt.

Ein besimmtes Quantum an Alkohol gehört zur modernen Gesellschaft, wie überhaupt der Kapitalismus in ganz besonderer Weise ein Kind der Stierenergie ist. Diese Wirtschafts- und Gesellschaftsform weckt tausend Wünsche und Wege der Befriedigung. Daneben spielt die Gegenseite, der skorpionische Formenkreis, im buchstäblichen Sinne ein Schattendasein, in dem die typischen Skorpionthemen wie Tod, Sexualität und Ausscheidung ausgesprochene Tabuthemen sind.

Privatbesitz bis in den Dickdarm hinein

In der Symbolsprache der medizinischen Astrologie kann man sagen, daß ein Mensch mit Verstopfung (Obstipation) »auf seinem Kot sitzen bleibt«. Individuen mit einem hohen Stierpotential in ihrem Horoskop neigen besonders dazu. Sie breiten ihr Stiernaturell aus, bis auch die Region des Gegenzeichens Skorpion, das Gesäß mit dem Dickdarm, stierhaft funktioniert und zurückhält, anstatt auszuscheiden.

Verstopfung ist heute so etwas wie eine Zeiterscheinung. Die meisten Menschen leiden darunter und verschaffen sich durch die berühmte Morgenzigarette oder andere Tricks (Kaffee, Abführmittel, Klistier) Erleichterung. Diese Zunahme an Verstopfungen hat einerseits mit den schlechten Ernährungsgewohnheiten vieler Menschen, andererseits aber sicher auch mit dem zuvor erwähnten Besitz- und Sicherheitsdenken in unserer Konsumgesellschaft zu tun. Der Stellenwert, den Privatbesitz einnimmt, wird uns von Kind an eingebläut. Auch die Werbung hat längst erkannt, welch enorme Kaufkraft in Kindern und Jugendlichen steckt. Ist es da verwunderlich, daß der Organismus die universelle Botschaft, soviel wie möglich zu besitzen, bis in den Dickdarm hinein verinnerlicht?

Fallbeispiel Helga

Helga hat Aszendent Skorpion mit der Sonne im Steinbock. Trotzdem besitzt sie (gemäß der Tabelle auf Seite 352) ein hohes Stierpotential. Ihre Sonne ist nämlich im 2. Haus (5 Punkte), und außerdem befinden sich noch der Mond (6 Punkte) und die Venus (1 Punkt) im 2. Haus. Mit Aszendent Skorpion hat sie aber auch ein starkes Skorpionpotential (6 Punkte).

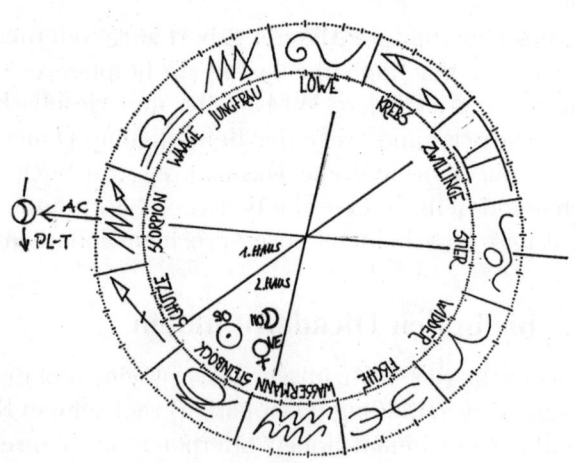

Erläuterungen zu Helgas Horoskop

SO   = Sonne   AC   = Aszendent
MO   = Mond   PL-T = Transit-Pluto
VE   = Venus

Helga kommt in eine Astrologiesitzung. Als Grund gibt sie reine Neugierde an. Erst nach Ablauf ungefähr der Hälfte der Beratungszeit erzählt sie beinahe beiläufig von ihrer Verstopfung. Zitat: »Seit ungefähr fünfzehn Jahren kann ich nicht ohne Abführpillen aufs Klo.« Diese Bagatellisierung ist typisch für einen Menschen, der seine Schattenseite nicht zulassen will. In der Horoskopbesprechung öffnet sich Helga für ihre skorpionische Seite, die bisher nur im Verborgenen leben konnte. Der Grund liegt bestimmt auch darin, daß gerade der laufende Transit-Pluto auf ihrem Aszendenten steht und damit das Skorpionthema stärkt. So ist Helgas Leben seit Monaten von skorpionischen Erlebnissen geprägt. Zuerst wurde ihr Vater krank und lag drei Wochen im Krankenhaus, dann entdeckte sie bei sich eine krebsverdächtige Geschwulst, die sich aber bei genauer Untersuchung als gutartig erwies. Zur Zeit streitet sie mit einem Geschäftspartner vor Gericht, auf den sie sich bisher hundertprozentig verlassen konnte. »Ich verliere Zigtausende von Mark, wenn ich den Kerl nicht in die Schranken weise.«

In insgesamt zehn Therapiesitzungen wird ihre Einstellung zu Sicherheit und materiellem Besitz erörtert. Allmählich beginnt sie, ihre Einstellungen zu hinterfragen. Mit ihrem ehemaligen Geschäftspartner vereinbart sie einen Vergleich und sagt darüber: »Das hätte ich früher nie getan. Da wäre ich mir vorgekommen, als verschenkte ich mein Geld.« Sie beginnt auch mit einer Umstellung ihrer Ernährung und läßt sich nach der astrologischen Beratung von einem Heilpraktiker weiterbehandeln. Nach ungefähr einem halben Jahr hat sie einen beinahe normalen Stuhlgang.

Bei allen beschriebenen Symptomen wie Dickleibigkeit, Alkoholismus und Obstipation handelt es sich immer um eine Überidentifikation mit dem Stierpotential und eine Verdrängung beziehungsweise Negation der Skorpionanteile. Nach dem Dualitätsgesetz kann niemand nur eine Seite der Polarität leben. Die andere wächst in gleichem Maße. Wer trinkt, um seine Angst nicht zu spüren, wird am Ende von weißen Mäusen verfolgt, und wer reich werden möchte, muß damit auch die Angst vor Verlust in Kauf nehmen. Jede Mark, die er spart, erhöht das Quantum an Sorgen. Wir Menschen denken selten dual, und so glauben wir, daß Sicherheit mit wachsendem Besitz einhergeht. In Wirklichkeit wächst jedoch die Unsicherheit. Individuen mit einem hohen Stierpotential (z.B. Sonne im Stier oder im 2. Haus) besitzen eine besondere Affinität zu den hier erwähnten Symptomen und sollten daher in ihrem inneren Dialog folgende Fragen erörtern:

> *Wie stark ist mein Besitz- und Sicherheitsdenken?*
> *Kann ich leicht loslassen?*
> *Was verbirgt sich für mich hinter Reichtum und Besitz?*
> *Wie ist mein Verhältnis zu Tod und Vergänglichkeit?*
> *Woraus schöpfe ich Sicherheit?*

Die Stier-Wassermann-Symptomatik

Im Quadrat zum Erdzeichen Stier steht das Luftzeichen Wassermann. Damit darf der Stier auf seinem Weg nicht zu eigensinnig und starr werden. Der Wassermann vertraut der Welt der Ideen und nicht, wie der Stier, der Materie. In seinen Träumen spielt der Besitz des einzelnen eine unwichtige Rolle; und er setzt auf das mündige Kollektiv, in dem jedem alles gehört. An die Stelle des allein verantwortlichen Stierindividuums tritt beim Wassermann das Team, in dem jeder die gleichen Rechte besitzt.

Wie Atlas die Welt auf den Schultern tragen

Menschen mit einem starken Stierpotential neigen dazu, ihre Wassermannseite oder, wie sie auch heißt, uranische Natur zu verleugnen. Solche Individuen laufen mit der Überzeugung durch die Welt, alles allein tun zu müssen, da auf niemanden sonst Verlaß sei. Sie arbeiten viel mehr als andere und übernehmen mehr Verantwortung. Von ihrem genießerischen Stiernaturell bleibt eigentlich nur noch die Hoffnung übrig, daß sie sich, wenn sie sich erst einmal alles erarbeitet haben, bestimmt einen herrlichen Lebensabend gönnen werden. Die Realität sieht dann allerdings zumeist so aus, daß sie bis in ihre letzten Tage hinein arbeiten. Mit der Zeit bekommen sie einen breiten Rücken-Nackenbereich, den sogenannten Stiernacken, Ausdruck dafür, daß die ganze Last der Welt auf ihnen ruht. Der erste Halswirbel heißt »Atlaswirbel« und das naheliegende Knochenstück »Atlasbogen«. Damit wird auf Atlas, den Titanensohn aus der griechischen Sagenwelt hingewiesen, der die ganze Welt allein auf seinen Schultern trug. So betrachtet war Atlas ein Stier. Als Wassermann hätte er ein Team dafür eingesetzt oder gar mit Hilfe einer genialen Erfindung jegliche Kraftanwendung überflüssig gemacht. Latent hat der Stier immer Angst vor einem Team oder einer Gruppe. Er ist ein Einzelgänger. Unter mehreren Menschen bekommt er leicht Panik; er befürchtet, daß er vielleicht teilen müßte. Daher arbeitet er lieber allein, und wenn er sich dabei wie Atlas die ganze Welt auf seine Schultern laden muß.

Der Wassermann regiert die Waden. Symbolisch stehen sie für die Sprunghaftigkeit und die Wendigkeit des menschlichen Denkens. Beim Menschen erkennt man die Anpassungsbereitschaft an die Umwelt vor allem an der Fähigkeit, immer neue Perspektiven einnehmen zu können. In Folge der Quadratur zum Wassermann ist diese Flexibilität oder Wendigkeit der Schwachpunkt eines Stiers. Er verhält sich eher halsstarrig, hartnäckig oder starrköpfig. »Stur wie ein Stier« ist sogar eine stehende Redewendung. Letztendlich erlebt der Stier das Wassermannprinzip als Gefahr, die ihn vom richtigen und geradlinigen Weg abbringen kann. Reicht die psychologische Verteidigung nicht mehr aus, greift der Organismus zu somatisierten Formen der Abwehr oder des Widerstandes: der Hals wird dick, unbeweglich und manchmal sogar steif, der Rücken wird breit, und der Oberkörper drückt auf den Unterkörper, wodurch der Eindruck entsteht, man trage eine schwere Last. Oder es treten periodische Schmerzen im Hals-Schulterbereich auf. Der Volksmund sagt, daß man schwachen und verliebten Leuten leicht den Kopf verdrehen könne. Ist da ein steifer, robuster Hals nicht ein Garant gegen solcherlei Gefahren?

Eine Verspannung im Nackenbereich verrät Angst

Zwischen dem 3. und 4. Halswirbel befindet sich die »Achillesferse« aller Säugetierarten und damit auch des Menschen. Der Tod tritt bei einer Verletzung oder Attacke in diesem Bereich besonders leicht und rasch ein. Menschen mit hochgezogenen Schultern versuchen, diese

Stelle zu schützen. Sie somatisieren ihre Angst vor psychischen Verletzungen in einem Nackenpanzer. Hängen die Arme eines Menschen dagegen schlaff am Körper herab, dann ist das eine Art »Demutsgeste«, die signalisieren soll, daß man nichts besitzt und nichts besitzen will.

Während also der Stiertyp bei der Verdrängung seiner Skorpionseite seine Abwehr im unteren Teil des Körpers am Bauch und am Gesäß somatisiert, führt sein Widerstand gegen die Wassermannseite zu einer Polsterung der Hals- und Nackenregion. Solche Menschen sind im Extremfall oben voluminöser als am übrigen Körper. Die so zum Ausdruck gebrachte unbewußte Absicht ist es, den Hals zu schützen und den Rücken belastbar zu machen.

Wie immer, wenn ein Mensch versucht, der Dualität des Lebens zu entkommen, offenbart sie sich dann paradox und gelegentlich sogar als Karikatur: Der Stier, der sein Leben sorgenfrei genießen will, leidet unter Schmerzen oder zeigt gar mit seinem schrägen und verdrehten Hals, was er in keinem Fall zulassen will, nämlich daß ihm jemand seinen Kopf verdreht. Manchmal sieht er aus, als wolle er nicht sehen, was rechts und links von ihm ist, aus Angst, er könne von seinem Weg abgelenkt werden. Er will sich seinen Hals füllen, nährt dabei aber nur die Angst, daß er an einem »vollen Hals ersticken« oder ihm jemand seinen »Hals umdrehen« könnte. Schon immer ist es ein Zeichen von Mut gewesen, jemandem gerade und direkt ins Gesicht zu schauen. Aber mit einem schiefen Hals ist einem dieser Blick verwehrt. Man wendet den Blick ab und zeigt damit, daß man sich fürchtet.

Fallbeispiel Herbert

Herbert ist Stier mit Aszendent Schütze. Er sucht eine astro-psychologische Beratung auf, weil er findet, daß sein ganzes Leben einer gründlichen Veränderung bedarf. Bei Einsicht in sein Horoskop ergibt sich, daß zur Zeit der laufende Transit-Uranus seinen Aszendenten passiert. Uranus ist der Planet des Wassermannzeichens und verstärkt damit in Herberts Leben den Einfluß der Wassermannenergie.

Herberts Leben stellt sich so dar: Sein Vater starb, als er sechs Jahre alt war. Seit dieser Zeit hat er die männliche Führungsrolle in der Familie inne. Er studierte zunächst Jura, dann Psychologie und wurde Heilpraktiker und Körpertherapeut. Im Alter von 40 Jahren hatte er zwei Ehen hinter sich. Aus jeder Ehe stammen zwei Kinder, die

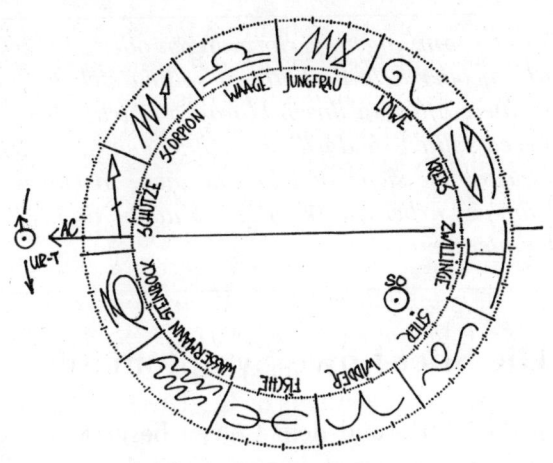

Erläuterungen zu Herberts Horoskop
AC   = Aszendent
SO   = Sonne
UR-T = Uranus-Transit

zwar bei ihren Müttern leben, aber von ihm materiell versorgt werden. Außerdem kümmert er sich jedes zweite Wochenende abwechselnd um sie. Jetzt lebt er wieder mit einer Frau zusammen, die ein Kind mit in die Beziehung gebracht hat. Herbert sorgt auch für dieses Kind. Das bedeutet, daß er von früh bis abends in seiner Massagepraxis steht und sich um seine Klienten kümmert. Sein schwerer, gebeugter Rücken und sein untersetzter, dicker Hals drücken aus, was er nicht zu sagen wagt: »Hilfe!«

Wir vereinbaren als »Therapiemaßnahme«, daß er sich täglich eine Stunde lang nur für sich selber Zeit nimmt. Zudem soll er sich seinerseits seinen krummen Rücken von einem Masseur behandeln lassen. Am schwierigsten fällt ihm die Vereinbarung, seine erste Frau, die ebenfalls eine ausgezeichnete Körpertherapeutin ist, mit in seine gutgehende Praxis aufzunehmen und dafür weniger Unterhalt zu bezahlen. Für ihn als starken Stier, der gewohnt ist, immer alles allein zu tragen, bringt eine zweite Person und damit der Anfang eines Teams, keine Erleichterung, sondern weckt die Furcht, teilen zu müssen. Erst nachdem sein Widerstand im Zusammenhang mit seinem Uranus-Transit ausgiebig erörtert wird, ist er zu diesem Wagnis bereit.

111

*Menschen mit Verspannungen, Verformungen oder gar Verletzungen
an den Schultern oder Schulterblättern sollten sich fragen, ob sie
sich mit dem Stiereinfluß in ihrem Horoskop nicht überidentifizieren. Des weiteren sollten sie darüber nachdenken, wie leicht sie teilen können und ob sie sich vorstellen können, in einem gleichbe-
rechtigten Team zu arbeiten. Wichtig ist auch, daß sie in ihren
Ansichten flexibler werden.*

Die Stier-Löwe-Symptomatik

Auch zwischen dem Stier und dem Löwen besteht eine Quadratur
und damit eine Spannung. Der Löwe wird von der Sonne beherrscht
und regiert in der astrologischen Medizin das Herz. Analog symbolisiert er das menschliche Ich und das Selbstwertgefühl. Wer mit seinem inneren Löwen in Kontakt steht, ist aus sich selbst heraus sicher
und stark. Er *ist, weil er ist.* Dagegen ist beim Stier das Gefühl der
Selbstgewißheit an Genuß oder an Besitz gekoppelt. Er *ist, weil er
hat.* Menschen mit einem starken Stierpotential in ihrem Horoskop
(siehe auch »Astrologische Differenzierungen« am Schluß dieses Kapitels) neigen dazu, ihre Selbstgewißheit aus dem zu schöpfen, was
sie besitzen. Ihr Herz schlägt schneller, wenn sie reich sind, und bei
jedem Verlust bleibt es für einen kurzen, normalerweise unmerkli-
chen Moment stehen. Je mehr sie aber die natürliche Stimme ihres
Herzens überhören, desto mehr Reichtum oder Sinnlichkeit benötigen sie. Im Extremfall werden sie herzkrank, wobei ihre Symptomatik als Folge übermäßiger Nahrungszufuhr z.B. ein verfettetes Herz
sein kann. Es gibt aber auch den »herzlosen«, geizigen Menschen,
dem Besitz wichtiger als sein Herz ist, der es daher immer weniger
spürt, bis es schließlich völlig versagt.

Menschen mit einem starken Stiereinfluß in ihrem Horoskop sollten sich von Zeit zu Zeit fragen, ob sie die natürliche Stimme ihres
Herzens noch vernehmen. Außerdem gilt es, sich mit der Frage auseinanderzusetzen, woher sie ihr Selbstwertgefühl und ihre Selbstsicherheit nehmen. Dabei sollten weder ihr materieller Besitz noch die
lustvollen Bestätigungen, die sie von anderen Menschen bekommen,
eine zu große oder gar ausschließliche Rolle spielen.

Weitere Probleme und Krankheitsdispositionen

In Folge der beiden Quadraturen zu Wassermann und Löwe und der Opposition zum Skorpion besitzen Stiermenschen noch zu folgenden Problemen eine gewisse Affinität:

Eßstörungen, Anorexia Nervosa, Verschwendungssucht, Konzentrationsstörung (siehe LÖWE, Seite 161), Gewichtsprobleme, Eßstörungen, Obstipation oder Durchfall (siehe SKORPION, Seite 223), Verspannungen im Nackenbereich (siehe auch WASSERMANN, Seite 287).

Was der Stiermensch noch für seine Gesundheit tun kann

Am wichtigsten ist es, daß sich der Stier zu seiner Natur bekennt, ohne von ihr abhängig zu werden. Um sein leibliches Wohlergehen wird er immer stärker als alle anderen Menschen besorgt sein, und er wird besonders danach trachten, sein Leben so angenehm wie möglich zu gestalten. Für ihn ist die Erde nun einmal ein Paradies, und er möchte soviel wie möglich davon kosten. Aber bei aller Liebe zu seinem Körper und den tausend Genüssen, die er ermöglicht, darf er nicht vergessen, daß alles zwei Seiten hat. Genaugenommen wird die Lust erst in Abgrenzung zur Unlust erfahrbar. Genauso ist Besitz völlig relativ: Für den einen bedeuten tausend Mark einen unvorstellbaren Reichtum, für den anderen nur einen Klacks. Und die gleiche Summe, die einen früher reich erscheinen ließ, läßt einen heute völlig kalt. Der Stier darf sich also nicht an seine Natur gewöhnen, weil er sonst immer höhere Dosen Genuß und Reichtum braucht.

Genauso wichtig ist es, daß er die oppositionelle Skorpionenergie nicht verbannt. Er braucht sich von ihr nicht beherrschen zu lassen, aber er muß sie als Kontrast und Hintergrund zu seiner eigenen Welt akzeptieren. Des weiteren benötigt er Flexibilität, um nicht zu erstarren, und er darf die natürliche Stimme seines Herzens nicht überhören, weil er sonst hart wird und sich seines Reichtums nicht mehr zu freuen vermag.

Seine Affinität zu Erkältungen und Entzündungen der oberen Luftwege darf er auf keinen Fall mit starken Pharmaka bekämpfen. Er braucht immer wieder Phasen der Reinigung, weil er mehr an psychischen und physischen Stoffen schluckt als andere. Eine aufkommende Erkältung sollte er als eine Aufforderung betrachten, sich zurückzunehmen und seinen Organismus zu entspannen. Das uralte Hausrezept hat für ihn auch heute noch absolute Gültigkeit: Bei Erkältungen wird ein wärmender Schal und ein heißer Tee verordnet. Ein Lymph- oder Lindenblütentee unterstützt die Reinigung. Gegen Halsschmerzen hilft am besten Thymian- oder Salbeitee.

Bei jeder Verstopfung scheidet der Körper seine Giftstoffe nur verzögert aus. Daher sollte niemand dieses Übel einfach hinnehmen. Als Hausmittel sind natürliche, verdauungsfördernde Mittel angebracht. Diese Tees, Säfte, Tropfen oder Pillen enthalten in der Mehrzahl Bitterstoffe (z.B. Enzianwurzel, Schafgarbe und Wermut), die die Verdauung anregen. In Apotheken erhält man auf Anfrage zumeist eine gute Mischung dieser Bitterstoffe. In der Regel werden sie kurz vor oder unmittelbar nach den Mahlzeiten eingenommen. Eine Diät und regelmäßige Stimulation bestimmter Akupunkturpunkte verbessern ebenfalls die Verdauung. Solche Punkte findet der Leser weiter unten im Text. Tritt keine Besserung ein, sollte man einen Heilpraktiker aufsuchen. Neben der Behandlung mit Naturheilmitteln ist es aber auch wichtig, seine innere Einstellung zu Besitz und Genuß zu hinterfragen. Ändert sich die geistige Einstellung, dann folgt die körperliche Genesung in aller Regel unmittelbar nach.

Bei sämtlichen Verspannungen, Verkrampfungen und Verhärtungen im Hals-Nackenbereich ist der Gang zum Körpertherapeuten obligatorisch. Überhaupt sollten sich Stiere regelmäßig ihren Rücken massieren lassen. So bleiben sie elastisch und geschmeidig. Als mögliche Behandlung bieten sich Feldenkrais, Rolfing, Posturale Integration oder eine klassische Massagebehandlung an. Wer mehr über die verschiedenen Körpertherapien erfahren möchte, sei auf das Buch »Die richtige Körpertherapie« von Lukoschik/Bauer verwiesen.
Hier einige einfache Übungen für den täglichen Hausgebrauch:

DREHEN UND NICKEN

Drehen Sie den Kopf abwechselnd nach rechts oder links. Jedesmal wenn Sie eine Endposition erreicht haben, nicken Sie einmal mit dem Kopf und führen ihn wieder langsam zurück.

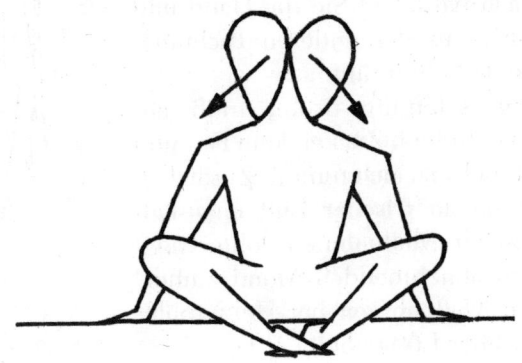

FRONTALER ZUG

Stehen Sie aufrecht und gerade. Falten Sie Ihre Hände am Hinterkopf und ziehen Sie mit der Kraft Ihrer Arme und Hände Ihren Kopf langsam nach vorne, bis das Kinn Ihre Brust berührt und bis unangenehme Empfindungen auftreten. Wiederholen Sie diese Bewegung fünfmal. Mit dieser Übung strecken Sie Ihre Halsmuskeln.

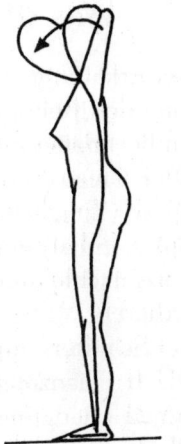

115

Seitlicher Zug

Legen Sie Ihre linke Hand über den Kopf auf das rechte Ohr und versuchen Sie Ihren Kopf nach links zu Ihrer Schulter herunter zu ziehen. Ihre rechte Hand drückt dabei nach unten zur Erde. Danach wechseln Sie die Hand und verfahren genauso in der anderen Richtung. Strecken Sie beide Seiten fünfmal.

Wem eine Herzverfettung droht, muß abspecken, indem er keinen Zucker, kein Fett und keinen Alkohol mehr zu sich nimmt. Zusätzlich ist viel Bewegung an frischer Luft angesagt. Der Beginn solcher Maßnahmen sollte möglichst mit einem abnehmenden Mond einhergehen. (Weitere Maßnahmen bei Herzproblemen im Kapitel über LÖWE, Seite 161).

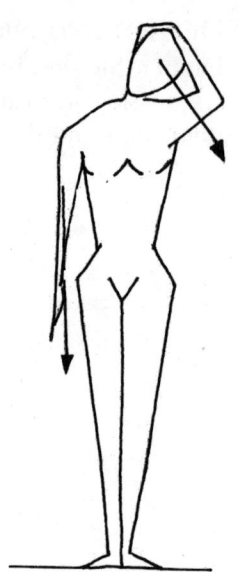

Was die Chinesische Medizin dazu sagt

Bei Erkältungen der oberen Luftwege (Kopf- und Rachenraum) kann man den Reinigungsprozeß durch Akupressur unterstützen. Man stimuliert dabei folgende Punkte:

DI 4 (Hegu) sedieren
DI 20 (Yingxiang) sedieren
MA 2 (Sibai) und MA 3 (Juliau) sedieren
Bei Verschleimung ist zusätzlich der Fernpunkt MA 40 (Fenglong) zu sedieren.
Bei Schultersymptomen drückt man folgende Punkte:
DÜ 11 (Tianzong) sedieren
GA 21 (Jiangjing) sedieren
DÜ 15 (Jianzhongshu) sedieren
Bei Schmerzen im Hals und Kopfansatz:
GA 20 (Fengchi) sedieren
Bei Obstipation hilft die Akupressur der Punkte:
DI 4 (Hegu) tonifzieren
MA 25 (Tianshu) tonifizieren
MA 36 (Zusanli) tonifizieren

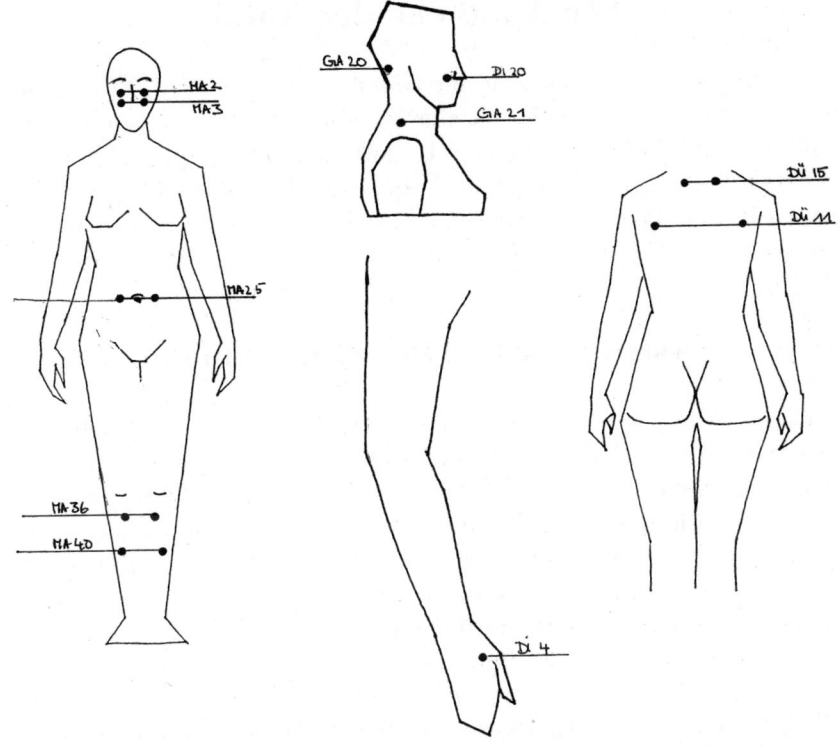

Tonifizieren bedeutet eine rasche, rhythmische Akupressur mit der Fingerkuppe ähnlich einem sehr schnellen Klopfen (ca. 30 bis 60 Sekunden lang). Sedieren dagegen meint, daß man über eine längere Zeit (ein bis zwei Minuten) einen bestimmten Körperpunkt gleichmäßig drückt. Siehe auch Seite 337 über chinesische Akupunktur.

Biochemische Mittel (Schüsslersalze)

Kalium chloratum
Natrium sulfuricum
Von diesen Mitteln werden im Regelfall jeweils täglich dreimal ein bis zwei Tabletten eingenommen.

Die Apotheke der Natur

Im Mai bietet die Apotheke der Natur besonders viele Bitterstoffe, die die Verdauung anregen. Es sind dies Schlehenblüten, Löffelkraut-Blätter und -Blüten, Kalmus-, Schafgarben-, Sauerampfer-, Süßholz-, Enzian- und Engelsüß-Wurzeln. Man sammelt all diese Kräuter möglichst in den Tagen, in denen der Mond in einem der Zeichen Stier, Jungfrau oder Skorpion steht.

Astrologische Differenzierungen

In diesem Kapitel ist hauptsächlich vom Stier, Stiermenschen oder Stiertypus die Rede. Dabei handelt es sich um eine Vereinfachung, da auch Individuen, die zu einer anderen Jahreszeit geboren sind, eine deutliche Stierqualität aufweisen können. Genauso ist es auch möglich, daß ein Stiergeborener keines der typischen Stiersymptome aufweist, weil in seinem Horoskop eine andere Energie stärker ausgeprägt ist. Auch die Wirkung des Oppositions- und der Quadratzeichen können durch bestimmte Aspekte verstärkt werden. Ich verweise auf mein Buch »Der Tierkreisführer«.

Die nach dem Polaritätsgesetz bestehende Opposition beziehungsweise Quadratur verstärkt sich, wenn in einem Horoskop mit starker Stierbetonung noch folgende Konstellationen auftreten:

Aszendent Skorpion, Löwe oder Wassermann.
Mond in Wassermann, Löwe oder Skorpion.
Ebenfalls verstärkend wirken Aspekte (Opposition, Quadratur und Konjunktion) zwischen den Planeten Sonne, Mond, Venus, Uranus und Pluto.
Außerdem führt jeder Transit zwischen diesen Planeten zu einer erhöhten Bereitschaft für die hier aufgeführten Symptome.

DER ZWILLING UND SEINE GESUNDHEIT

ZWILLINGE (21. Mai bis 21. Juni)

ELEMENT Luft
ENERGIE Positiv, yang
KÖRPERLICH-PHYSIOLOGISCHE ENTSPRECHUNGEN Lunge, Bronchien,
der Atemvorgang, Arme und Hände
PSYCHOLOGISCHE ENTSPRECHUNGEN Austausch, Kommunikation,
Vermittlung, Begreifen, Vergleichen, Auftreten, Darstellen
KRANKHEITSDISPOSITIONEN Atembeschwerden, Asthma, Symptome
an Händen und Armen, Allergien, Rücken- und Bandscheiben-
probleme, Lebenskrise
HERRSCHENDER PLANET Merkur des Morgens

DIE PHYSIOLOGIE DES ATMENS

Erst vor ca. 300 Jahren erkannte man, daß in der Luft ein Stoff enthalten ist, der Leben erhält. Das lebensspendende Gas mit dem Namen Sauerstoff entdeckte man dann noch einmal 100 Jahre später.
Dabei fand man auch heraus, daß die ausgeatmete Luft Kohlendi-
oxyd enthält. Dieser Stoff war bereits bekannt; er entsteht ebenso bei
der Verbrennung von Kohle. Also nahm man an, daß auch im Körper
eine Verbrennung stattfinden müßte, natürlich sehr viel langsamer
und unter geringer Wärmeentwicklung. Dieser Prozeß spielt sich allerdings nicht in den Lungen, sondern in den Körperzellen ab. Die
Atmung besorgt lediglich die Aufnahme des Sauerstoffes und den Ab-
transport des entstandenen Kohlendioxyds. Als Vermittler des Gas-

austausches dient das Blut, das ja den ganzen Körper durchströmt.

Die Atemluft enthält 20% Sauerstoff. Der Rest besteht aus Stickstoff (79%) und den Edelgasen, die maximal 1% ausmachen. Beim eigentlichen Atemvorgang wird ungefähr ein Fünftel des Sauerstoffs für Muskelarbeit und chemische Prozesse aufgebraucht. Dank der dabei entstehenden Wärme haben wir eine Körpertemperatur zwischen 36,5 und 37 Grad Celsius. Der gesamte Atemvorgang besteht aus einem komplexen Zusammenspiel von Brust-, Bauch- und Zwerchfellatmung. In den Lungen selbst sind 750 Millionen Bläschen, die sogenannten Alveolen, dafür verantwortlich, den Sauerstoff der Luft aufzunehmen und ihn an das Blut abzugeben. Genauso regulieren sie beim Ausatmen die Abgabe des verbrauchten Kohlendioxyds. Die meisten Menschen kennen nur ihre Brustatmung. Es ist eine Fähigkeit des Menschen, seine Atmung willkürlich zu kontrollieren und vorübergehend zu verändern. Wer an einer Blume schnuppert und dabei einen sehr tiefen Atemzug nimmt, oder wer eine Kerzenflamme ausbläst, greift in den natürlichen Fluß des Atmens ein und benutzt ihn für eine gezielte Aktion.

Dagegen ist die Zwerchfellatmung unwillkürlich. Auch im Schlaf, ja sogar in tiefster Bewußtlosigkeit, funktioniert das Zwerchfell. Ähnlich dem Herzen hat es einen eigenen Rhythmus, der durch den Sauerstoff- und Kohlendioxydgehalt des Blutes bestimmt wird. Bei einem schnellen Lauf erhöht sich ganz von selbst der Atemtakt.

Natürliches Atmen geht vom Zwerchfell aus. Sein aktives Zusammenziehen bewirkt eine Vergrößerung des Brusthöhlenraumes — Luft kann in die Lunge einströmen. Dehnt sich das Zwerchfell aus, drückt es dabei auf die Brustmuskeln und veranlaßt sie, verbrauchte Luft auszustoßen. Während der Einatmung kommt es auch zu einer Kompensation des Bauchhöhlenraumes, was die sogenannte Bauchatmung bewirkt. Das Zwerchfell mit seiner von selbst einsetzenden Bewegung spielt daher die zentralste und wichtigste Rolle beim Atemvorgang. Es gibt kaum ein Organ im Brust- oder Bauchraum, das nicht in seiner Funktionsfähigkeit von der Zwerchfellatmung abhängig ist. Das bedeutet, daß Atemstörungen — als fehlerhaftes Zusammenspiel zwischen Zwerchfell und Brustraum einerseits und Zwerchfell und Bauchraum andererseits — zu Fehlfunktionen vieler Organe und damit des ganzen Organismus führen. Brust-, Zwerchfell- und Bauchatmung müssen in einer harmonisch fließenden Bewegung ineinander übergehen. Atmet zum Beispiel ein Mensch aktiv, das heißt mit dem Brustkorb, bevor die natürliche Zwerchfellatmung einsetzt, nimmt er seinem Atem »den Wind aus den Segeln«. Er vermindert die Kraft des natürlichen Atemantriebes.

ATMEN IST EIN ANDERES WORT FÜR LEBEN

Atmen ist ein Geheimnis, das unmittelbar an das Leben gebunden ist. Mit dem ersten Atemzug des Neugeborenen beginnt das Leben und mit dem letzten endet es. Weicht der Atem und damit das Leben, dann nehmen wir erstaunt wahr, daß der Körper, der übriggeblieben ist, nur noch eine entfernte Ähnlichkeit mit dem ursprünglichen Wesen besitzt. Ein toter Körper ist nicht nur leblos, sondern es fehlt ihm auch jenes feine Leuchten, das besonders veranlagte Individuen als Aura wahrnehmen können.

Es ist daher nicht verwunderlich, daß Menschen aller Zeiten und Kulturen den Atem als eine geheimnisvolle, ja göttliche Kraft verehrten. So beginnt im biblischen Schöpfungsmythos alles menschliche Leben, indem Gott einem Erdklos seinen »göttlichen Odem einhauchte«. Aus indischen Lehren erfahren wir, daß der Atem der Träger der eigentlichen Lebenskraft ist, die der Inder »prana« nennt. In Indien nennt man auch einen Menschen, der erleuchtet ist, einen »Mahatma«. Übersetzt bedeutet dieses Wort sowohl »große Seele« als auch »großer Atem«. In der griechischen Sprache bedeutet »Psyche« sowohl Seele als auch Hauch, und auch das Wort »Diaphragma« bedeutet Geist und Zwerchfell. Im Lateinischen heißt »spirare« atmen und »spiritus« ist der Geist. Von diesem Wortstamm leitet sich das englische Wort »spirit« (Geist) und unser Wort »inspirieren« ab.

Die Analogie zwischen Atmen und menschlichem Geist manifestiert sich auch in der Namensgebung »Zwillinge«. Nach den beiden Tiernamen Widder und Stier bekommt der dritte Abschnitt eine menschliche Beziehung. Wie an anderer Stelle ausführlicher dargestellt (siehe »Der Tierkreisführer«), soll damit ausgedrückt werden, daß im dritten Abschnitt der Mensch erst wirklich menschlich wird.

DER ATEM SCHAFFT UNIVERSELLE KONTAKTE

Was immer auch ein Mensch als seinen Besitz beanspruchen möchte, die Luft gehört allen. Sie hält sich weder an Grenzen noch an irgendwelche Aufteilungen. Die gleiche Atemluft, die ich einatme, steht allen Menschen, Freunden wie Feinden, zur Verfügung. Atem ist also ein gigantischer Kontaktvorgang. Während ich mich sehr wohl entscheiden kann, wen ich mit der Haut meines Körpers, beispielsweise meinen Händen, berühren will, stehen die siebzig Quadratmeter Lungenfläche jeder Berührung offen. Daher kommt es wohl, daß manche Menschen den Raum nicht betreten wollen, in dem sich bereits ein bestimmtes Individuum aufhält. Auch die Redewendungen »Du stinkst mir«, »dicke Luft« oder »Du nimmst mir die Luft zum Atmen« beruhen auf der Tatsache, daß Atmen von der unbewußten Psyche als ein Kontakt und sogar als eine Beziehung verstanden werden kann. In unserer Tiefenseele besteht also ein Zusammenhang zwischen Luft, Atmen, Kontakt, Beziehung und Leben. Astrologisch werden alle diese Analogien durch das Zwillingszeichen zusammengefaßt und symbolisiert: Atmen bedeutet Leben, und im Atmen hat das Leben teil am »spiritus«, dem lebendigen, universellen Geist.

DER ASTHMATIKER HAT ANGST

In zweifacher Weise unterbricht Asthma den natürlichen Atemfluß. Zum einen wird das Einatmen kontrolliert. Symbolisch versucht der Asthmatiker dabei seine Lungen, das heißt sich selbst, vor unerwünschten Kontakten zu schützen. Gemäß der Analogie von Atmen, Leben und Geist schützt sich der Asthmatiker gegen den Fluß des Lebens. Asthma ist wortverwandt mit Enge und Angst. So hat diese Krankheit mit der Angst vor dem Hereinlassen zu tun, die sich als Enge beim Einatmen ausdrückt. Das Abschließen-Wollen kann beim Asthmatiker sogar zum Tod führen. Der Tod ist die letzte Konsequenz, sich gegen das Leben zu schützen. Auf der spirituellen Ebene stellt sich das Ego gegen den Geist, weil dieser als eine dem Ich übergeordnete und damit vom Ich nicht kontrollierbare Kraft erlebt wird.

Zum anderen kann der Asthmatiker aber auch nicht ausatmen. Er nimmt auf und hält dann fest. Er durchbricht das Spiel zwischen Nehmen und Geben, wie es im natürlichen Atem-Rhythmus geschieht.

Zwillinge mit einer Veranlagung zu Asthma zeigen in ihrem Horoskop oft eine Konstellation, die eine Unterdrückung ihres Zwillingspotentials nahelegt. Im folgenden Fallbeispiel handelt es sich um eine Sonne-Saturn-Konjunktion.

Fallbeispiel Oskar
Oskar sucht eine therapeutische Beratung auf, weil er seit Jahren unter Asthma leidet. In seinem Horoskop findet sich eine Zwillingssonne in enger Konjunktion mit Saturn. Das verweist den astrologisch geschulten Psychotherapeuten auf eine tiefe Problematik mit dem Vater. In der Tat steht Oskar seinem Vater völlig ablehnend gegenüber.

»Er hat mich nur unterdrückt«, sagt er in einer Sitzung.

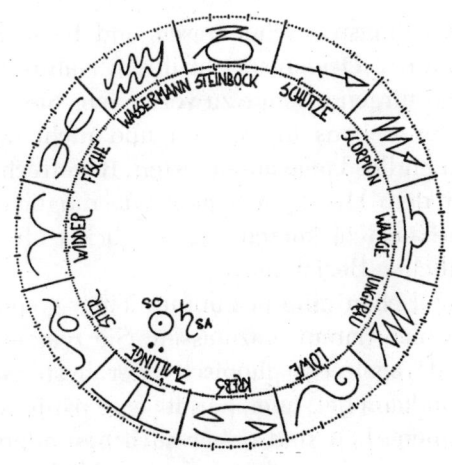

Erläuterungen zu Oskars Horoskop
So = Sonne
Sa = Saturn

Kann sich der Sohn nicht mit dem Vater identifizieren, dann fehlt ihm auch die Kraft der Sonne, die im Horoskop für den Vater steht. Oskars Ablehnung seinem Vater gegenüber ist so stark, daß er homosexuell geworden ist. »Ich glaube, es blieb mir gar keine andere Wahl, als schwul zu werden, um nicht wie mein Vater zu sein«, sagt er.

Die Nichtidentifikation mit dem Vater und damit seiner Sonne somatisiert sich in dem Körperbereich, der analog für die Zwillingsenergie steht, also an den Atmungsorganen. Oskar bekommt Asthma. In einer längeren Einzelberatung, die später in einer Gruppe fortgesetzt wird, versöhnt sich Oskar allmählich mit seinem Vater und damit seiner Zwillingssonne. Er geht dann auch zum ersten Mal eine längere Beziehung mit einer Frau ein. Sein Asthma verschwindet.

DER FLACHE ATEM VERRÄT OBERFLÄCHLICHKEIT

Häufig atmen Zwillingsmenschen rasch und flach. Sie sind ausgesprochene Brustatmer. Das entspricht ihrem Naturell, möglichst viel aufzunehmen und nirgends lange zu verweilen. Sie sind an der Vielfalt und Fülle des Lebens interessiert und nicht daran, einen bestimmten Aspekt endlos lange auszukosten. Regelrecht lebenshungrig stehen sie unter dem Druck, so wenig wie möglich zu versäumen. Daher neigen sie auch zu kurzen und möglichst offenen, manchmal sogar unverbindlichen Beziehungen.

Wird in ihrem Leben eine bestimmte Tiefe gefordert, haben sie Schwierigkeiten, sich darauf einzulassen. Sie reagieren überproportional, manchmal regelrecht phobisch oder hysterisch. Eine etwas kritische Situation kann bei ihnen bereits eine panische Reaktion auslösen. Zwillingsmenschen sind daher auch besonders schockgefährdet. Sie sind es so wenig gewöhnt, einen wirklich tiefen Atemzug zu nehmen, daß sie bei einem Traum, bei dem der Atem kurz innehält und dann um so tiefer ansetzt, Angst und Panik bekommen können.

Ein Armbruch verrät eine gebrochene Beziehung

Als Folge der Analogie zwischen Zwillingen und dem menschlichen Atmen beziehungsweise den Händen, verweist eine Erkrankung oder eine Verletzung immer auch auf eine gestörte Beziehung. Nach meiner Erfahrung neigen besonders Kinder mit einem großen Zwillingspotential dazu, ihre gestörte Beziehung zu den Eltern durch einen Armbruch oder eine Verletzung an den Händen auszudrücken. Oft steckt hinter einem Armbruch auch die Tatsache, daß das Kind jetzt älter geworden ist und endgültig mit der kindlichen Rolle »bricht«.

Greifen und begreifen

Bei Verletzungen an den Händen kann man nicht mehr greifen und drückt damit zugleich aus, daß man auch nichts mehr »begreifen oder nicht mehr mithalten« will. Wieder sind es Kinder, bei denen diese Analogie besonders stark ausgeprägt ist. Zahlreiche Hand- und Armverletzungen sind eindeutig eine Antwort der kindlichen Seele auf zu starken schulischen und elterlichen Druck.

Bei Asthma, Atembeschwerden, Arm- und Handverletzungen sind daher grundsätzlich folgende Fragen zu erörtern:

Was will ich nicht verstehen oder begreifen?
Wogegen protestiere ich?
Was will ich nicht anfassen?
Wo will ich nicht mithalten?
Welche Beziehung will ich abbrechen?
Welchen Kontakt möchte ich meiden?
Was stinkt mir?

DER KREUZWEG DES ZWILLINGEMENSCHEN

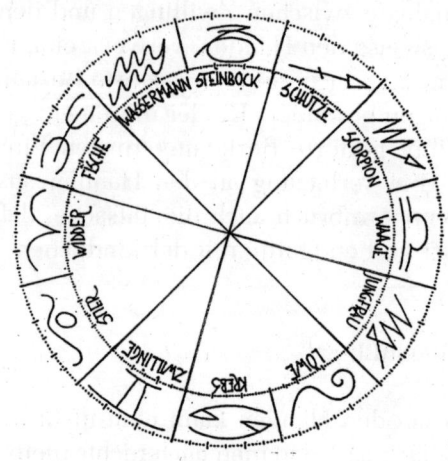

Dem Luftzeichen Zwillinge steht das Feuerzeichen Schütze und damit die Kraft geistiger Einsicht und Erkenntnis gegenüber. In Quadratur dazu befinden sich das Wasserzeichen Fische und das Erdzeichen Jungfrau. So muß der Zwilling, der allen Informationen gegenüber offen ist, von der Jungfrau lernen, auszuwählen und sich zu begrenzen. Die Fischeenergie wiederum verweist ihn auf die Relativität allen Wissens und aller Fakten und macht ihn damit weise und bescheiden.

STICHPUNKTE ZU SCHÜTZE, JUNGFRAU UND FISCHE

SCHÜTZE

ELEMENT Feuer
ENERGIE Positiv, yang
KÖRPERLICHE ENTSPRECHUNGEN Hüfte, Oberschenkel
PSYCHOLOGISCHE ENTSPRECHUNGEN Geist, Glaube, Expansion, Horizonterweiterung
HERRSCHENDER PLANET Jupiter

JUNGFRAU

ELEMENT Erde
ENERGIE Negativ, yin
KÖRPERLICHE ENTSPRECHUNGEN Dünndarm, Verdauung
PSYCHOLOGISCHE ENTSPRECHUNGEN Sachlichkeit, Selektion, Vernunft, Vorsicht
HERRSCHENDER PLANET Merkur des Abends

FISCHE

ELEMENT Wasser
ENERGIE Negativ, yin
KÖRPERLICHE ENTSPRECHUNGEN Füße, Lymphgefäße
PSYCHOLOGISCHE ENTSPRECHUNGEN Transzendenz, Mitgefühl
HERRSCHENDER PLANET Neptun

Die Zwillinge-Schütze-Symptomatik

In der Polarität zwischen Zwillinge und Schütze stehen sich Weisheit und Einsicht auf der einen und Faktenwissen beziehungsweise Detailkenntnis auf der anderen Seite gegenüber. Viele Zwillingsmenschen erleben nach meiner Erfahrung diese Polarität als eigene Insuffizienz. Sie negieren ihr eigenes zwillingshaftes Naturell und versuchen, sich mit dem Gegenzeichen Schützen zu identifizieren. Daraus entsteht aber nicht ein reifer und erfahrener Meister, sondern ein Besserwisser und oft genug auch ein esoterischer Scharlatan, der Einsichten in die Manier eines Zwillings als Fakten »verkauft«.

Es gibt auch den umgekehrten Fall. Dann überidentifiziert sich der Zwilling mit seinem Naturell und negiert seine Opposition. Verdrängungen der Schützeenergie somatisieren sich häufig in den Körperregionen, die der Schütze regiert, also an den Hüften (z.B. Hüftgelenksoperationen), der Bandscheibe (z.B. Bandscheibenvorfall) oder an den Oberschenkeln. Zwillinge, beziehungsweise Menschen mit einem starken Zwillingseinfluß (siehe »Astologische Differenzierungen« am Ende dieses Kapitels), sollten sich bei Symptomen dieser Art immer fragen, ob nicht eine Verhinderung oder Beschränkung der Schützeenergie vorliegen könnte.

Fallbeispiel Ursel

Ursel ist Aszendent Zwillinge und hat die Sonne im Löwen und im dritten Haus. Damit hat sie laut Tabelle am Schluß dieses Buches (S. 341) einen starken Zwillingseinfluß (6 + 5 = 11 Punkte). Sie kommt in eine astrologische Beratung, weil sie, wie sie es nennt, in einem »Beziehungschaos lebt«. Außerdem leidet sie unter einem akuten Bandscheibenschaden und kann sich kaum bewegen.

Sie lebt mit einem Mann zusammen, der sich in eine andere Frau verliebt hat. Da sie – wie viele Zwillinge – selbst zu einem lockeren Beziehungsleben neigt, versucht sie ihre aufkommende Eifersucht zu unterdrücken. Auch dem Impuls, ihren Freund zu verlassen, gibt sie nicht nach. Als die Geschichte zwischen diesem Mann und der anderen Frau immer intensiver wird, bekommt sie über Nacht einen Bandscheibenvorfall und ist praktisch bewegungsunfähig. Bei Einsicht in ihr Horoskop zeigt sich, daß zum Zeitpunkt ihrer Erkrankung der laufende Transit-Saturn in Opposition zu ihrem Jupiter steht. Das bedeutet, daß Ursel ihre Jupiterkräfte vorübergehend verliert. Entsprechend äußert sie in der Beratung: »Ich blicke nicht mehr durch, mir fehlt jede Einsicht, was das Ganze soll, und ich habe auch jede Hoffnung verloren, daß mein Freund und ich noch einmal zusammenkommen.«

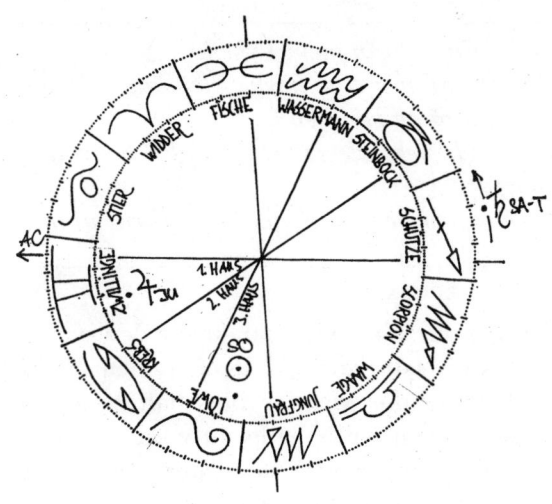

Erläuterungen zu Ursels Horoskop

AC   = Aszendent
SO   = Sonne
JU   = Jupiter
SA-T = Saturn-Transit

Aber warum erkrankt Ursel gerade an der Bandscheibe? Die Antwort des medizinischen Astrologen lautet: Ursel versäumt in ihrem Bewußtsein, sich zu einer klaren Entscheidung durchzuringen. Sie bleibt auf der Ebene der reinen Informationserfassung stehen, bleibt unbestimmt, offen, »zwillingshaft« und negiert die Ebene des Schützen. Mit der Kraft des Schützen gewinnt der Mensch höhere Einsichten in sein Leben. Er überschreitet seinen begrenzten Horizont und macht sich damit frei von falschen Abhängigkeiten. Körperliche Symptome manifestieren sich aber immer in den Körperregionen, die analog zu den abgewehrten Bewußtseinsinhalten sind.

Bei Problemen im unteren Rückenbereich, den Hüften und den Oberschenkeln sind daher im inneren Dialog folgende Fragen zu erörtern:

> *Fehlt es mir an Einsicht in mein Leben?*
> *Verzichte ich darauf, mir eine eigene Meinung zu bilden?*
> *Habe ich die Hoffnung verloren?*
> *Ist es jetzt vielleicht besonders wichtig, daß ich mir die richtige Einsicht verschaffe?*
> *Fürchte ich mich vor dem konsequenten Schritt in die Freiheit?*

Wird ein Zwilling durch eine Krankheit zur Bewegungslosigkeit verurteilt, so ist das für sein quirliges Temperament besonders hart. Er muß lernen, dahinter die wichtige Botschaft zu erkennen, die ihm sein Körper übermitteln will: Vielleicht wird er angehalten, wieder einmal den Blick auf das Ganze zu richten und seinem Leben eine neue Perspektive, ein neues Ziel zu geben.

Die Zwillinge-Jungfrau-Symptomatik

Im Quadrat zur Zwillingsenergie steht das Zeichen Jungfrau. Beide Abschnitte werden von Merkur regiert. Zur Spezifizierung wird den Zwillingen der Merkur des Morgens zugeordnet und entsprechend erhält die Jungfrau den Merkur des Abends. Dieser Unterteilung in zwei Merkurqualitäten entspricht die astronomische Tatsache, daß der Planet Merkur der Sonne scheinbar zeitweise vorausläuft, also von der Erde aus gesehen vor der Sonne am morgendlichen Himmel aufgeht, zu anderen Zeiten aber der Sonne scheinbar nachfolgt und dann natürlich am Abend nach Sonnenuntergang noch etwas über dem westlichen Horizont zu sehen ist, bevor er untergeht. In ähnlicher Weise unterscheidet die Astrologie eine Venus des Abends (zur Waage gehörend) und eine Venus des Morgens (zum Stier gehörend).

Der Zwillingsmerkur macht eher optimistisch, fröhlich und erwartungsvoll. Aber unter seinem Patronat neigt man auch zu Oberflächlichkeit, Leichtsinnigkeit und Verantwortungslosigkeit. Als Abendstern steht der gleiche Planet für Besonnenheit, Vorsicht, Planung und Gewissenhaftigkeit. Seine negativen Eigenschaften sind dann Kritiksucht, Besserwisserei und Ängstlichkeit. In einer weiteren Analogie läßt sich auch sagen, daß der Zwillingsmerkur eher Kindheit und Jugend symbolisiert und der Merkur der Jungfrau dagegen den erwachsenen Menschen.

Identifiziert sich der Zwillingsmensch mit dem morgendlichen Merkur, dann versucht er, so lange wie möglich jung zu bleiben. Die Schattenseite des abendlichen Merkurs wird verdrängt. Die fehlende, bewußte Auseinandersetzung mit dem Älterwerden wird im Körper ausgetragen, und zwar an den der Jungfrau zugeordneten Regionen, also dem Dünn- bzw. Dickdarm und der Bauchspeicheldrüse.

Zwillinge haben grundsätzlich eine Veranlagung zu Verdauungsbeschwerden. Bereits ihre Nahrungsaufnahme ist wahllos und folgt beinahe ausschließlich dem Lustprinzip. Ähnlich einem Kind lieben sie alles Süße und genauso alles extrem Saure oder Salzige. Damit verlangen sie aber ihrer Verdauung viel Sonderarbeit ab, was zu Blähungen, Völlegefühl, Schlafstörungen und unreiner Haut führen kann.

Des weiteren vernachläßigt der Zwilling die Aufbereitung der Nahrungsmittel. Er ist ein ausgesprochener Schnellesser, der am liebsten das Essen mit irgendeiner zweiten Tätigkeit wie Fernsehen oder Lesen verbindet. Das kostet den Magen und die Därme zusätzliche Kraft.

Auch Erlebnisse müssen verdaut werden

Die Art der Essensaufnahme und -verarbeitung findet immer Entsprechungen im gesamten Lebensstil. Zwillinge setzen sich auch im Leben jeder nur erdenklichen Reizung aus und lassen sich wenig Zeit, ihre Eindrücke auch zu »verdauen«. Wird aber das Jungfrauprinzip, und damit die Selektion und systematische Verwertung, nicht ausreichend ins Leben integriert, dann bleibt man vielleicht an der Oberfläche vielseitig, universell, unter Umständen sogar genial, aber im psychischen Untergrund rumort es, streikt die Verdauung und bläht sich der Bauch. Solche »fröhlichen« Menschen haben eine minimale Reizschwelle, das heißt, daß gelegentlich ein falsches Wort genügt, um sie zornig werden zu lassen. Besonders nachts verfolgt sie der Schatten der verdrängten Jungfrau, denn sie können nicht schlafen, planen im Halbschlaf ihre nächsten Projekte und zählen die Stunden, bis die Sonne und damit ihre heitere, zwillingshafte Seite wieder aufgeht.

Menschen mit einem starken Zwillingseinfluß sollten sich bei aufkommenden Unterleibs- beziehungsweise Verdauungsbeschwerden und Streßsymptomen wie Schlaflosigkeit mit folgenden Fragen auseinandersetzen:

> *Wie stehe ich dem Älterwerden gegenüber?*
> *Ist mir bewußt, was ich alles an Nahrungsmitteln aufnehme?*
> *Ist mir bewußt, welchen psychischen Reizen ich mich aussetze?*
> *Gebe ich mir genügend Zeit zum Verdauen?*
> *Wie ist mein Verhältnis zu Ordnung und Planung?*

Die Zwillinge-Fische-Symptomatik

In der Quadratur zwischen Zwillinge und Fische stehen sich Oberfläche und Tiefe, Detail und Ganzheit, Wissen und Intuition gegenüber. Im Spiegel des letzten Zeichens, den Fischen, wird die vordergründige Klarheit der Zwillinge rasch zum Schein, aber genauso entlarvt ihr klarer und flinker Verstand jeden falschen Mythos der Fische. Es ist wichtig, daß sich der Zwilling gegenüber dem »Sog des Mystischen« behauptet, aber er darf sein eigenes scheinbar reales Reich nicht zum alleinigen erklären, weil er sonst den Kontakt zu seiner eigenen Seele verliert. Erst hier, auf der Ebene der Fische, wird der Atem wirklich zum Odem, zur Seele, die dem Neugeborenen bei der Geburt eingehaucht wird und beim Tod den Körper wieder verläßt.

Zwillinge, die das Mysterium ihres eigenen Lebens »vergessen«, verlieren mit der Zeit ihre Seele. Als faustischer Geist entfernt sie ihre Suche nach Wissen immer mehr von Gott, als dem Symbol für das Unbekannte und Ewige.

Fallbeispiel Yoti

Yoti ist eine Zwillingsfrau, die heute in einem indischen Kloster lebt. Mit vierundzwanzig Jahren war sie Tänzerin in Berlin, bekam ihren ersten Solopart und damit die Chance zu einer großen Karriere.

Auf der Bühne zu stehen ist für Zwillinge das Größte, weil sie dort alle Rollen spielen und damit vergessen können, wer sie wirklich sind.

In einem einzigen Augenblick ändert sich Yotis ganzes Leben. Bei einem Autounfall zieht sie sich so schwere Knochenbrüche zu, daß sie ihre Karriere als Tänzerin aufgeben muß.

Astrologisch ist folgendes geschehen: Der laufende Transit-Neptun steht zum Zeitpunkt ihres Unfalls im Quadrat zu ihrem Mond, der in Konjunktion mit ihrem Aszendenten in den Fischen steht.

Yoti leidet ungeheuer unter der tragischen Situation. Drei Monate lang versinkt sie in einer Depression und denkt mehrmals daran, ihrem Leben ein Ende zu setzen.

Astrologisch betrachtet ist sie durch den Transit des Fischeregenten Neptun mit ihrer Fischeseite (AC und Mond in den Fischen) konfrontiert worden, die sie bis dahin überhaupt noch nicht gelebt hat.

Erst nach einem Jahr hat sich Yoti mit ihrer Fischeseite angefreundet. Sie nimmt an Selbsterfahrungsgruppen teil, wird Buddhistin, dann Sannyasin und lebt jetzt seit mehreren Jahren in Indien.

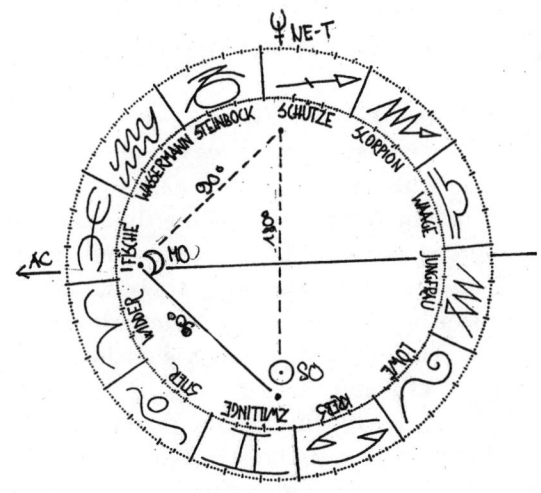

Erläuterungen zum Horoskop Yotis
SO   = Sonne
AC   = Aszendent
MO   = Mond
NE-T = Neptun-Transit

133

Lebenskrisen sind für Zwillinge immer auch ein Hinweis darauf, daß sie sich zu weit von ihrer Seele entfernt haben. Es ist dann besonders wichtig, sich mit existentiellen, religösen oder esoterischen Fragen zu beschäftigen.

Weitere Probleme und Krankheitsdispositionen

In Folge der Quadraturen zu Fische und Jungfrau und der Opposition zum Schützen besitzen Zwillinge noch folgende Krankheitsveranlagungen: Sehnenscheidenentzündung (siehe JUNGFRAU, Seite 183); Asthma, Heuschnupfen, Allergien (siehe SCHÜTZE, Seite 247, und FISCHE, Seite 309).

Was der Zwillingemensch noch für seine Gesundheit tun kann

Zuallererst ist es wichtig, daß der Zwilling sein eigenes Naturell lebt. Sein Element Luft ist dazu bestimmt, alles mit allem zu verbinden. Es ist daher auch seine Aufgabe, möglichst viele Kontakte zu knüpfen und andere dabei mitzureißen. Ein Zwilling braucht Menschen um sich. Er verliert zuerst seinen Charme und wird am Ende krank, wenn er zuviel allein ist. Eminent wichtig ist auch, daß sich der Zwilling anderen Sternzeichen gegenüber nicht unterlegen fühlt. Er sollte sich selbst immer wieder klarmachen, wie wichtig seine einmalige Art und sein besonderes Naturell sind.

Genauso darf er aber auch sein eigenes Wesen nicht verabsolutieren: Vom gegenüberliegenden Zeichen Schützen bekommt er Ziele, die sein Leben leiten und ihm einen Sinn geben. Von der Jungfrau lernt er, auszuwählen, und vom Fisch erfährt er, daß sein Atem ein Teil der ewigen Schöpfung ist.

WER RICHTIG ATMET, BLEIBT GESUND
Die Atemtherapie, ein weitverbreiteter Therapieansatz mit zahlreichen Schulen in der ganzen Welt, versucht durch bewußte Atemarbeit zu heilen. Sie fördert auch die Kräfte des 3. Zeichens, schenkt mehr

Leichtigkeit, belebt das Denken und regt zu sozialem Austausch und Kommunikation an. Menschen, die ihr Denken und ihre Kontaktfähigkeit verbessern möchten, sei daher zu Atemübungen unter Umständen sogar zu einer Atemtherapie geraten.

1. Atemübung

Sitzen Sie wie in der Abbildung möglichst aufrecht auf einem Hocker oder einem Stuhl. Schließen Sie die Augen und sammeln Sie sich. Beginnen Sie, auf Ihren Atem zu achten. Verstärken Sie dabei allmählich die Intensität Ihres Atems. Zugleich beginnen Sie, Ihre Arme im Rhythmus des Atmens zu bewegen. Die Bewegung sieht dabei so aus, daß Sie versuchen, Ihren Brustkorb und damit die Lungen zu entlasten. Heben Sie beim Einatmen die Arme an den Achseln und breiten Sie beide Arme aus. Beim Ausatmen legen Sie beide Hände auf Ihren Brustkorb und drücken leicht darauf. Diese Übung können Sie immer wieder einmal zwischendurch machen. Sie gibt Ihnen Kraft und stärkt Ihren Atem.

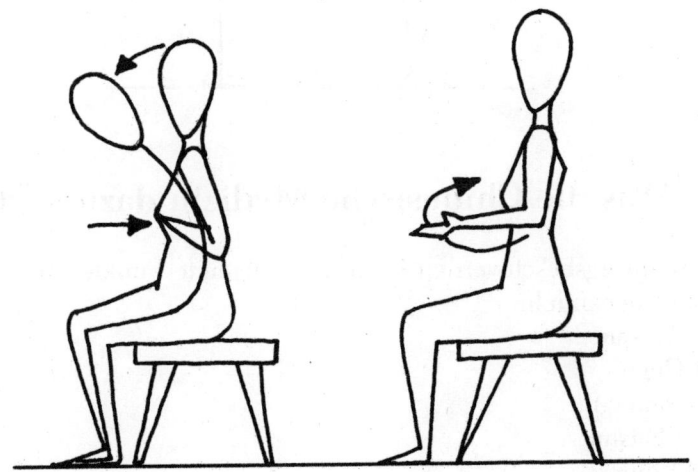

2. Atemübung

Stehen Sie aufrecht. Machen Sie mit beiden Händen eine Faust und stoßen Sie sie abwechselnd wie ein Boxer nach vorn. Blasen Sie dabei Ihren Atemstrom beim Ausatmen heftig durch Ihre gespitzten

Lippen, so als würden Sie eine Luftmatratze aufblasen. Führen Sie diese Übung am besten morgens bei geöffnetem Fenster durch. Dauer: Fünf bis zehn Minuten.

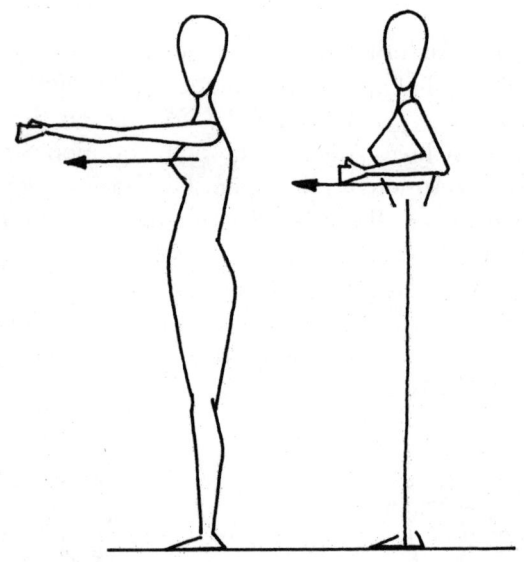

Was die Chinesische Medizin dazu sagt

Bei Atemwegsbeschwerden kann man folgende Punkte mittels Aku-punktur behandeln:
LU 7 Lieque
DI 4 Hegu
LU 1 Zhongfu
BL 13 Feishu
LU 6 Kongzui
Diese Punkte werden bei allgemeiner Schwäche tonifiziert und bei akuten Fällen sediert.
Bei akuten Asthma und Bronchitis behandle man die Punkte:
REN 22 Tiantu
EXTRA 17 Ping Chuan

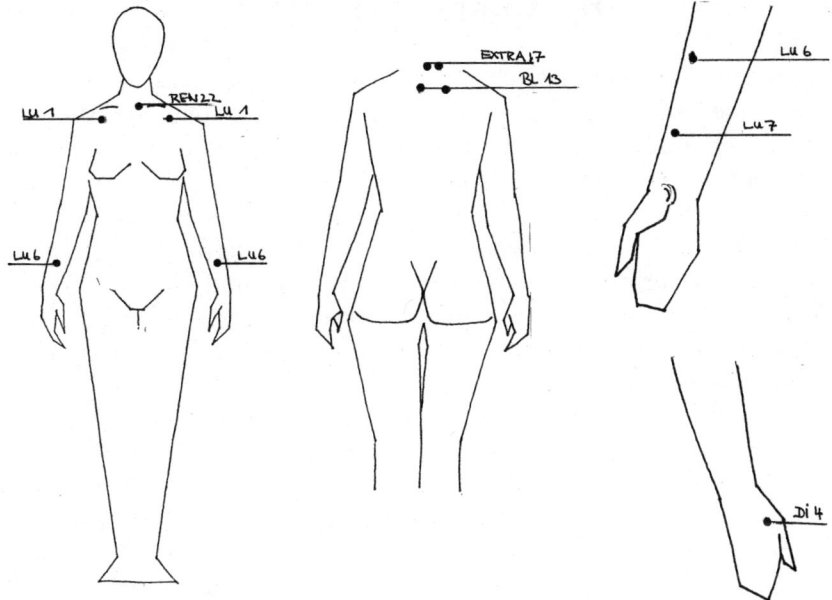

Tonifizieren heißt eine rasche, rhythmische Akupressur mit der Fingerkuppe ähnlich einem sehr schnellen Klopfen. Die Dauer beträgt 30 bis 60 Sekunden. Sedieren bedeutet, daß man über einen längeren Zeitraum auf einen bestimmten Punkt am Körper gleichmäßig Druck ausübt.

Zur Akupunktur bei Darmbeschwerden siehe JUNGFRAU, Seite 200; bei Kreuzbeschwerden siehe SCHÜTZE, Seite 264.

Biochemische Mittel (Schüsslersalze)

Bei Bronchialasthma nimmt man Kalium phosphoricum D6 (alle 5 Minuten) und bei krampfartigen Atembeschwerden (z.B. Reizhusten) Magnesium phosphoricum D6 (ebenfalls alle 5 Minuten).

Die Apotheke der Natur

Nach dem Analogieprinzip besitzen Heilkräuter, die im Juni reif werden, eine besonders günstige Wirkung bei Erkrankungen der Atmungsorgane. Der Kräuterkundige sammelt daher jetzt Lungenkraut, Hagebutten, die Saat von Gerste und das Gundermannkraut. Des weiteren erntet man jetzt zur Anregung der Verdauung die Blätter des gemeinen und des römischen Wermuts, Schlehdorn-Blätter, Sauerampfer-, Leberbalsam-, Eibischwurzel-Blätter und Holzwurzkraut. Auch das Birkenwasser wird jetzt vom Fachkundigen abgezapft, weil das »Juni-Wasser dem Haar am besten tut«, wie es in einem alten Kräuterbuch heißt.

Beim Einsammeln der Kräuter ist es auch ratsam, etwas über die Stellung des Mondes zu wissen. Denn schneidet man die Kräuter vor dem Vollmond, dann befindet sich besonders viel des entsprechenden Wirkstoffes in der Pflanze. Nach dem Vollmond dagegen werden die Wirkstoffe schwächer, was für empfindliche Menschen aber genau richtig sein kann. Außerdem sollte man Zwillingspflanzen möglichst dann pflücken, wenn der Mond in den Zwillingen, in der Waage oder im Wassermann steht.

Astrologische Differenzierungen

In diesem Kapitel ist von Zwillingen, dem Zwillingstypen beziehungsweise Merkurtypen und seinen Symptomen die Rede. Dabei handelt es sich nicht automatisch um Menschen, die im Abschnitt der Zwillinge (21. Mai bis 21. Juni) geboren sind und damit eine Zwillings-Sonne in ihrem Horoskop aufweisen. Es ist möglich, daß ein Individuum mit einer Zwillings-Sonne keines der typischen Zwillingssymptome aufweist, weil in seinem Horoskop eine andere Energie stärker ausgeprägt ist. Genauso kann eine Person mit einem ganz anderen Sonnenzeichen einzelne, hier erwähnte typische Zwillingssymptome aufweisen. Für diese Differenzierung ist allerdings ein bestimmtes astrologisches Vorwissen unerläßlich, das in diesem Buch nicht geliefert werden kann. Der interessierte Leser sei auf »Das astro-medizinische Horoskop« (Seite 343) verwiesen.

Die nach dem Polaritätsgesetz bestehende Opposition beziehungsweise Quadratur verstärkt sich, wenn in einem Horoskop mit starker Zwillingsbetonung noch folgende Konstellationen auftreten:

Aszendent Jungfrau, Schütze oder Fische
Mond in Jungfrau, Schütze oder Fische
Aspekte (Opposition, Quadratur und Konjunktion) zwischen den Planeten Sonne, Mond, Neptun, Merkur und Jupiter
Außerdem führt jeder Transit zwischen diesen Planeten zu einer erhöhten Bereitschaft für die hier aufgeführten Symptome.

DER KREBS UND SEINE GESUNDHEIT

KREBS (22. Juni bis 22. Juli)

ELEMENT Wasser
ENERGIE Negativ, yin
KÖRPERLICH-PHYSIOLOGISCHE ENTSPRECHUNGEN Magen, Zwölffingerdarm, Brust, Milchdrüsen, Verdauung
PSYCHOLOGISCHE ENTSPRECHUNGEN Gefühl, Geborgenheit, Familie, Schutz, Aufnahmebereitschaft, Empfindung
KRANKHEITSDISPOSITIONEN Gastritis, (Magenschleimhautentzündung), Magenbeschwerden, Magengeschwür, Magenkatarrh, Nierenleiden, Phobie
HERRSCHENDER PLANET Mond

GEFÜHLE SIND DIE NAHRUNG DER SEELE

So wie der physische Leib Nahrung benötigt, braucht die Seele Gefühle. Man braucht nur an Kinder zu denken, die ohne Zuwendung aufwachsen mußten. Wirken sie nicht, als fehle ihnen Lebenskraft? Der extremste Gefühlsentzug ist bei einem Autisten zu beobachten; er erweckt beinahe den Eindruck einer Maschine. Bei Erwachsenen wird das Leben mehr und mehr »im Kopf«, also kognitiv oder intellektuell, verarbeitet. Doch das Bedürfnis nach Gefühlen bleibt bis ins hohe Alter bestehen und nimmt wie man weiß in ganz späten Jahren sogar wieder zu. So wie Gefühle die Nahrung der Seele sind, so ist die Seele umgekehrt die Quelle der Gefühle. Dieser Quelle, die niemals versiegt, entspringt die Menschenliebe und das Gefühl tiefsten

Vertrauens. Aus dieser Quelle kommt aber auch die Angst und manchmal sogar Haß.

Wir alle kennen Gefühle, und wir wissen auch, daß es davon ganz besonders köstliche gibt und wiederum andere, deren Existenz wir lieber vergessen möchten. Genauso ist uns bekannt, daß sich manche Gefühle wie eine schwere Last an uns hängen und wir sie, so sehr wir uns auch bemühen, nicht loswerden. Worauf beruht all dies? Warum können wir manche Gefühle gut ertragen und andere nicht? Warum vergehen einige so schnell wie der Wind und andere hängen uns ewig nach?

Die medizinische Astrologie verweist als Antwort auf einen analogen Vorgang, nämlich auf die Verdauung im Magen beziehungsweise im Zwölffingerdarm.

Zunächst einmal muß der physische Magen alles schlucken, was durch die Speiseröhre in ihn gelangt. Genauso ist es mit den Gefühlen. Wir können sie uns nicht aussuchen. Auch wenn wir uns beispielsweise noch so vehement gegen das Gefühl der Eifersucht wehren, packt es uns dennoch. Allerdings kann ein bewußter Mensch sich im Laufe seines Lebens dafür entscheiden, nur noch bestimmte Nahrungsmittel, zum Beispiel vegetarische Kost, zu sich zu nehmen. Genauso ist es auch möglich, sich bestimmte Gefühle vom Leib zu halten. Aber dafür ist ein hoher Grad an Bewußtsein und Lebenserfahrung nötig.

Der Magen schützt sich mit Hilfe des Magenschleims gegen zu scharfe Nahrungsmittel. Genauso hat auch unsere Seele gegenüber Gefühlen einen Schutz. Manche Gefühle »berühren uns überhaupt nicht« und andere »fahren buchstäblich in uns hinein«.

Die Nahrung wird durch die Salzsäure gereinigt und teilweise zerlegt. Genauso besitzt unsere Seele einen Mechanismus, Gefühle zu »säubern«, wenn sie unserem Empfinden nach »zu schmutzig« sind.

Zuletzt werden aus der Magenschleimhaut und aus dem Zwölffingerdarm Enzyme geliefert, die gemeinsam mit denen der Bauchspeicheldrüse die Nahrung endgültig in verwertbare Stoffe zerlegen. Entsprechend müssen auch die Gefühle zerlegt werden, damit sie vom Körper assimiliert und absorbiert werden können.

Dabei können Schwierigkeiten auftreten.

1. Die Brocken − stoffliche wie psychische − sind zu groß und »schlagen auf den Magen« oder bleiben liegen, weil man sich »in sich

hineingefressen hat«. Manche Menschen können bestimmte seelische Eindrücke ihr ganzes Leben lang belasten, weil sie nie richtig verarbeitet werden. Solche dramatischen Gefühle stammen zumeist aus der frühen Kindheit.

2. Es ist zu viel Säure vorhanden, die sich am Ende gegen das eigene System, nämlich die Magenwand, richtet und Geschwüre produziert. Im Erleben entspricht der Säure ein scharfer Intellekt, der Gefühle sofort analysiert. Das Extrem ist ein selbstzerstörerischer Mensch.

3. Es gibt zu wenig Säure und somit zuviel Schleim. Die Nahrung kann nur ungenügend zerlegt werden. Im Erleben bedeutet dies, daß die Gefühle die Seele nicht wirklich berühren. Menschen, die zu viel »seelischen Schleim« produzieren, scheinen sich mit Gefühlen regelrecht zu umgeben, aber sie werden nie wirklich davon berührt. Es entsteht buchstäblich das Bild eines »Schleimers«.

4. Es gibt zu wenig Verdauungs-Enzyme, wobei man zu den verdauungsfördernden Stoffen auch die Galle rechnet. Dann wird die Nahrung mehr oder weniger unbearbeitet an den Dünndarm weitergegeben. Für die Gefühle heißt dies, daß sie roh und undifferenziert bleiben. Dann »brechen sie aus einem heraus«, »stinken zum Himmel« oder sind »roh und scharf wie Säure«.

Gemäß dem Parallelismus, den die astrologische Medizin postuliert, muß der Körper austragen, was die Seele versäumt. Wer also in seiner Gefühlswelt Probleme hat, bekommt irgendwann Schwierigkeiten mit dem Magen. Allgemeine Magenbeschwerden, eine akute oder chronische Gastritis (Magenschleimhautentzündung), oder gar ein Ulcus (Geschwür) ist immer auch die Folge einer Erlebnis- und Gefühlswelt, in der etwas nicht stimmt. Daher ist es auch sinnlos, solche Symptome nur auf der körperlichen Ebene, das heißt medikamentös, zu behandeln. Man kann davon ausgehen, daß bei Krebstypen sämtliche – psychische wie körperliche – Symptome letztendlich ihre Ursache in einer Magenfunktionsstörung haben. Allerdings bedarf es für eine entsprechende Diagnose einer sehr differenzierten Systematik, wie sie z.B. die chinesische Medizin besitzt.

Krebsmenschen sind richtig »hungrig« nach Gefühlen, und sie klagen, wenn sie isoliert sind, schnell über Erlebnishunger. Alles, was Gefühle erzeugt, findet man in ihrer Nähe. Das beginnt mit den »Gefühlsspendern Nummer Eins«, nämlich Kindern, mit denen sie sich so oft und so lange wie möglich umgeben. Des weiteren werfen sie nichts weg, denn an jedem Erinnerungsstück hängt ein besonderes Gefühl. Da Gefühle die eigentliche Nahrung der Seele sind, machen sich viele von ihnen auf die Suche, um über die Gefühle ihre Seele und damit ihr eigentliches Selbst zu finden.

Es gibt aber auch Krebse, die auf der Flucht vor ihren Gefühlen sind. Solche Vertreter findet man eher unter den Männern, die durch Erziehung dazu gebracht wurden, ihren Gefühlen zu mißtrauen.

Krebsmenschen sollten sich in ihrem inneren Dialog immer wieder mit der Frage beschäftigen, ob ihre Gefühlswelt stimmig ist. Dabei können sie folgenden Fragen nachgehen:

Nehme ich zu viele und zu schwere Gefühle auf?
Fehlen in meinem Leben Gefühle?
Lasse ich mich von Gefühlen ansprechen?
Lasse ich mir die nötige Zeit, um meine Gefühle zu verarbeiten?

DER KREUZWEG DES KREBSMENSCHEN

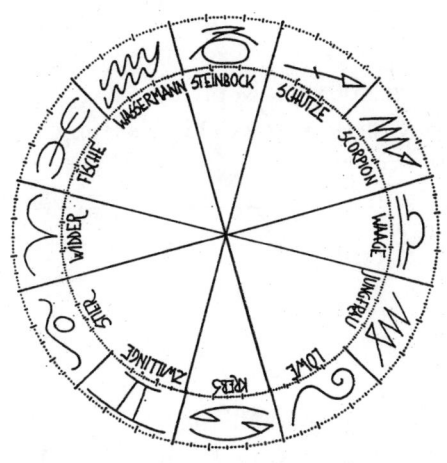

Dem Wasserzeichen Krebs steht das Erdzeichen Steinbock gegenüber. Damit treffen das weiche, empfangende und das harte, bestimmende Prinzip aufeinander. In Quadratur dazu befinden sich das Feuerzeichen Widder und das Luftzeichen Waage. Im Feuer findet der Krebs seine eigenen Grenzen und das Luftelement verhilft ihm zu gleichwertigen Beziehungen.

STICHPUNKTE ZU STEINBOCK, WIDDER UND WAAGE

STEINBOCK

ELEMENT Erde
ENERGIE Negativ, yin
KÖRPERLICHE ENTSPRECHUNGEN Skelett, Knie
PSYCHOLOGISCHE ENTSPRECHUNGEN Sachlichkeit, Distanz, Autorität
HERRSCHENDER PLANET Saturn

Die Krebs-Steinbock-Symptomatik

Man sagt, daß in der Entwicklung vom Einzeller zu hochentwickelten Lebewesen wie den Menschen Krebstiere ein wichtiges Zwischenglied darstellen. Sie waren es, die das schützende und nährende Wasser, den Ursprung allen Lebens, als erste verließen, um den Schritt aufs Land zu wagen. Dafür besitzen sie einen Panzer, der ihnen auf dem Land Halt gibt und sie schützt. Das Problem ist, daß ihr Schutzpanzer nicht mitwachsen kann, so daß ein Krebs während eines Lebens seinen Panzer mehrere Male abwerfen und neu gestalten muß. Das ist aufwendig und außerdem besteht damit für Krebse als Gattung überhaupt ein Wachstumslimit, weil ja nicht unbegrenzt Kalk als Schutzmaterial produziert werden kann. Lebewesen, die in der geschichtlichen Entwicklung wirkich weiterwachsen wollten, mußten daher zu einem neuen Prinzip greifen: dem Skelett. Damit ging es nicht mehr um einen äußeren, sondern um einen inneren Schutz und Halt.

Krebsmenschen stehen ihr ganzes Leben über vor der Frage, entweder ihren äußeren Schutz zu vergrößern oder auf ihre innere Stärke zu bauen. Im ersten Fall brauchen sie eine Wohnung, in der alles so bleibt, wie es immer schon war, sie benötigen Menschen, die sie nie im Stich lassen und am besten eine Arbeit, die unkündbar ist. Setzen sie auf ihre innere Stärke, dann können sie loslassen und erfahren im Laufe ihres Lebens, daß alles, was sie brauchen, in ihnen selbst ist.

Astromedizinisch wird die Polarität zwischen innerem und äußerem Schutz durch die Opposition Steinbock-Krebs symbolisiert. Der Krebs steht für Gefühl, Weichheit, Geborgenheit und Kindlichkeit. Der Steinbock dagegen bedeutet Struktur, Form, Verantwortung und Reife. Ein Krebsmensch, der den Gesichtspunkt der inneren Reifung negiert, häuft immer größere äußere Sicherheiten an. Symbolisch vergrößert er seinen Panzer, bis er buchstäblich unter dieser Last zusammenbricht.

Fallbeispiel Leni

Leni hat Sonne und Mond im Krebs und damit ein besonders starkes Krebspotential. Ihr Leben ist entsprechend krebshaft organisiert: Sie hat eine große Wohnung, zwei Kinder und einen Beruf als Sozialhelferin im öffentlichen Dienst. In ihrem Horoskop ist auch noch der Uranus im Krebs, und so hat sie viele Ideen, die ihr Leben verändern sollen. Sie möchte Heilpraktikerin werden. Aber als Krebsfrau verlangt sie sich eine äußerst gründliche Ausbildung ab, was bedeutet, daß sie drei verschiedene Ausbildungen hintereinander absolviert. Aber ihr »Panzer« scheint ihr damit noch immer nicht sicher genug, und sie beginnt eine vierte Ausbildung als Masseurin. Ihr Beruf ist ihr inzwischen eine Last, aber sie fühlt sich nicht sicher genug, um zu kündigen. Außerdem möchte sie, daß ihr gekündigt wird, damit sie das Übergangsgeld bekommt. Ihre Arbeitsstelle lehnt dies ab, ein Streit entsteht, der Leni, die gewohnt ist, immer nachzugeben, schwer zu schaffen macht. Ihre Tochter, die mittlerweile erwachsen ist, hat Drogenprobleme, und ihr Mann kommt in seinem bisherigen Job nicht mehr zurecht. Bei all diesen Sorgen muß man fast an Hiob denken. Und genau wie dieser Mann im Alten Testament wankt auch Leni nicht und hält an allem fest. Schließlich bricht sie zusammen, und zwar buchstäblich: Als sie zur Arbeit gehen will, versagen ihr die Beine.

Drei Wochen liegt Leni im Bett. Erst nach dieser dramatischen Zuspitzung findet sie die Kraft, ihre Situation zu verändern. Sie kündigt von sich aus ihre Stelle, bringt ihre Tochter dazu, sich ein eigenes Zimmer zu mieten, und richtet sich in dem frei werdenden Raum ihr erstes Behandlungszimmer ein. Heute unterhält sie eine gutbesuchte heiltherapeutische Praxis.

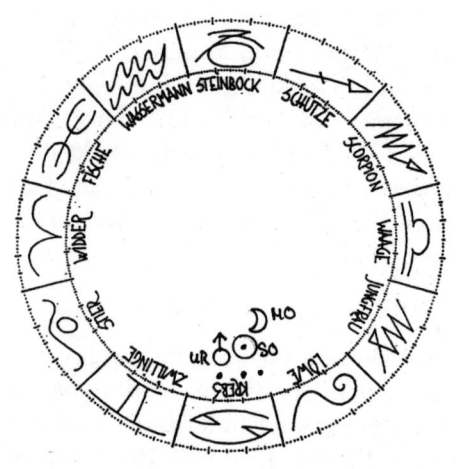

Erläuterungen zu Lenis Horoskop
SO = Sonne
MO = Mond
UR = Uranus

Von Menschen, die sich durchs Leben winden, keine eigene Meinung besitzen und überängstlich allem zustimmen, sagt man, daß sie »kein Rückgrat besitzen«. Man greift also umgangssprachlich genau die fehlende Steinbockqualität auf.

Der »Weg vom Krebs zum Steinbock« ist mit Angst verbunden, weil er schutzlos macht. Auf ihm entfernen wir uns vom Paradies unserer Kindheit, in dem es immer jemanden gab, der für uns sorgte. Dafür können wir wachsen. Das ist eminent wichtig: Wer wirklich wachsen will, muß sich häuten, das heißt, den Schutzpanzer abbauen.

Phobien geben Sicherheit

Menschen mit Zwängen oder Phobien lassen ihr Leben durch äußere »Mächte« leiten, weil sie im Innern machtlos sind. Sie gehen grundsätzlich in keinen Aufzug, müssen sich nach jeder Berührung sofort waschen oder können kein Stäubchen in ihrer Wohnung dulden. Ihr Leben ist »sicher«, aber zugleich furchtbar eingeengt. Krebsmenschen, die zu diesem Symptomen neigen, sind häufig solche, die ihr Leben ganz aus ihrem Gefühl heraus führen. Besonders Krebsmütter, die ihrem Kind ihre ganze Liebe angedeihen lassen möchten, können bei einer Kleinigkeit zwanghaft streng reagieren und verraten damit den harten Steinbock, den sie ansonsten weit von sich weisen. Eine Phobie oder ein Zwang ist oft der Schatten einer verdrängten Steinbockseite.

Krebsmenschen, die sich von ihrem Leben überfordert fühlen oder unter Zwängen und Phobien leiden, sollten sich in ihrem inneren Dialog mit der Polarität Krebs-Steinbock auseinandersetzen und folgenden Fragen nachgehen:

Wie wichtig ist mir äußere Sicherheit?
Habe ich genug innere Sicherheit?
Erlaube ich mir ein bestimmtes Maß an Form und Struktur?
Was ist meine Vorstellung von Wachstum und Reifung?

Weitere Probleme und Symptome

Zeigt sich im Horoskop neben dem Krebs auch ein starkes Steinbockpotential (zum Beispiel AC Steinbock oder Mond im Steinbock), dann ist auch eine Überidentifikation mit der Steinbockseite und Verleugnung der Krebsseite möglich. Dazu neigen insbesondere Männer, weil in unserer Gesellschaft eher Härte (Steinbock) als Gefühl (Krebs) honoriert wird. Daraus resultierende Probleme sind beim STEINBOCK, Seite 267 beschrieben.

Die Krebs-Widder-Symptomatik

In der Quadratur zum Widder stößt das Weiche und Nachgiebige (Krebs) auf das Stürmische und Egoistische (Widder). Auf der Ebene der Planeten treffen Mond und Mars, das heißt die fürsorgliche Mutter und der egozentrische Sohn, aufeinander. Auf der astromedizinischen Ebene bedeutet das Krebsprinzip die Schleimproduktion und das Widderprinzip die Herstellung des scharfen Magensaftes. Beide Sekrete verhalten sich zueinander ausgesprochen gegensätzlich; der Schleim schützt, und die Säure zersetzt. Zugleich bedürfen beide Stoffe einander; die Säure reinigt und zersetzt die Nahrungsmittel, und die Schleimhaut schützt die Magenwand. Ein Überhandnehmen der Magensäure bringt die Gefahr einer akuten beziehungsweise chronischen Magenschleimhautentzündung mit sich.

Konflikte sind gesund

Rein medizinisch betrachtet, führen bestimmte Nahrungsmittel wie Fette, Alkohol oder Konservierungsstoffe im Magen zu einer Erhöhung der Salzsäure. Auf der Erlebnisebene sind es psychologische Reize, wie zum Beispiel Streß oder Verletzungen, die der Seele schaden können. Der gesunde Organismus wehrt sich dagegen mittels entsprechender Gefühle. Kränkt mich jemand, dann bin ich sauer und schaffe mir dadurch Erleichterung. Verbiete ich mir jedoch dieses Gefühl, dann werde ich auf der somatischen Ebene, sprich im Magen, sauer, was auf Dauer zu einer akuten oder sogar chronischen Magenschleimhautentzündung oder Gastritis (Magenkatarrh) führen kann. Solange also ein Krebs die nötige Schärfe in sein bewußtes Erleben und Verhalten einzubringen vermag, ist sein Magen in Ordnung. Verbannt er aber die scharfe, aggressive Seite – astrologisch gesehen seinen Widder – und schluckt seinen Ärger hinunter, dann wird der Magen zum Schauplatz der notwendigen Auseinandersetzung.

Der Magenkranke ist ein Mensch, der keine Konflikte aufkommen lassen will und sie scheinbar auch nicht verträgt. Ihm ist (beinahe) alles recht, wenn sich damit Konflikte vermeiden lassen.

Fallbeispiel Gertrude

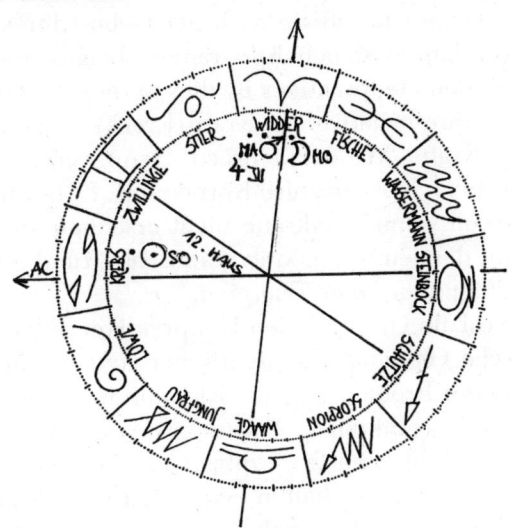

Erläuterungen zu Gertrudes Horoskop

AC = Aszendent
SO = Sonne
MO = Mond
MA = Mars
JU = Jupiter

Gertrude hat Sonne und AC im Krebs mit Sonne Haus 12. Damit ist ihr Krebspotential entsprechend stark. Zugleich kann man ihrer Sonne auch ein bestimmtes Quantum Fische zusprechen, weil sie im 12. Haus ist. Durch diese Krebs- und Fischebetonung ist Gertrude ganz besonders einfühlend und konfliktscheu. Ihr ganzes Wesen ist ein Ausdruck von Güte, Herzlichkeit und Wohlwollen. Ihr ein heftiges Wort zu entlocken ist beinahe unmöglich. In ihrem Horoskop befindet sich auch eine starke Widderbetonung. Sie hat Mond und eine Mars-Jupiter-Konjunktion im Widder. Die Widderenergie lebt sie jedoch nicht selbst, sondern sie hat sie ihrem Sohn »weitervererbt«. Dieser ist nämlich beileibe kein Engel, sondern ein temperamentvoller Widder, der seiner Mutter einiges abverlangt und eigentlich ab und zu an seine Grenzen erinnert werden müßte. Aber das würde bedeuten, daß ihn seine Mutter gelegentlich zurechtweisen müßte. Und

151

genau das fällt ihr, einer überprotektiven Krebsmutter, außerordentlich schwer. Die Folge ist, daß sie nach der Geburt ihres Kindes innerhalb von zwei Jahren sieben Kilogramm abgenommen hat. Für den sie behandelnden Heilpraktiker ist dies bereits ein Hinweis, daß sie ausschließlich ihre negative Yin-Kraft (Krebs) abgibt und zu wenig positive Yang-Kräfte (Widder) einsetzt. Denn wer mit seiner Yinkraft arbeitet, verliert Substanz, also Körperstoff. Er besitzt aber weiterhin Energie, weil seine Yangkräfte nicht erschöpft sind. Dagegen kann ein Mensch, der seine Yangkraft verausgabt, rund und fettleibig sein, aber er verfügt über keine Energien.

Der Grund, weshalb Gertrude den Heilpraktiker aufsucht, ist eine beinahe chronische Gastritis. Ihr praktischer Arzt hat ihr eine Diät verschrieben, die der Breinahrung von Kleinkindern sehr ähnlich ist. Dies ist typisch für Magenkranke. Nachdem sie es unterlassen haben, in ihr Leben etwas mehr Schärfe einzubringen, werden sie in zweiter Instanz auch beim Essen angehalten, »keine zu großen und schwerverdaulichen Brocken zu sich zu nehmen«. Auch beim Essen soll auf den »richtigen Biß« verzichtet werden; im Leben fehlt er sowieso. Die einer Babynahrung ähnelnde Diät gibt dem Magenkranken das Gefühl, wieder ein Kind zu sein. In sämtlichen Verboten bei einer Magendiät läßt sich astromedizinisch das »Widderverbot« erkennen: »Keine Rohkost, keine scharfen Speisen, keinen Kaffee, kein Alkohol, etc.«

Bei der verordneten »Babynahrung« wird Gertrude nachdenklich und sucht einen ganzheitlich denkenden Heiler auf. Auch dieser rät ihr zu einer Diät. Aber viel wichtiger ist es, ihre überprotektive Krebsseite anzusprechen und ihr Mut zu machen, mehr Schärfe in ihr Leben zu bringen, damit sie sich nicht im Magen auszubreiten braucht.

Es gibt auch Magenkranke, die äußerst reizbar sind und beim kleinsten Anlaß giftig reagieren. Soweit bei diesen Menschen ein deutliches Krebspotential vorhanden ist, sind es häufig Individuen, die über lange Zeit versuchen, ihre aggressive Widderseite zu unterdrücken, bis sie dann nach dem Dampfdruckprinzip um so stärker hervorbricht. Dabei ist die »cholerische« Komponente um so stärker, je größer das Quantum Widder ist, das unterdrückt wurde.

Die Krebs-Waage-Symptomatik

Sowohl das Zeichen Krebs als auch der Abschnitt Waage handeln von Liebe. Dennoch besteht ein entscheidender Unterschied, der durch die Quadratur der beiden Teilstücke des astrologischen Kreises eingefangen wird: Auf der Ebene des Krebses besteht Liebe überwiegend aus Geben. Im Abschnitt der Waage dagegen ist der Fluß zwischen Geben und Nehmen gleich stark. Zur Krebsliebe gehört daher die Mutterliebe. Während der Schwangerschaft und in den ersten Monaten nach der Geburt ist sie einseitig und bedingungslos. Die Waageliebe dagegen beruht auf Gegenseitigkeit und findet zwischen zwei gleich starken und reifen Menschen statt. Letztendlich umschließt eine Beziehung beide Seiten der Liebe. Leben zwei Menschen miteinander, dann übernimmt jeder einmal die gebende »Mutterfunktion« aber auch die Rolle des Empfangenden. Doch das Verhältnis muß ausgewogen sein.

Vor diesem Problem steht jede Mutter, wenn ihre Kinder größer werden. Dann will sie Gegenliebe, sei es in der Form von Gehorsam, Zärtlichkeit oder Hilfe im Haushalt. Krebsmenschen haben damit ihre Probleme. Sie sind durch ihr Naturell mit der bedingungslosen Liebe so vertraut, daß sie den Wechsel zu mehr Gegenseitigkeit leicht verpassen. Fehlt jedoch die Ebene der Gegenseitigkeit, dann ist auch jede Abgrenzung äußerst schwierig. Spätestens nach der Pubertät will ein Heranwachsender aber eigene Wege gehen und weitgehend unabhängig von seiner Mutter leben. Eine Mutter, die dies nicht versteht und versucht, ihren Sohn oder ihre Tochter weiterhin »krebshaft« zu versorgen, beschwört immer extremere Positionen herauf. Beispielsweise ist der Griff zu Drogen und damit der Schritt in die Kriminalität gar nicht selten eine verzweifelte Protestaktion, um wenigstens als »outlaw«, als ein außerhalb des Gesetzes Stehender, ein eigenes Leben führen zu können.

Fallbeispiel Annemarie

Annemarie, eine Frau mit der Sonne im Krebs und Aszendent in der Waage, lebt das Krebsprinzip mit ihrem Freund. Ihm gehört ihre ganze Liebe, Fürsorge und Aufmerksamkeit. Sie sagt »mein Kleiner« zu ihm und macht auch kein Hehl daraus, daß sie ihren Uwe, so heißt ihr Freund, wie eine Mutter verwöhnt. Nach fünfjähriger Beziehung beginnt sich Uwe aus der Beziehung zu befreien. Er möchte mehr Zeit mit seinen Segelfreunden, die er in einem Urlaub kennengelernt hat, verbringen. Natürlich »versteht« das Annemarie und bekräftigt ihn darin. Aber eigentlich möchte sie durch ihr Verhalten Uwe an sich binden.

Krebse, die sich nicht bewußt und rechtzeitig zu einer wechselseitigen Beziehung durchringen, verlagern ihren Wunsch nach Rückfluß immer auf eine unbewußte Ebene. An der Oberfläche geben sie sich ohne Erwartungen, aber in einer tieferen Schicht erwarten sie Dankbarkeit und das Gefühl, gebraucht zu werden.

Uwe, der unbewußt den Bindungswunsch seiner Freundin spürt, greift zu radikaleren Methoden und beginnt ein Verhältnis mit einer anderen Frau. Annemarie leidet unter seiner, wie sie es nennt, »Rücksichtslosigkeit«, aber bringt es nicht fertig, ihn mit seinem Verhalten wirklich zu konfrontieren. Als Krebsfrau glaubt sie, daß sie seine Wünsche akzeptieren und tolerieren müsse. Aber ihr Körper spricht eine andere Sprache. Sie verliert an Lebenskraft, fühlt sich weniger lebendig, schläft schlecht und hat morgens starke Schmerzen im Kreuz. Sie schiebt die Veränderungen zunächst auf ihr eigenes Älterwerden. Dann geht sie zu einem Heilpraktiker und beginnt zugleich eine astrologische Beratung, die sich über drei Monate hinzieht.

Interessant ist, daß sie nur Probleme auf ihrer linken Seite hat: Ihr linker Fuß brennt, ihr linkes Knie ist leicht geschwollen und die Kreuzschmerzen knapp unterhalb der Nieren sind eher auf der linken Seite. Durch Gespräch wird ihr bewußt, daß in tieferen Schichten ihrer Seele eine Verbindung zwischen ihrer linken Seite und Uwe besteht, die durch die Entwicklung auseinandergerissen wurde. In einer Trance-Reise durch ihren eigenen Körper sagt sie:»Meine linke Niere hat keine Verbindung mehr mit Uwe. Und es fühlt sich so an, als würde dadurch weniger Blut in diese Niere fließen. Das macht dieses Organ krank. Es fühlt sich einsam, allein gelassen.«

Der Heilpraktiker sieht hinter den Kreuzschmerzen und den anderen Symptomen eine Niereninsuffizienz, die er auf die ungelöste Beziehung zu Uwe zurückführt. Die Nierenproblematik steht also für die abgewehrte Waageseite, weil sich nach dem Analogieprinzip Niere und Waage entsprechen. Der Körper greift damit auf, was das Bewußtsein versäumt und zeigt zugleich den Weg, der eingeschlagen werden muß: eine Beziehung, in der Geben und Nehmen im Gleichgewicht sind.

Krebse, die unter Nierenproblemen oder entsprechenden Vorzeichen leiden, sollten sich mit ihrer Liebe und ihren versteckten Erwartungen auseinandersetzen. Sie können dabei folgenden Fragen nachgehen:

> *Kann ich mich und meinen Partner (oder mein Kind) als ebenbürtige Menschen mit gleichstarken Erwartungen sehen?*
> *Wie stark ist unsere Beziehung von wechselseitigem Engagement getragen?*
> *Kann ich meine Erwartungen wirklich aussprechen?*
> *Wie schwer fällt mir die Vorstellung, allein zu sein?*

Weitere Probleme und Krankheitsdispositionen

In Folge der Quadraturen zu Widder und Waage und der Opposition zum Steinbock besitzen Krebse auch folgende Krankheitsveranlagungen: Niereninsuffizienz oder -schwäche (siehe WIDDER, Seite 75); Menstruationsprobleme (siehe WAAGE, Seite 203); Knieprobleme, Meniskusleiden (siehe STEINBOCK, Seite 267).

Was der Krebsmensch noch für seine Gesundheit tun kann

Krebse müssen lernen, ihre Eigenart zu leben, ohne ihre Oppositionszeichen Steinbock und die beiden Quadrate Widder und Waage zu verleugnen. Sie werden immer gefühlvoller und seelisch ausdrucksstärker sein als andere Tierkreiszeichen. Gerade deshalb benötigen sie Grenzen und eine gewisse Härte, um im Leben zurechtzukommen. Bei allen psychischen wie physischen Symptomen sollten Krebse grundsätzlich zuerst an ihre zwischenmenschlichen Beziehungen denken: In aller Regel geben sie zu viel, bekommen zu wenig zurück und fordern zu wenig. Und bei allen Störungen wie einem empfindlichen Magen oder sogar einer Gastritis ist immer die Aufarbeitung der zugrundeliegenden psycho-sozialen Situation am wichtigsten. Selbst die klassische Medizin räumt heute bei der Entstehung von Magenproblemen dem psycho-sozialen Umfeld eine wesentliche Rolle ein. Bei einer anhaltenden und sich wiederholenden Symptomatik ist eine psychologische Beratung oder eine Psychotherapie unerläßlich.

PSYCHOLOGISCHE MASSNAHMEN

Krebse müssen lernen, daß ein bestimmtes Maß an Konflikten gesund ist. Wie können sie das trainieren?

Am wichtigsten ist, daß sie beginnen, auch ihre negativen Gefühle zu akzeptieren und versuchen, sie auszudrücken. Ein gutes Übungsfeld dafür ist der Sport, z.B. Squash oder Tennis, weil man dabei einen »Gegner« besiegen soll und richtig auf den Ball losdreschen kann. Aber auch bei einem längeren Lauf, einer Radtour oder einer Bergwanderung kommt irgendwann der Punkt, an dem man ganz deutlich eine Abneigung spürt. Und diese Gefühle sollen dann laut und deutlich geäußert werden.

Des weiteren sollen sich Krebsmenschen sofort belohnen, wenn sie sich einmal trauen, ihre Meinung laut und bestimmt kundzutun.

Zuletzt sollten sich Krebse immer wieder daran erinnern, daß sie auch ein Recht auf ihre negativen Gefühle haben. Ein Krebsmann, der lange unter seiner Konfliktunfähigkeit gelitten hat, macht das z.B. so, daß er ein Schild an seiner Wohnungstür aufgehängt hat, auf dem in großen Buchstaben zu lesen ist: STREITEN IST GESUND!

KÖRPERLICHE MASSNAHMEN

Bei dieser Yoga-Übung wird der Magenmeridian stimuliert, was wiederum die seelische und physische Verdauung anregt und stärkt.

Anleitung

Sitzen Sie aufrecht auf den Fersen, wie es in der Abbildung dargestellt ist. Atmen Sie tief ein. Beim Ausatmen führen Sie in einem Bogen die Brust zu den Knien, wobei das Körpergewicht Ihren Atem herauspreßt. Atmen Sie weiter tief ein und aus. Durch diese Atembewegungen werden Ihr Magen und andere Verdauungsorgane massiert. Legen Sie Ihre Hände neben Ihr Gesicht und beginnen Sie mit den Fingerspitzen Ihre Wangenknochen zu massieren. Ungefähr zwei Finger unterhalb der Augen verläuft nämlich eine Linie, der sogenannte Magenmeridian, der mit dem Magen verbunden ist. Nach ca. einer Minute richten Sie sich wieder auf und atmen einige Male entspannt ein und aus. Dann wiederholen Sie das Ganze. Führen Sie die Übung täglich fünf Minuten durch.

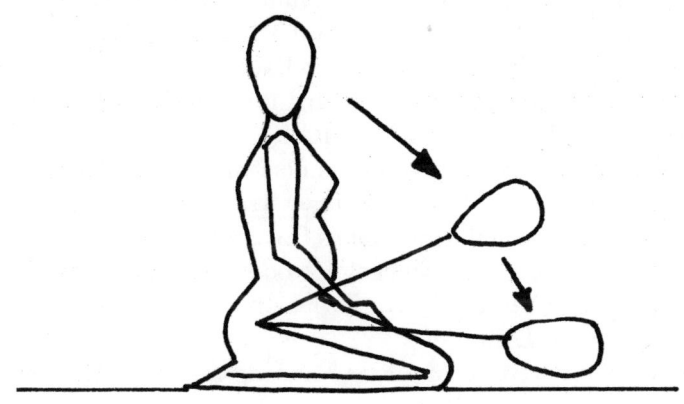

Bei Magenproblemen hilft Bettruhe, feuchtwarme Wärmeanwendungen auf dem Magen, diätetische Maßnahmen und einige Tage Fasten. Außerdem sollte man ungesüßten Tee (Kamillen- oder ein anderer milder Magentee) trinken.

Bei einem übersäuerten Magen sind Reizstoffe wie Alkohol, Kaffee, schwarzer Tee und Pfefferminztee zu vermeiden. Am besten hilft bei einer akuten Übersäuerung (z.B. nach zu viel Alkohol) Natron. Auch gebratene Speisen, erhitzte Fette gehören nicht auf den Speiseplan. Des weiteren soll man keine scharfen, stark gewürzten oder sehr süße Speisen und Getränke zu sich nehmen. Das gleiche gilt für faserreiches Gemüse und Brot.

Folgendes Obst kann man essen: Aprikose, Feige, Wassermelone, Grapefruit, Pfirsich, Apfel, Traube, Banane, Dattel, Ananas, Zitrone.

An Gemüse ist zu empfehlen: Spinat, Sellerie, Kraut, Karotte, Gurke, Kartoffel.

An Getreidesorten sind am besten Hirse und Buchweizen.

Bei untersäuertem Magen sind eher bittere Speisen (z.B. Radicchio-, Ruccola-, Chicoree-, Kresse- und Löwenzahnsalat und Artischocken geeignet. Hervorragend ist auch eingelegter Ingwer und alle milchsauer eingelegten Gemüsearten.

DIE ROLLKUR

Bei diesem uralten und sehr effektiven Heilverfahren trinkt man morgens nüchtern einen heilsamen Trunk (z.B. Karlsbader Salz) und legt sich im Anschluß daran jweils fünf Minuten erst auf den Rücken, dann auf die linke Seite, dann auf den Bauch und zum Schluß auf die rechte Seite. Durch das »Rollen« wird die eingenommene Substanz über die ganze Magenoberfläche verteilt.

Bei allen Magenproblemen sind außerdem auch die Eßgewohnheiten umzustellen: Länger und häufiger kauen, kein oder nur wenig Fleisch essen, kein frisch gebackenes Brot, Schwarzbrot oder Kuchen, keine hartgekochten Eier, Spiegeleier oder Mayonnaise, keine Bratkartoffeln, Hülsenfrüchte, Pilze, Zwiebeln, keine Gewürze wie Pfeffer, Paprika, Senf, Essig.

Eine Tabelle über bekömmliche Nahrungsmittel erhält man bei jedem Arzt oder Heilpraktiker.

Was die Chinesische Medizin dazu sagt

Bei Magenproblemen kann man die folgenden Akupressurpunkte stimulieren. Dabei drückt man mit einem Finger langsam und mit wechselnder Intensität nacheinander die genannten Punkte bez. läßt sie von einer anderen Person stimulieren:

MA 36 Zusanli

MA 44 Neifing

PE 6 Neignan

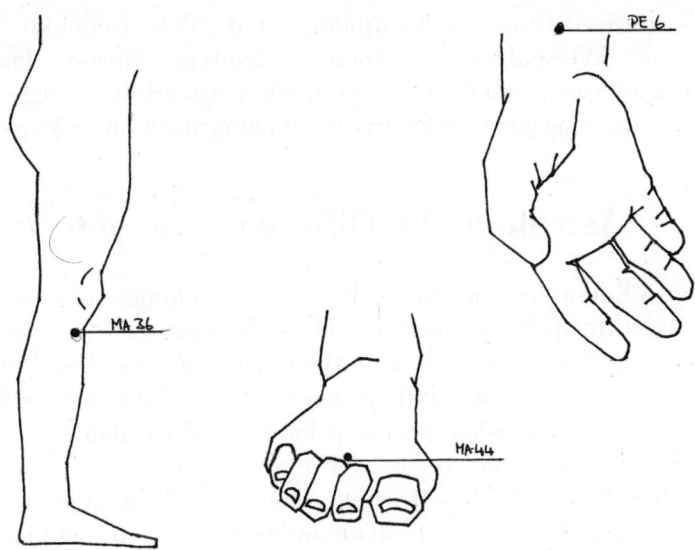

Biochemische Mittel (Schüsslersalze)

Die Schüsslersalze Ferrum phosphoricum D6 und Natrium phosphoricum D6 haben eine den Bittermitteln entsprechende Wirkung und regen die Verdauungsdrüsen im Magen an. Von diesen Mitteln werden im Regelfall jeweils täglich dreimal ein bis zwei Tabletten eingenommen.

Die Apotheke der Natur

Nach dem Analogieprinzip haben Heilkräuter, die im Juli gesammelt werden, eine besonders günstige Wirkung auf die Verdauung und Erkrankungen der Verdauungsorgane. Zumeist enthalten diese Kräuter Bitterstoffe, die die Säurebildung im Magen anregen.

Der Kräuterkundige sammelt daher in diesem Monat Leberbalsam-Blüte (gut für Galle und Leber), Odermennigkraut (hilft bei Durchfall), Eibisch-Blätter (schützt vor Magenerkrankungen), Holzwurzkraut (regt die Verdauung an), Betonienkraut (gegen Blähungen), Ritterspornkraut (gegen Sodbrennen), Ringelblumenblüte (gegen Darmgeschwüre), Geißblattblätter und -blüte (regt die Milchdrüsen an), Wiesenkümmel-Samen (verdauungsfördernd), Tausendgüldenkraut (hervorragender Magentee), Wegwartblüte (gegen Magenverschleimung), Fenchelblätter (verdauungsfördernder Magentee).

Astrologische Differenzierungen

In diesem Kapitel ist vom Krebs, Krebstyp beziehungsweise Mondtyp und seinen Symptomen die Rede. Dabei handelt es sich nicht automatisch und ausschließlich um Menschen, die im Abschnitt des Krebses (22. Juni bis 22. Juli) geboren sind und damit eine Krebs-Sonne in ihrem Horoskop besitzen. Es ist möglich, daß eine Person mit einer Krebs-Sonne keines der typischen Krebssymptome aufweist, weil in ihrem Horoskop eine andere Energie stärker ausgeprägt ist. Genauso kann ein Individuum mit einem ganz anderen Sonnenzeichen einzelne, hier erwähnte typische Krebssymptome für sich als zutreffend erkennen. Für diese Differenzierung ist allerdings ein bestimmtes astrologisches Vorwissen unerläßlich, das in diesem Buch nicht vermittelt werden kann. Der interessierte Leser sei auf »Das astro-medizinische Horoskop« (Seite 343) verwiesen.

Die nach dem Polaritätsgesetz bestehende Opposition beziehungsweise Quadratur verstärkt sich, wenn in einem Horoskop mit starker Krebsbetonung noch folgende Konstellationen auftreten:

Aszendent Steinbock, Waage, Widder
Mond in Steinbock, Waage, Widder
Aspekte (Opposition, Quadratur und Konjunktion) zwischen den Planeten Sonne, Mond, Saturn, Venus, Mars
Außerdem führt jeder Transit zwischen diesen Planeten zu einer erhöhten Bereitschaft für die hier aufgeführten Symptome.

DER LÖWE UND SEINE GESUNDHEIT

LÖWE (23. Juli bis 23. August)

ELEMENT Feuer
ENERGIE Positiv, yang
KÖRPERLICH-PHYSIOLOGISCHE ENTSPRECHUNGEN Herz, Kreislauf
PSYCHOLOGISCHE ENTSPRECHUNGEN Selbstgewißheit, Natürlichkeit, Ausstrahlung, Kreativität, Ausdruck
KRANKHEITSDISPOSITIONEN Angina pectoris, Anorexia nervosa, Herzkranzgefäßverengungen, Herzneurose, nervöses Herz, Herzphobie, psychosomatische Herzprobleme, Konzentrationsstörung, Manie, Verschwendungssucht
HERRSCHENDER PLANET Sonne

KÖNIG SEIN

Im Energiekreis des 5. Zeichens geht es um die Entfaltung einer eigenständigen, ich-betonten Persönlichkeit. Die Astrologie verwendet für diesen Prozeß symbolisch das Bild des Löwen, der als König des Tierreichs gilt. Übertragen bedeutet dies, daß der Mensch auf der Ebene des 5. Zeichens sein eigenes Wesen entdeckt, sein Selbst in den Mittelpunkt stellt und sich wie ein König gibt. König sein ist ein anderer Begriff für Persönlichkeit, Selbstbewußtsein und Selbstsicherheit.

Jeder Mensch ist mehr als seine einzelnen Gedanken und Gefühle. Er ist auch mehr als die Summe dieser Gedanken und Gefühle, die wir zusammen als Wahrnehmungen oder unsere Lebenserfahrungen bezeichnen. Dieses »Mehr«, das beinahe unabhängig von den wechselnden Inhalten des Bewußtseins ist, nennen wir das (emotionale) Selbst eines Menschen. Astromedizinisch entspricht diese Instanz dem Herzen und seinen Gefäßen, durch die das Blut als nährender Lebensstrom fließt. Psychologisch ist es unsere emotionale Ansprechbarkeit und unser Gefühl für uns selbst. Während der Intellekt sich durch Logik definiert und in Anlehnung an Descartes äußern könnte: »Ich denke, also bin ich«, sagt das Herz: »Ich fühle, daher bin ich!« Es ist ein Unterschied, ob ich mir aus meinem Wissen oder meinem Selbstwertgefühl heraus sicher bin.

DAS HERZ BRAUCHT ZUNEIGUNG

Entwicklungsgeschichtlich beginnt das emotionale Selbst als eigene, unabhängige und autonome Instanz mit der Geburt und erreicht mit ca. fünf bis sieben Jahren einen ersten Höhepunkt. Interessanterweise schließt sich bei der Geburt die Wand zwischen den beiden Herzhälften. Damit beginnt auch der Lungenkreislauf, der den Organismus mit Sauerstoff versorgt. Beim Fötus sind die beiden Herzhälften noch miteinander verbunden, und es gibt, da der Embryo über die Mutter mit Sauerstoff versorgt wird, nur einen Blutkreislauf. Der erste Atemzug ist also auch der Beginn eines eigenständigen Selbst. Und genauso versinkt mit dem letzten Atemzug dieses klar umrissene Selbst ins Namenlose. Vielleicht löst es sich auf und wird wieder ein Teil der allumfassenden, göttlichen Energie.

Ungefähr mit sieben verhalten sich Kinder wie »kleine Könige«, nehmen sich besonders wichtig und überschätzen sich grundsätzlich, weil sie glauben, daß sie alles mindestens genauso gut können wie Erwachsene. Diese Phase ist aber für die Entwicklung eines normalen Selbstwertgefühls eminent wichtig. Eltern, die ihr Kind während dieser Phase ungenügend unterstützen oder auslachen, verhindern eine gesunde Entwicklung des Selbstwertgefühls. Das Selbst braucht Bestätigung, Zuneigung und Liebe. Es verkümmert, wenn es nicht genährt wird. Es gleicht darin völlig dem Herzen, das wie alle Organe mit frischem, das heißt mit Sauerstoff angereichertem Blut versorgt werden muß, damit es seine Funktion erfüllen kann. Auf der psychologischen Ebene entspricht dem Blut der lebendige Strom aus sozialen Kontakten, liebevollen Gefühlen, Achtung, Bestätigung und Anerkennung. In der Umgangssprache finden sich dazu viele Redewendungen. Beispielsweise wenn man sagt, daß sich »Liebende ihre Herzen schenken«. Und wer »sein Herz verloren hat«, möchte damit ausdrücken, daß anstelle seines Herzens das des geliebten Menschen in das eigene Zentrum gerückt ist. Verliebtsein wird häufig durch zwei ineinander verschlungene Herzen dargestellt als Zeichen dafür, daß jeder Organismus nicht mehr nur an sein eigenes Herz, sondern auch an das des anderen angeschlossen ist. Wie real diese symbolische Verbindung ist, wird spätestens dann offensichtlich, wenn es zu einer Trennung kommt. Dann erlebt sich der Verlassene wie abgeschnitten von der wichtigsten Quelle seines Lebens.

Bestätigungen und Erweiterungen des eigenen Selbst, wie sie zum Beispiel in der Liebe geschehen, werden von der Seele als beglückend erlebt. Redewendungen wie »das Herz hüpft vor Freude«, »das Herz zerspringt vor Freude«, »das Herz schlägt bis zum Hals« oder »das Herz springt aus der Brust« zeugen von dieser Empfindung. Und natürlich will man mit der Schlußformulierung der meisten Briefe »mit herzlichen Grüßen« ausdrücken, daß man nicht nur mit dem Kopf, sondern ganzheitlich und emotional am Adressaten des Briefes interessiert ist.

Es gibt aber auch Formulierungen, die eine Beengung und Beschränkung des Herzens und damit des Selbstgefühls beinhalten. So kann »das Herz in die Hose fallen«, oder man kann sich »schweren Herzens entscheiden müssen«. Genauso meint man mit den Bezeichnungen »engherzig«, »halbherzig«, »kaltherzig«, »herzlos« oder »einem Herzen aus Stein« Menschen, die auf Abgrenzung ihres Selbst pochen. Bei einem Menschen mit einem »großen Herzen« hingegen befinden sich Geben und Nehmen im Fluß, seine Existenz ist vom Miteinander geprägt.

DER LÖWE LEBT AUS SEINEM HERZEN HERAUS

Menschen mit der Sonne im Löwen oder einem hohen Löwepotential (siehe »Astrologische Differenzierungen« am Schluß dieses Kapitels) leben ganz besonders stark aus ihrem Herzen heraus und fühlen sich der Sonne, dem Planeten und Regenten des Löwezeichens, na-

he. Sie sind kreativ und verfügen über ein großes Reservoir an Ge-
staltungskraft. Wo immer sie wirken, werden sie mit der Zeit zu einem zentralen Organ, das wie das Herz andere versorgt. Aber sie sind
auch sehr empfänglich für Unregelmäßigkeiten. Ihr Herz beziehungsweise die entsprechende psychologische Instanz, ihr Selbstwertgefühl, reagiert auf jede Störung von außen wie von innen.

Normalerweise nehmen wir unseren Herzschlag nicht wahr. Erst
wenn wir stark erregt oder krank sind, werden wir uns unseres Herzens bewußt und beachten seinen Rhythmus. Alle Herzprobleme wollen letztendlich den Menschen dazu veranlassen, sein Herz wieder zu
spüren, es zu nähren, es zu öffnen und es wieder dem natürlichen Lebensstrom, dem Fluß von Geben und Nehmen, zu übergeben. Herzprobleme bedeuten immer, daß sich das Herz und damit der ganze
Mensch isoliert hat.

DAS STOLZE HERZ

Das Herz wird von sogenannten Herzkranzgefäßen umgeben. Sie versorgen das Herz mit Blut und damit mit Energie. Bei der Angina Pectoris geschieht diese Versorgung nur unzureichend. Die Ursache sind
in aller Regel Herzkranzgefäßverengungen oder -verhärtungen. Damit drückt schon die Sprache aus, worum es bei dieser Symptomatik
geht: Das Herz ist hart und eng geworden, es hat sich isoliert und
nach außen hin abgeschottet. Die klassische Medizin sieht nur den
organischen Defekt, also die Verengung der Herzgefäße. Aber diese
Symptomatik hat immer auch eine psychologische Dimension. Diese
läßt sich durch das Bild verdeutlichen, daß das »erkrankte« Organ,
nämlich die Herzkranzgefäße, die Krone des Herzens darstellt. Mit
anderen Worten »versteinert« bei der Angina pectoris die »Krone des
Königs«. Symbolisch setzt man eine steinerne Krone hartherzigen,
stolzen und überheblichen Königen aufs Haupt. Die Angina pectoris
oder andere Herzbeschwerden unbekannter Ursache wie das nervöse
Herz oder eine Herzneurose können ein Zeichen für den falschen
Stolz des Löwen sein. Der Angina-pectoris-Kranke will nicht mehr
auf die Bedürfnisse seines Herzens eingehen.

Nach dem Analogieprinzip bedeutet Blut auf der psychologischen
Ebene Liebe, Zuwendung und Achtung. So beinhaltet eine Herz-

kranzgefäßverengung immer auch einen Mangel an zwischenmenschlicher Begegnung. Angina bedeutet Enge. Und in der angstvoll erlebten Enge wird offensichtlich, daß der Blutstrom – wir können jetzt sagen der Fluß der liebevollen Gefühle – zu versiegen droht. Die dabei auftretende Panik und Todesangst ist Signal dafür, isoliert und abgeschnitten zu sein.

Letztendlich versucht jeder Herzleidende, sein Herz vor Gefühlen zu schützen. Zugleich wacht er voller Schrecken darüber, daß genügend Blut, im Kontext ein Synonym für Gefühle, zu seinem Herzen fließt. Ist dies nicht eine grandiose Offenbarung menschlicher Widersprüchlichkeit?

Fallbeispiel Arthur
Arthur ist Löwe. Außerdem befinden sich in seinem Horoskop Venus und Mars in diesem Zeichen, womit sich sein Löwepotential noch erhöht.

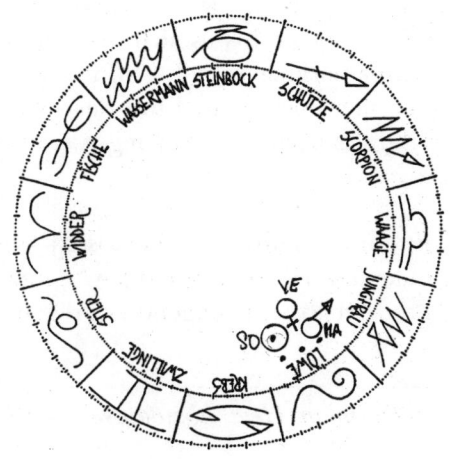

Erläuterungen zu Arthurs Horoskop
SO = Sonne
VE = Venus
MA = Mars

Er sucht eine psychotherapeutische Beratung auf, weil er, wie er es nennt, »ein verrücktes Herz« hat. Er erzählt weiter: »Plötzlich zieht sich mein Herz zusammen, oder es schlägt ohne jeden ersichtlichen Grund so wild, daß ich Angst bekomme. Überhaupt jagt mir die ganze Geschichte sehr viel Angst ein. Ich war auch schon beim Internisten. Aber objektiv läßt sich nichts feststellen. Der Arzt meint, ich habe wohl ein nervöses Herz.«

Im Verlauf der Sitzungen stellt sich heraus, daß Arthur vor einem halben Jahr von seiner Freundin verlassen wurde und seither »keine Lust mehr auf eine neue Beziehung hat«. Ganz deutlich ist sein verletzter Stolz zu spüren. Eigentlich müßte er sagen: »Meine Freundin hat mich, einen Löwen, verlassen. Das verzeihe ich dem Schicksal nie. Aus dem gleichen Grund kann ich es auch nicht zulassen, über den Verlust zu trauern. Einen Löwen verläßt man einfach nicht, und wenn, dann war die Person nicht wert, daß man ihr auch nur eine Träne nachweint.«

Durch seinen Stolz hat sich Arthur vom Lebensstrom regelrecht abgeschnitten. Er zog sich zurück, gab sich abweisend und überlegen. Er verdrängte sein Löwe-Herz, bis es sich in Form akuter psychosomatischer Störungen bemerkbar machte. In der Beratung und Kurzzeittherapie setzte er sich noch einmal mit der schmerzhaften Trennung auseinander. Bereits nach zehn Sitzungen sind seine Beschwerden verschwunden.

Löwemenschen mit Herzbeschwerden, nervösem Herzen, psychosomatischen Herzproblemen, Herzneurose oder Angina pectoris sollten sich in ihrem inneren Dialog mit folgenden Fragen auseinandersetzen:

> *Was veranlaßt mich, mein Herz abzukapseln und mich zu verschließen?*
> *Vor welchen Gefühlen laufe ich davon?*
> *Kann ich mich mit dem Thema »Stolz« ernsthaft auseinandersetzen?*
> *Wie verletzbar bin ich wirklich?*
> *Wovor habe ich wirklich Angst?*

DAS EMPFINDSAME HERZ

Es gibt Menschen, die bei jedem lauten Wort oder einem etwas stärkeren Gefühl an ihr Herz greifen, die Augen schließen und tief atmen. Sie drücken damit ihre große Empfindsamkeit und Anteilnahme aus. Alles geht ihnen direkt ans Herz, und alles muß auch mit dem Herzen verarbeitet werden. Diese Menschen leiden unter einer der Angina pectoris genau entgegengesetzten Symptomatik. Ihr Herz beziehungsweise ihre Herzkranzgefäße werden von zuviel Blut durchströmt, sie werden von Gefühlen regelrecht überschwemmt und können sich schlecht schützen. Unbewußt halten diese Menschen das vorgeburtliche Stadium der vollständigen Versorgung über den mütterlichen Blutkreislauf aufrecht. Dadurch behindern sie die Möglichkeit der Abgrenzung und verweigern ihrem Herzen und damit sich selbst notwendigen Schutz. Menschen mit einem überempfindlichen Herzen müssen den Prozeß der Abnabelung von der Mutter nachvollziehen und lernen, daß sie sich nur dann schützen können, wenn sie sich als eigenes, sich selbst regulierendes System begreifen.

DER KREUZWEG DES LÖWEMENSCHEN

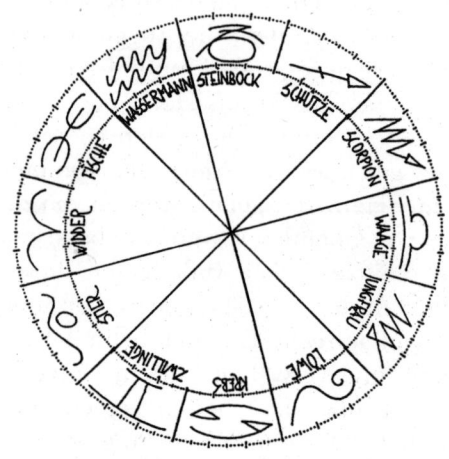

Dem Feuerzeichen Löwen steht das Luftzeichen Wassermann gegenüber. Feuer und Luft können sich gegenseitig beleben, aber auch miteinander explodieren. In Quadratur dazu befinden sich das Erdzeichen Stier und das Wasserzeichen Skorpion. In der Erde findet der Löwe seine Grenzen und das Wasserelement hilft ihm, sich zu fühlen.

STICHPUNKTE ZU SKORPION, WASSERMANN UND STIER

WASSERMANN

ELEMENT Luft
ENERGIE Positiv, yang
KÖRPERLICHE ENTSPRECHUNGEN Waden, Knöchel
PSYCHOLOGISCHE ENTSPRECHUNGEN Idealismus, Humanität, Freundschaft
HERRSCHENDER PLANET Uranus

SKORPION

ELEMENT Wasser
ENERGIE Negativ, yin
KÖRPERLICHE ENTSPRECHUNGEN Geschlechts- und Sexualorgane,
Ausscheidung
PSYCHOLOGISCHE ENTSPRECHUNGEN Vereinigung, Loslassen, Angst
HERRSCHENDER PLANET Pluto

STIER

ELEMENT Erde
ENERGIE Negativ, yin
KÖRPERLICHE ENTSPRECHUNGEN Geruchs- und Geschmackssinn,
Hals, Kehlkopf, Mandeln, Schultern
PSYCHOLOGISCHE ENTSPRECHUNGEN Sinnlichkeit, Vereinnahmung,
Sättigung, Besitz, Verwurzelung, Abgrenzung
HERRSCHENDER PLANET Venus des Morgens

Die Löwe-Wassermann-Symptomatik

Im Spannungsfeld zwischen Löwe und Wassermann regelt sich auf der körperlichen Ebene der richtige Blutdruck. Ist er zu hoch, überwiegt das Wassermann-Prinzip, wie es ab Seite 287 näher ausgeführt wird. Handelt es sich jedoch um einen niedrigen Blutdruck, also um eine Hypotonie, dann liegt eine Überidentifikation mit dem Löwe-Prinzip bei gleichzeitiger Verleugnung der Wassermann-Seite vor. Die Hypotonie ist eine »Krankheit«, bei der der ganze Lebensstrom verlangsamt ist. Man muß viel schlafen, und es besteht immer die Gefahr, daß die kleinste Anstrengung oder Aufregung eine Ohnmacht auslöst.

Der Hypotoniker will sich dem Leben nicht stellen

Auf der Ebene des 11. Zeichens, dem Wassermann, wächst der Mensch über seine animalische Natur hinaus, er wird zum Homo sapiens, zum intelligenten Geist-Wesen. Symbolisch nimmt er einen aufrechten Gang ein. Der Hypotoniker dagegen bleibt auf dem Boden, er kommt buchstäblich morgens nicht aus dem Bett. Er empfindet, daß seine Anstrengungen vergeblich sind und daß er sich ohnehin schonen muß. In Wirklichkeit verbirgt sich hinter dieser Symptomatik wieder der falsche Stolz des Löwen, der glaubt, daß er für anstrengende Arbeiten nicht geboren sei. Als Sinnbild zeigt sich der Löwe, der König der Tiere, der gelangweilt am Rande der Steppe döst. Dieses Tier verkörpert Gelassenheit. Diese königliche Gelassenheit ist es, von der der Hypotoniker träumt. So läßt er sich auch gerne hofieren und tragen, weshalb er sich dann meist auch nur in Gegenwart starker, zum Auffangen bereiter Arme einer Ohnmacht hingibt. Er kontrolliert sich, will nichts riskieren, und am allerwenigsten will er zu sich selbst stehen. Er ist sich zu fein, eine Sache aufrecht durchzufechten. Tatsächlich mangelt es ihm aber an einer realen und lebendigen Einstellung zum Leben. Und das letzte, was ihm fehlt, ist Ruhe und Erholung.

Der Volksmund sagt, daß Menschen mit einem niedrigen Blutdruck hundert Jahre alt werden können. Aber welches Leben führen diese Menschen eigentlich, wenn jede Aufregung, jede Köstlichkeit des Lebens sie an die Schwelle einer Ohnmacht bringt?

Freundschaften erhöhen den Blutdruck

Löwen führen ein Gruppenleben. Sie jagen häufig in Rudeln, teilen ihre Beute und liegen in lockeren Gruppen in ihren Revieren. Nur selten sind Einzelgänger unter ihnen, die sehr gefährlich werden und sogar Menschen anfallen können.

Auch menschliche Löwen brauchen das Kollektiv. Ohne eine Freundesclique, einen Club, einen Clan oder eine Großfamilie fühlen sie sich schnell verloren, nehmen herrschaftliche und sogar grausame Züge an oder ziehen sich vollständig in sich zurück. Das Kollektiv wird durch den Wassermann ausgedrückt. Dieses Zeichen steht für Menschen, die sich nahestehen, für Freunde und Gleichgesinnte. Aus der Sicht der Löwen sind Freunde »Blutsverwandte«, deren Nähe den Kreislauf anregt. Dagegen fällt er ab, wenn der Löwe über längere Zeit allein ist.

Fallbeispiel Claudia
Claudia hat eine Sonne-Venus-Uranus-Konjunktion im Löwen und den Mond im Wassermann. Damit besitzt sie sowohl ein starkes Löwe- als auch ein erhöhtes Wassermannpotential. Sie sucht einen Heilpraktiker auf, nachdem sie mitten auf der Straße in Ohnmacht gefallen ist. Ihr Blutdruck ist tief und liegt bei 90 zu 50.

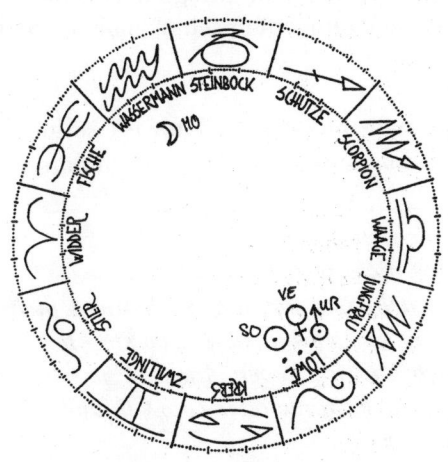

Erläuterungen zu Claudias Horoskop
SO = Sonne
VE = Venus
UR = Uranus
MO = Mond

Zur Vorgeschichte: Claudia kam vor einem Jahr aus Italien nach Deutschland, um mit ihrem Freund zusammenzuleben. Trotz einer engen Beziehung zu diesem Mann fehlen ihr »ihre Freunde«. In Italien war sie beinahe ständig mit einer Clique zusammen, wie es für dieses Land typisch ist. Da ihr Freund sie auch finanziell unterhält, bleibt sie viel zu Hause, schläft bis zu sechzehn Stunden am Tag, liest viel und genießt das Leben. Ihre Löweseite ist mit diesem Zustand

171

völlig einverstanden. Ihr Wassermannpotential dagegen protestiert. Entsprechend dem astromedizinischen Grundsatz, daß stets die Körperregion beziehungsweise die Funktion Symptome produziert, die mißachtet wird, sinkt ihr Blutdruck als Folge des Wassermannprinzips. Schließlich kippen ihre Füße um und sie verliert das Bewußtsein.

Der Heilpraktiker verschreibt den Blutdruck anregende Teesorten. Aber da er ihr Problem ahnt, rät er ihr, sich nach außen hin mehr zu öffnen und nach einer Freundesclique zu suchen. Claudia, die diesen Wunsch auch von sich aus verspürt, fühlt sich bestätigt und beginnt einen Deutschkurs für Ausländer. Zugleich ergibt es sich, daß sie und ihr Freund in eine Wohngemeinschaft ziehen. Seither hat sich ihr Blutdruck stabilisiert.

Individuen mit einem niedrigen Blutdruck sollten sich in ihrem inneren Dialog mit folgenden Fragen auseinandersetzen:

Wozu will ich nicht stehen?
Wo will ich mich nicht durchsetzen?
Was würde geschehen, wenn ich mich nicht mehr in einer Ohnmacht oder hinter einer Hilflosigkeit versteckte?
Was genau macht mir im Leben Angst?
Habe ich genügend Freunde oder eine Clique?
Bin ich zu viel allein?

Wenn das Herz aus dem Takt fällt

Auch Herzrhythmusstörungen haben ihre Ursache in einer Abwehr des Wassermannprinzips. Aus der Perspektive des Wassermanns bedeutet Leben Veränderung, Unregelmäßigkeit und sogar Chaos. Unser Herz ist bestrebt, sich den emotionalen Bedingungen anzupassen. Es schlägt schneller und hüpft sogar, wenn es Freude, Leichtigkeit und Aufregung verspürt. Dagegen wird es schwer und langsam, wenn ein Abschied von einem lieben Menschen droht. Ein unregelmäßiger Herzschlag ist also eher die Regel als die Ausnahme und verweist auf Lebendigkeit. Als störend und beeinträchtigend wird dieser erst empfunden, wenn man sich gegen die Veränderung wehrt und sie ungeschehen machen möchte. Erst dann entsteht auch das Gefühl bedrohender Enge und Verkrampfung. Menschen mit Herzrhythmusstörungen sollten weniger zu Medikamenten greifen, die ihr Herz wieder gleichmäßig schlagen lassen, sondern vielmehr ihre rigide und zwanghafte Einstellung dem Leben gegenüber verändern. Vielleicht ist die Herzrhythmusstörung die letzte Unregelmäßigkeit, die sich ihr Organismus herauszunehmen wagt. Soll er auch noch dieses Zeichen seiner Lebendigkeit unterdrücken?

Ein »verrücktes Herz«, das heißt, ein Herz, das plötzlich aus dem Takt springt, ist oft genug ein Ausdruck einer unterdrückten Seele. Wenn schon das Leben keinen Platz für einen Sprung läßt, muß dann nicht das Herz als emotionales Zentrum aus der Reihe tanzen? So betrachtet kann sogar der Herzinfarkt einen letzten, gewaltigen Sprung aus Disziplin und Anpassung darstellen.

Lebt der Wassermann seine Löweseite, dann findet er sein Herz und damit die Kraft der Liebe. Seine Freundschaften werden tief, und auf seiner Reise, die ihn näher zum Himmel bringen soll, findet er im Herzen die Quelle echter Menschlichkeit und Gleichheit.

Die Löwe-Skorpion-Symptomatik

Das Quadrat zwischen Löwe und Skorpion bezieht Licht und Schatten, Tag und Nacht, Leben und Tod aufeinander. Im Spiegel des Skorpionzeichens begegnet dem Löwen die Fratze der Häßlichkeit, des Älterwerdens, der Krankheit und schließlich des Todes. Aber in diesem Spiegel erkennt der Löwe auch die Wirklichkeit hinter dem Schein, und er findet inneren Frieden.

Derjenige, der dem Schatten zu entkommen sucht, fesselt ihn erst recht an sich. In einer Sufi-Geschichte wird von einem König erzählt, der sich vor dem Tod schützen wollte, indem er einen Palast bauen ließ, der so sicher und undurchlässig war, daß der Mann am Ende darin erstickte.

Aus ihrer Natur heraus besitzen Löwen eine tiefe Ambivalenz dem Tod gegenüber. Auf der einen Seite ist ihr Kapital das Licht und die Schönheit. Auf der anderen Seite ahnen sie die Quadratur zum Skorpion und empfinden die Sehnsucht, durch eine Begegnung mit dem

Tod diesen zu transformieren. Für einen Löwen paßt das Bild des entschlossenen Kriegers, an dessen Seite sich immer der Tod befindet. Beginnt dagegen ein Löwe, diese Polarität zu verdrängen und sich nur noch mit seiner Lichtseite zu identifizieren, dann kann es geschehen, daß sich die skorpionische Seite als phobische Todesangst oder als Herzphobie äußert.

Fallbeispiel Carla

Carla ist Löwin. Genau neben der Sonne befindet sich Pluto, der herrschende Planet des Skorpionzeichens. Allein dieser astrologische Tatbestand streicht bereits Carlas Skorpion-Löwe-Problematik heraus. Sie hat außerdem noch Merkur im Löwen, was das Löwepotential verstärkt. Daneben ist ihr Mond im Skorpion, was wiederum diese astrologische Energie begünstigt.

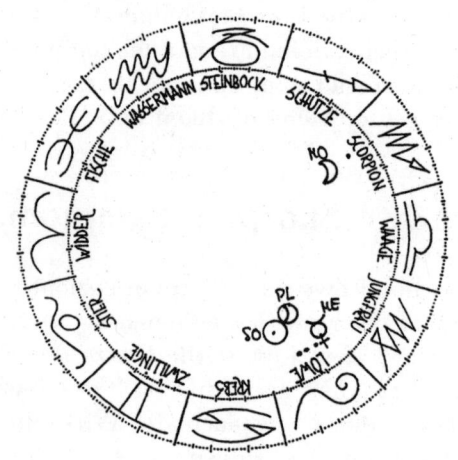

Erläuterungen zu Carlas Horoskop

SO = Sonne
MO = Mond
ME = Merkur
PL = Pluto

Carla sieht sich selbst gerne als Löwin. Sie ist stolz auf ihr Tierkreiszeichen. Das Leben, das sie führt, ist getragen von dieser Energie: Sie kauft gerne ein, kleidet sich ausgesprochen luxuriös und lebt überhaupt gerne auf großem Fuß, was sie sich als Erbin einiger Mietshäuser auch ohne weiteres leisten kann. Ihr einziges Problem ist eine Herzphobie. Monatelang verschwindet dieses Leiden. Dann, meistens wenn sie überhaupt nicht damit rechnet, meldet sich plötzlich ihr Herz, was bei ihr entsetzliche Angstzustände hervorruft. Sie war schon zigmal beim Internisten, erhielt aber jedesmal die gleiche Antwort, nämlich daß ihr Herz völlig gesund sei. Das beruhigt sie für eine Weile, bis der nächste Anfall kommt. Carla lebt mit der Angst, daß ihr Herz jede Sekunde stehen bleiben könnte.

Durch die Beschäftigung mit ihrer Pluto-Sonne-Konjunktion während einer zwei-jährigen Astrologieausbildung beginnt sie sich selbst anders wahrzunehmen. Sie gibt dem Skorpionischen in ihrem täglichen Leben mehr Gewicht. So umsorgt sie zum Beispiel ein Kind aus ihrer Nachbarschaft, das geistig und körperlich behindert auf die Welt gekommen ist. In dem Maße, indem sie die Skorpionqualität in ihrem Alltag lebendig werden läßt, verschwinden ihre Herzsymptome. Ihr starker Skorpionanteil braucht sie nicht mehr über ihr Herz daran zu erinnern, daß er zu ihrem Leben gehört.

> *Löwegeborene mit starker Angst oder Phobien, besonders Herzphobien, sollten sich in ihrem inneren Dialog mit der Frage auseinandersetzen, wie stark sie Themen wie Häßlichkeit, Älterwerden, Krankheit und Tod aus ihrem Leben auszugrenzen versuchen. Sie sollten nach Wegen forschen, diese »negative« Energie in ihr Leben positiv und natürlich zu integrieren.*

Die Löwe-Stier-Symptomatik

In der Quadratur zwischen Löwe und Stier begegnen sich Haben und Sein, Arbeit und Lust. Überidentifiziert sich ein Individuum mit der Stierseite, dann zieht es sein Selbstwertgefühl aus seinem Besitz. Daraus können psychische und körperliche Probleme entstehen. Diese sind in STIER, Seite 97, beschrieben.

Dem entsprechend gibt es auch Individuen, die sich mit der Löwe-seite überidentifizieren und die Stierseite negieren. Zum einen sind dies Menschen, die ihr »Sein« sehr hoch bewerten, während sie das »Haben«, also Besitz und Reichtum, abwerten. Das kann krankhafte Züge annehmen, wie zum Beispiel bei der Anorexia Nervosa. Bei die-ser Symptomatik, die auch an anderer Stelle beschrieben wird (siehe SKORPION, Seite 223), manifestiert sich der Verzicht auf die Stierqua-lität als Verlust an Körpersubstanz.

Eine andere Form der »Stierverweigerung« zeigt sich bei Löwen, die sich nicht konzentrieren oder nicht arbeiten können. So wirken Löwemenschen, die ihre Stierseite verdrängen, immer äußerst »selbst«-überzeugt und stellen sich fast zwanghaft in den Mittelpunkt. Ihre Abwehr gegen Arbeit äußert sich darin, daß sie sich gerne be-dienen lassen oder von geliehenem Geld leben. Auf Grund ihres strahlenden Wesens fällt es ihnen in aller Regel auch nicht schwer, Menschen zu finden, die ihnen zugetan sind. Die anfängliche Ge-folgschaft und Verehrung entwickelt sich aber bald in ihr Gegenteil, der Mäzen wird zum nörgelnden Despoten. Häufig treten solche Be-ziehungen in Künstler-Kreisen auf.

Ein weiteres Problem, das aus der Verleugnung der Stierseite re-sultiert, ist die Verschwendungssucht, die Löwemenschen manchmal überfällt.

Löwebetonte Menschen, und dazu gehören auch Individuen mit Aszendent, Mond oder mehreren Planeten im Löwen oder im 5. Haus, müssen ihre Neigungen erkennen. Ansonsten fällt irgendwann der Schatten des Stieres auf sie zurück. Und dieser ist besonders un-terdrückend und kleinlich.

Weitere Probleme und Krankheitsdispositionen

In Folge der Quadraturen zu Stier und Skorpion und der Opposition zum Wassermann besitzen Löwen noch folgende Krankheitsveranla-gungen: Herzverfettung, Dickleibigkeit (siehe STIER, Seite 97); Blut-hochdruck (siehe WASSERMANN, Seite 287).

Was der Löwemensch
noch für seine Gesundheit tun kann

Löwe-Menschen tragen in ihrem Innersten den Archetypus des Königs. Daraus resultieren ihre Selbstgewißheit und ihre Sicherheit. Des weiteren sind sie mit der Sonne verbunden. Daraus schöpfen sie ihre Kraft und ihre Großzügigkeit. In dieser Gnade, sich selbst genug sein zu dürfen, verbirgt sich aber auch eine große Gefahr: Vergessen Löwemenschen ihren Kreuzweg, dann wird aus ihrem Stolz Arroganz, aus ihrer Großzügigkeit Verschwendung und ihr Strahlen gleicht immer mehr dem krampfhaften Versuch, der Häßlichkeit des Alterns zu entfliehen.

Im Oppositionszeichen Wassermann finden sie die Luft (Sauerstoff), die ihr Organismus benötigt, um lebendig zu sein. In der Quadratur zum Wasserzeichen Skorpion verbirgt sich die Demut und in der Quadratur zum Erdzeichen Stier die Kraft zu arbeiten, um unabhängig zu sein.

Auf der anderen Seite dürfen Löwemenschen ihre besondere Art auch nicht unterdrücken. Sie sind anspruchsvoll und wollen echten, nicht künstlichen Glanz. Sie brauchen das Gefühl, wichtig zu sein, und ohne Anerkennung werden sie welk wie eine Blume ohne Wasser.

Macht sich das Herz bemerkbar, bedeutet das immer, daß der Löwemensch seinen natürlichen Bezug zu seinen Mitmenschen verloren und sich dem Fluß der Gefühle verschlossen hat. Dann ist es wichtig, daß Löwen die Nähe anderer Menschen suchen.

MASSNAHMEN BEI ABWEICHENDEM BLUTDRUCK
Abweichungen vom normalen Blutdruck sollten immer auch von einem Arzt überwacht werden. Folgende Anregungen und Übungen sind wertvolle unterstützende Maßnahmen. Sie beruhen auf Untersuchungen, bei denen festgestellt wurde, daß der Blutdruck allein durch die Vorstellungskraft erhöht bzw. gesenkt werden kann.

ÜBUNG – DEN BLUTDRUCK ANREGEN

Bei niedrigem Blutdruck sollte diese Übung jeden Morgen vor dem Aufstehen gemacht werden. Dabei beläßt man den Körper in seinem entspannten Zustand des Schlafens. In der Phantasie jedoch nimmt man die nächsten Minuten des Aufstehens vorweg: Man versucht sich vorzustellen, wie man sich genüßlich, kräftig und vital aus dem Bett erhebt, sich streckt und dehnt und dann mit festem und dennoch federndem Schritt ins Badezimmer geht.

Es ist wichtig, daß man sich bei dieser Übung innerlich sehr wohl fühlt. Die Übung ist sofort abzubrechen, wenn Nervosität oder Ängstlichkeit auftreten sollten.

Alle geläufigen Therapien für Hypotonie sind an einen zusätzlichen Energieeinsatz gekoppelt. So empfiehlt sich Sport, Waschungen, Bürstungen, Trimm-dich-Übungen und Kneippanwendungen. Allerdings muß man wissen, daß diese Aktivitäten zwar ganz sicher den Blutdruck erhöhen, aber ohne eine Einstellungsänderung, wie sie z.B. durch den inneren Dialog angeregt wird, nicht von Dauer sind. Das heißt, daß der Blutdruck zwar während und kurz nach der Bewegung steigt, später dann aber wieder abfällt.

Auch der berühmte Bohnenkaffee gehört zu den Blutdruck-hebenden Mitteln. Allerdings soll man dieses altbewährte Stärkungsmittel nicht bereits morgens, sondern erst nach dem Mittagessen trinken. Und die zweite Regel für diesen köstlichen Energiespender lautet: Niemals mehr als eine Tasse pro Tag.

HERZBRÜCKE

Diese Übung entstammt dem Aku-Yoga. Die eingenommene Haltung verbindet die ersten Punkte des Herzmeridians miteinander. Dabei kann man sein Herz sehr deutlich spüren.

Anleitung

Sitzen Sie mit gekreuzten Beinen und aufrechter Wirbelsäule, schieben Sie die rechte Hand unter die linke Achselhöhle und die linke unter die rechte Achselhöhle. Schließen Sie die Augen und spüren Sie deutlich und bewußt Ihren Körper. Konzentrieren Sie sich dabei auf Ihr Herz.

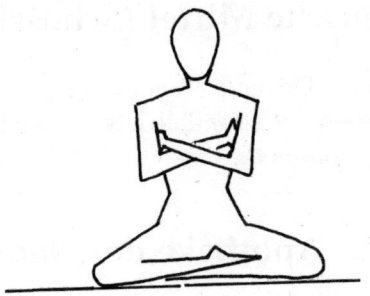

Was die Chinesische Medizin dazu sagt

Bei allen Herzproblemen ist die Konsultation eines Arztes oder Heilpraktikers obligatorisch. Als unterstützende Maßnahme kann man folgende Akupressurpunkte stimulieren, um den Blutdruck anzuregen. Dabei werden alle Punkte tonifiziert, das bedeutet eine rasche, rhythmische Akupressur mit der Fingerkuppe (30 bis 60 Sekunden lang) ähnlich einem sehr schnellen Klopfen.

MA 36 Zusanli
NI 7   Fuliu
DI 11 Quchi
REN 6 Qihai

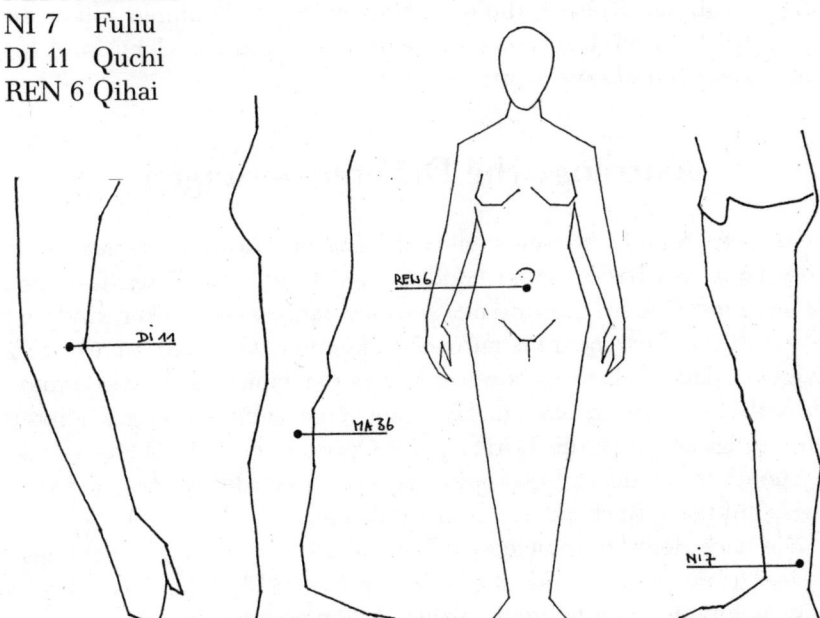

Biochemische Mittel (Schüsslersalze)

Kalium phosphoricum D6 und Magnesium phosphoricum D6. Von diesen Mitteln werden im Regelfall jeweils täglich dreimal ein bis zwei Tabletten eingenommen.

Die Apotheke der Natur

Im August sammelt man Rosmarinblätter. Diese wohlriechende Heilpflanze, die auch zu den Standard-Küchengewürzen zählt, fehlt kaum in einem natürlichen Anregungsmittel. Es gibt Rosmarinweine und Tees, die alle zur Stärkung des Herzens eingenommen werden. Ebenfalls anregend und stärkend wirkt Weißdorn. Die aus den frisch gereiften Früchten hergestellte Essenz wird bei Herzschwäche infolge akuter Krankheiten, bei Herzklopfen, Angina Pectoris, Gemütsverstimmung und Erschöpfung empfohlen. Auch Frauenmantel und Ehrenpreis können jetzt gesammelt werden. Beides sind Heilpflanzen, die das Herz stärken. Wer die Pflanzen selbst pflückt, sollte darauf achten, daß alle Kräuter, die dem Herzen zugute kommen sollen, in den zwei bis drei Tagen zu sammeln sind, in denen der Mond im Tierkreiszeichen Löwe steht.

Astrologische Differenzierungen

In diesem Kapitel ist meistens vom Löwen, Löwemenschen oder Löwetypus die Rede. Dabei handelt es sich um eine Vereinfachung, da auch Individuen, die zu einer anderen Jahreszeit geboren sind, eine deutliche Löwequalität aufweisen können. Genauso ist es auch möglich, daß ein Löwegeborener keines der typischen Löwesymptome aufweist, weil in seinem Horoskop eine andere Energie stärker ausgeprägt ist. Auch die Wirkung der Oppositions- und der Quadratzeichen können durch bestimmte Aspekte verstärkt werden. Ich verweise auf mein Buch »Der Tierkreisführer«.

Die nach dem Polaritätsgesetz bestehende Opposition beziehungsweise Quadratur verstärkt sich, wenn in einem Horoskop mit starker Löwebetonung noch folgende Konstellationen auftreten:

Aszendent Skorpion, Stier oder Wassermann.
Mond im Wassermann, Stier oder Skorpion.
Ebenfalls verstärkend wirken Aspekte (Opposition, Quadratur und Konjunktion) zwischen den Planeten Sonne, Mond, Venus, Uranus und Pluto.
Außerdem führt jeder Transit zwischen den Planeten zu einer erhöhten Bereitschaft für die hier aufgeführten Symptome.

DIE JUNGFRAU UND IHRE GESUNDHEIT

JUNGFRAU (24. August bis 23. September)

ELEMENT Erde
ENERGIE Negativ, yin
KÖRPERLICH-PHYSIOLOGISCHE ENTSPRECHUNGEN Bauchspeicheldrü-
se, Dünndarm, Dickdarm, Verdauung
PSYCHOLOGISCHE ENTSPRECHUNGEN Sachlichkeit, Selektion, Ver-
nunft, Vorsicht, Analyse, Verwertung, Kritik
KRANKHEITSDISPOSITIONEN Verdauungsprobleme, Unterleibssym-
ptome wie Blähungen, Völlegefühl, Darmkatarrh (Enteritis),
Darmkolik, Gärungs- und Fäulnisdyspepsien, Colitis ulcerosa
(Dickdarmentzündung), Colitis mucosa (Schleimiger Dick-
darmkatarrh), Sehnenscheidenentzündung, Schlafstörungen,
Existenzangst, unspezifische Ängste
HERRSCHENDER PLANET Merkur des Abends

JUNGFRAUEN FUNKTIONIEREN WIE DIE DARMWAND

Jungfrauen beziehungsweise Menschen mit einem erhöhten Jungfraupotential organisieren ihr Leben analog der Darmtätigkeit im
menschlichen Organismus, dem die Aufbereitung, Selektion und Aufnahme von lebensaufbauenden Stoffen obliegt. So stellt die Jungfrau
das Leben unter den Gesichtspunkt der Vernunft und Zweckmäßigkeit und orientiert sich an Informationen, die realistisch, praktisch
und verwertbar sind. Sie hat einen leichten Schlaf, damit sie, wenn
nötig, jederzeit ihre Tätigkeit aufnahmen kann, und sie besitzt aus-

geprägte Augen und einen exzellenten Gehörsinn, damit ihr nichts entgeht.

Versiegt der Lebensstrom um sie, dann reagiert sie wie der Organismus, in dessen Darm keine verwertbaren Stoffe mehr enthalten sind. Sie setzt Alarmsignale und versucht diesen Zustand so rasch wie möglich zu beenden. Daher ist es für die Jungfrau nicht günstig, allzuviel allein zu sein. Sie braucht eine bestimmte psychische Reizung, damit sie sich nicht überflüssig und leer vorkommt. Dieser Mensch bekommt rasch das Gefühl, etwas zu versäumen, wobei auch diese Angst eine Entsprechung in der Darmtätigkeit findet. Im Darm werden nämlich zunächst einmal grundsätzlich alle Stoffe aufgenommen und auf Verwertbarkeit hin untersucht.

Genauso wichtig ist es aber auch, daß die Jungfrau mit Reizen nicht überflutet wird, weil sie sonst in ihrer selektierenden Systematik überfordert wird. Merkurtypen – so kann man Menschen mit einem hohen Jungfraupotential auch nennen – reagieren auf Reizüberflutung panisch und desorientiert.

In einer Gruppe von Individuen oder in der Partnerschaft fallen Jungfrauen durch ihre Kritikfähigkeit auf. Einen Vorschlag oder eine gewagte Idee untersuchen sie zuerst auf eventuelle Fehler. Sie übernehmen also auch im sozialen Leben die Funktion der Darmwand, die den Organismus davor bewahren möchte, schädliche Stoffe aufzunehmen. Trotz ihrer Neugierde sind Merkurtypen allem Neuen gegenüber grundsätzlich skeptisch und beginnen zuerst mit einer Analyse, bis sie das Neue in bekannte Teile zerlegt haben. Auch darin läßt sich unschwer das Verhalten des Darms erkennen.

DIE RICHTIGE ERNÄHRUNG

In der asiatischen Medizin wird auf die richtige Ernährung der allergrößte Wert gelegt. Eine Krankheit wird immer als Störung des Gleichgewichtes zwischen Mensch und Umwelt, zu der auch die Ernährung zählt, betrachtet. Entsprechend ist eine aufbauende Ernährung bei der Therapie unerläßlich. In Japan beispielsweise gibt es für Krankheiten bestimmte medizinische Kochrezepte. Man sagt, daß ein japanischer Mann, dessen Frau in diese Kunst eingeweiht ist, niemals über eine längere Zeit krank wird.

Früher oder später begreift jede Jungfrau, wie wichtig eine richtige Ernährung für sie ist. Sie wird auch deswegen dazu gedrängt, weil ihr Organismus stärker auf ein körperliches Ungleichgewicht reagiert als andere Sternzeichen. Das ist auch der Grund, warum man in der Astrologie das Haus der Jungfrau, also das 6. Haus, gerne als »Haus der Gesundheit und Krankheit« betrachtet.

Jungfrauen nehmen häufig extreme Ernährungspositionen ein. Viele essen vegetarisch, und es gibt Merkurtypen, die ausschließlich von Rohkost, also von nicht erhitzter oder gekochter Nahrung leben. Genau wie die Darmwand auf einer Fläche von ca. 200 qm den Speisebrei aufnimmt, umschließt und verarbeitet, so begegnen auch Individuen mit einem starken Jungfrauenpotential dem Leben aufnehmend, anpassend und verarbeitend. Unter keinem anderen Zeichen werden Menschen geboren, die so viel arbeiten können. Wie auch die Darmtätigkeit niemals ruht, sondern durch den ununterbrochenen Vorgang der Peristaltik den Speisebrei weiterbefördert, so ist auch der Jungfrautyp entweder mit seinen Füßen, Händen oder wenigstens mit seinen Gedanken ständig aktiv. Dabei hat er eine ungeheuer rasche Regenerationsfähigkeit. Er kann bis zur Erschöpfung arbeiten, erholt sich dann aber in kürzester Zeit. Auch diese Leistung hat im Organismus seine Entsprechung: die Darmschleimhäute werden nämlich ununterbrochen erneuert. In ungefähr drei Tagen ist die Schleimhaut der Darmwand vollständig ausgetauscht.

Jungfraumenschen folgen in ihrem Leben einem Ordnungsprinzip. Allerdings darf man die Systematik und Ordnung von Jungfrauen nicht zu oberflächlich betrachten, sonst ist man immer wieder verwundert über ihre äußere Unordentlichkeit. Eine schriftstellerisch tätige Jungfrau kann in einem totalen Chaos leben und trotzdem immer finden, was sie sucht. Genauso kann ein Merkurtyp es als unsinnig erachten, das Geschirr nach dem Abspülen einzuräumen. Warum auch? Es wird ja doch wieder benutzt. Die Jungfrau befolgt immer eine Ordnung, nur folgt sie darin einem für andere manchmal völlig uneinsichtigen Prinzip.

Nimmt der Darm zu viele Schadstoffe auf, werden sie an der Darmwand abgelagert. Manche gelangen durch die Darmwand hindurch und über das Blut in die Leber. Von dort aus werden sie im ganzen Körper verschlackt. Das macht sich zuerst an Stellen bemerkbar, die von den Zentralorganen Leber, Herz und Nieren möglichst weit entfernt sind, zum Beispiel an den Fuß- und Handgelenken. Ein weiteres beliebtes Schlackendepot ist die Haut, die dabei unrein, stumpf und zum Schluß fahlgrau wird.

Menschen mit einem hohen Jungfrau-Potential müssen sich dabei bei allen aufkommenden Störungen fragen, ob sie in ihrem Leben das Prinzip der Jungfrau vernachlässigen. Besonders wenn sie an einer Darmsymptomatik (Darmstörungen, Blähungen, Völlegefühl) leiden, sollten sie folgenden Fragen ernsthaft nachgehen:

Mute ich meinem Organismus zuviel zu?
Achte ich auf meine Ernährung?
Unterliegt meine Ernährung einem selektiven Prinzip?

DER KREUZWEG DES JUNGFRAUMENSCHEN

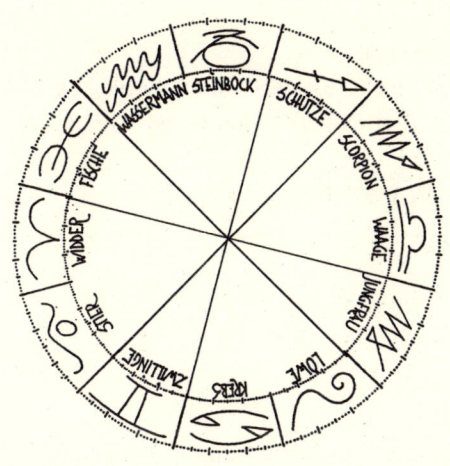

Dem Erdzeichen Jungfrau steht das Wasserzeichen Fische gegenüber. Somit wird die erdige Jungfrau mit der Weite und Tiefe des Wassers und damit der Welt der Gefühle konfrontiert. In Quadratur stehen das Feuerzeichen Schütze und das Luftzeichen Zwillinge. Sie verweisen auf Kontakt (Zwillinge) und Erkenntnis (Schütze).

STICHPUNKTE ZU FISCHE, SCHÜTZE UND ZWILLINGE

FISCHE

ELEMENT Wasser
ENERGIE Negativ, yin
KÖRPERLICHE ENTSPRECHUNGEN Füße, Lymphsystem
PSYCHOLOGISCHE ENTSPRECHUNGEN Individuierung, Allverbundenheit, Auflösung, Spiritualität, Mystik
HERRSCHENDER PLANET Neptun

Die Jungfrau-Fische-Symptomatik

Die Darmtätigkeit besteht aus einem fortwährenden Anspannen oder Verdichten und wieder Loslassen oder Entspannen. Dieser Pumpvorgang heißt Peristaltik. Er befördert den Speisebrei durch den langen Darm. In dieser rhythmischen Bewegung läßt sich die Polarität zwischen Jungfrau und ihrem Oppositionszeichen, den Fischen, wiedererkennen. Die Jungfrau steht dabei für den Vorgang der Kontraktion, die Fische versinnbildlichen Entspannung. Verläuft dieser Vorgang unvollständig, beispielsweise, indem mehr Anspannung als Entspannung vorherrscht, dann kann sich der Darm verkrampfen. Der Speisebrei verbleibt zu lange im Darm, es entstehen Fäulnis- und Gärungsprozesse, die im Extremfall eine Darmkolik oder sogar ein Geschwür herbeiführen können.

Sich dem Ungewissen anvertrauen

Dieser Vorgang hat seine Entsprechung auf der psychischen Ebene: Menschen mit einem starken Jungfraupotential (zum Beispiel Sonne, Mond oder Aszendent im Jungfrauzeichen) neigen dazu, Anspannung zum Hauptprinzip ihres Lebens werden zu lassen. Sie arbeiten ununterbrochen und gönnen sich zuwenig Zeit für Entspannung und Ausgleich. Solche Jungfrauen besitzen eine tiefe Abneigung gegen Müßiggang und sind überzeugt, daß sie letzten Endes alles selber in die Hand nehmen müssen, weil auf niemand anderen Verlaß ist. Sie mißtrauen einer höheren oder sich selbst regulierenden Ordnung. Astrologisch betrachtet spiegelt das Fischeprinzip diese höhere, von menschlicher Einflußnahme unabhängige Ordnung wider. Genau das macht der Jungfrau in ihrem Innersten Angst, wie sie instinktiv alles fürchtet, was unkontrollierbar ist. Könnte dieses unbekannte Prinzip, diese undurchsichtige Ordnung nicht plötzlich versagen? Diese Existenzangst begleitet die Jungfrau ihr ganzes Leben lang. Sie braucht daher immer wieder Momente der Stille und Versenkung, sie muß lernen, loszulassen, sich dem Unbekannten, Ungeplanten und Ungewissen hinzugeben. Verliert die Jungfrau diesen Gesichtspunkt aus den Augen, dann lebt sie unter innerer Angst und unter Streß. Beides sind Faktoren, die den Darm übersäuern, was wiederum die Ursache für Darmverkrampfungen und Verhärtungen ist. Baut die Jungfrau nur auf ihre eigene Ordnung, dann rebelliert der Darm, bis er in letzter Konsequenz an seiner eigenen Ordnung zerplatzt.

Fallbeispiel Erika

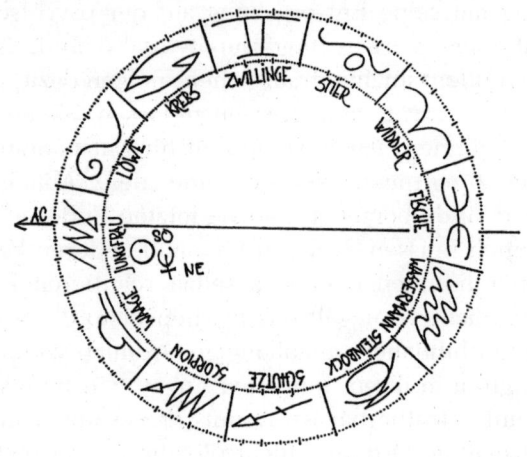

Erläuterungen zu Erikas Horoskop
SO = Sonne
NE = Neptun
AC = Aszendent

Erika ist doppelte Jungfrau. Das heißt, daß sich sowohl ihr Aszendent als auch die Sonne im Zeichen Jungfrau befinden. Außerdem hat sie eine Sonne-Neptun-Konjunktion. Da Neptun der Planet des Fischezeichens ist, resultiert aus dieser Konjunktion auch ein erhöhtes Fischepotential. Sie ist freie Journalistin und darauf angewiesen, möglichst viele Aufträge von Zeitungen und Zeitschriften zu erhalten. »Ich muß über jeden Auftrag froh sein. Nein zu sagen kann ich mir einfach nicht leisten. Da bekommt ab sofort jemand anderer den Job«. So formuliert Erika ihre Situation und kaschiert damit wunderbar ihre jungfräuliche Arbeitswut, die letztlich wiederum nur ein Ausdruck ihrer unbewußten Existenzangst ist. Erika arbeitet täglich – also auch samstags und sonntags – zehn bis zwölf Stunden. Ihre Tätigkeit spielt sich ausschließlich im Sitzen vor der Schreibmaschine ab, ein Umstand, der die Belastung des Unterbauches natürlich noch verstärkt.

Von Zeit zu Zeit rebelliert ihr Darm. Ihr Bauch wird dick, was sie zunächst immer auf eine Gewichtszunahme schiebt. Dann stellt sie fest, daß ihr Leib geschwollen ist und beklagt sich über Krämpfe und Schwierigkeiten beim Stuhlgang.

Bemerkenswerterweise sucht sie in solchen Situationen immer eine Heilpraktikerin auf, die vom Horoskop her ein doppelter Fisch, also das genaue Gegenteil von ihr selbst ist. Und diese Heilerin »verschreibt« ihr immer das gleiche nämlich weniger zu arbeiten und mehr zu entspannen. Sie beginnt auch sofort damit, indem sie mit Erika eine Akupunktursitzung durchführt: Wenigstens für eine Stunde muß ihre Klientin ruhig auf dem Rücken liegen und sich entspannen. Nach zwei bis drei solcher Sitzungen sind die Beschwerden abgeklungen. Erika selbst arbeitet eine Zeitlang weniger intensiv, bis die Natur einer doppelten Jungfrau wieder die Oberhand gewinnt, sie ihre neptunische Seite vergißt und sich erneut mit Arbeit überhäuft.

Der Darm schluckt Streß

Daß sich nicht nur falsche Ernährung, sondern auch Streß an der Darmwand niederschlägt, konnte in den letzten Jahren von einer bekannten Körpertherapeutin bewiesen werden. Gerda Boyesen (geboren 1922 in Norwegen), eine Psycho- und Physiotherapeutin, stellte fest, daß der Magen-Darm-Trakt nicht nur stoffliche, sondern auch seelische Nahrung verarbeitet. In gewisser Weise werden dort auch störende psychische Schadstoffe abgebaut. Nehmen diese Stoffe streßartig überhand, übersäuert der Darm, verhärtet und verkrampft sich. Die psychischen Schadstoffe (Streß) können nicht mehr verarbeitet werden und lagern sich in und an den Darmwänden ab. Durch geeignete Massagen können diese Ablagerungen aufgelöst werden. Der Therapeut lauscht dabei den Geräuschen aus dem Unterbauch: Führt er nämlich seine Behandlung richtig durch, dann arbeitet der Darm mit, und die Spannungen und Verkrampfungen lösen sich auf, was durch Darmgeräusche wie Glucksen oder Blubbern angezeigt wird.

Menschen mit einem starken Jungfraueinfluß und zugleich einem erhöhten Fischepotential (AC Fische, Sonne-Neptun-Aspekte, Merkur-Neptun-Aspekte) sollten sich in ihrem inneren Dialog mit folgenden Fragen auseinandersetzen:

> *Steht mein Arbeitsaufwand in einem ausgewogenen Verhältnis zu*
> *Phasen der Ruhe und Entspannung?*
> *Wie finde ich den richtigen Rhythmus zwischen Arbeit und Muße?*
> *Glaube ich, alles selbst tun zu müssen?*
> *Wie läßt sich das ändern?*
> *Was sind meine tiefsten Ängste?*
> *Wie stark ist mein Vertrauen in eine »höhere Ordnung«?*

Die Jungfrau-Schütze-Symptomatik

Bereits an anderer Stelle wurde erwähnt (siehe ZWILLINGE, Seite 119), daß zwischen Jupiter und Merkur und damit auch zwischen Schütze und Jungfrau als den beiden entsprechenden Zeichen ein partnerschaftliches Verhältnis besteht, das auch im griechischen Mythos vom »Jupiter als dem Herren« und »Merkur als dem Diener« eingefangen ist: Jupiter gibt Merkur ein Ziel, damit sich dieser nicht in der Vielfalt verliert. Umgekehrt verschafft Merkur dem Jupiter Kontakt zum Menschlichen, denn Jupiter hat die Tendenz, sich über die Natur des Menschen zu erheben und sich im Überpersönlichen, Abstrakten und Theoretischen zu verirren.

Letztendlich verleiht das Schützeprinzip der Jungfrau die Kraft geistigen Feuers und der Beseelung. Auch die Nahrungsverwertung im Dünn- und Dickdarm genügt ja keinem Selbstzweck, sondern untersteht der Erhaltung des Lebens. Genauso braucht der Merkurtyp eine geistige Ausrichtung, ein Ziel, das über ihn selbst hinausweist. Daher taucht auch in zahlreichen Deutungen über die Jungfrau oder das 6. Haus das Wort »dienen« auf. Es soll den Jungfrautyp daran erinnern, daß er erst in Ausrichtung auf ein höheres Ziel seine Bestimmung und auch seine wirkliche Größe finden kann.

Reinlich, sparsam, kritisch, unerotisch

Es gibt Jungfrauen, die diese höhere Perspektive aus ihren Augen verlieren. Sie funktionieren wie ein Rädchen im Lebensgetriebe, dienen, aber wissen nicht, wem und weshalb. Solche Menschen sind oft besonders fleißig und penibel. Beispielsweise können sie einem Ordnungs- oder Putzzwang unterliegen und ununterbrochen wischen, obwohl kein Stäubchen mehr vorhanden ist. Solche Individuen haben die Schütze-Frage nach dem Sinn des Lebens scheinbar ad acta gelegt. Das Risiko zu leben reduziert sich auf Fragen nach dem richtigen Waschpulver, dem entsprechenden Aktenzeichen und der korrekten Schreibweise. Letztendlich offenbart sich das Bild der »alten Jungfer«: reinlich, sparsam, kritisch, unerotisch.

Diese Menschen haben eine Veranlagung zu Darmsymptomen wie Darmkatarrh (Enteritis), Gärungs- und Fäulnisdyspepsien, im Extremfall zu Geschwüren. Diese Symptome sind die Folge einer Selbstzerstörung. Der zu hohe Säuregehalt, die Ursache für die Darmzerstörung, ist das chemische Derivat des Schützefeuers, das nicht gelebt wird. Daher brauchen Ulcus-Patienten wieder eine Perspektive, die sie mit dem Wunder des Lebens und dem Dasein als Ganzes verbinden kann. Sie werden nicht gesund, wenn sie artig ihre Medizin schlucken und weiter in ihren Akten stöbern oder Staub wischen.

Es gibt auch noch eine andere Ausprägung des Jungfrauen-Typus. Dieser Mensch ist überaus gehorsam und angepaßt. Das Dienen drückt sich bereits in seiner Haltung aus: Er trägt den Kopf etwas schief oder geht leicht nach vorne gebeugt. Der Volksmund bezeichnet solche Menschen als »Schleimscheißer« und sagt über sie, sie würden jedem anderen »hinten reinkriechen«. Diese Menschen haben eine Neigung zur Colitis ulcerosa, einer akut beginnenden, chronisch-werdenden Dickdarmentzündung, bei der tatsächlich Schleim und Blut ausgesondert wird, oder zu Colitis mucosa, einem relativ harmlosen Leiden, bei dem eine gasig-schleimige Stuhlabsonderung ohne Blut erfolgt. Auch in dieser Symptomatik offenbart sich die Jungfrau, die sich mit ihrem eigenen Prinzip überidentifiziert und die feurige, dynamische Schützeseite negiert, bis sie sich als Entzündung der Darmschleimhäute zeigt. Blut und Schleim sind Urstoffe des Lebens. Wer sie verliert, offenbart damit auch, daß er den essentiellen Sinn des Lebens, wie er im Schützeprinzip eingefangen ist, verloren hat.

Fallbeispiel Ernst W.

Ernst ist am 13. Dezember geboren. Damit ist er, seine Sonne betreffend, ein Schütze. Sein Aszendent ist Jungfrau. Außerdem hat er noch zwei weitere Planeten, nämlich Mars und Saturn, in der Jungfrau, was sein Jungfraupotential noch verstärkt. Ernst ist heute sechzig Jahr alt. Bis zu seinem fünfzigsten Lebensjahr ist er, wie er selbst sagt, »ein angepaßter Mensch gewesen, der sich daraus einen Vorteil versprach, daß er versuchte, es allen Menschen recht zu machen«. Seine Familie und alle, die ihn kennen, mochten ihn sehr, aber sie achteten ihn nicht. Er war zu nachgiebig und schwach und ging jedem Konflikt durch Freundlichkeit aus dem Weg. Das einzige, was er sich herausnahm, waren Reisen. Jedes Jahr einmal fuhr er ohne Familie in ein neues Land, das er sich bereits zuvor mit Hilfe aller erhältlichen Reiseführer erarbeitet hatte. In diesen drei Wochen lebte er seine Schützesonne, war geistig wach und folgte einem inneren Ruf, den er in seinem Alltag stark verdrängte. Dort folgte er beinahe einhundertprozentig seinem Jungfrau-Aszendenten. Das Sonnenzeichen seiner Frau ist ebenfalls Jungfrau, so daß in der Partnerschaft das Jungfrauprinzip noch gewichtiger wurde. Die einzige Tochter allerdings ist eine Schützin. Mit ihr verstand sich Ernst sehr gut. Als diese aus dem Haus ging, begannen seine Unterleibsprobleme. Er hatte Leibschmerzen, sein Stuhl bestand nur noch aus Schleim, und eines Morgens glaubte er Blut zu entdecken. Diese Tatsache und die starken Schmerzen ließen ihn einen Arzt aufsuchen, der zu einem Krankenhausaufenthalt riet. Nach wenigen Tagen wurde Ernst wieder entlassen. Der Verdacht auf Colitis ulcerosa hatte sich nicht bestätigt. Ein junger Arzt, der sich mit Psychosomatik beschäftigt hatte, riet Ernst dringend zu einer Psychotherapie. Das war der Beginn eines neuen Lebensabschnittes. Durch die Therapie wurde ihm seine Suche nach dem Leben bewußt. Zwei Jahre später trennte er sich von seiner Frau, kündigte die Arbeit und zog in eine andere Stadt. Er lebte drei Jahre in einem Indianerreservat in Amerika, kam zurück und machte die Prüfung zum Heilpraktiker. Heute ist Ernst W. als Heilpraktiker tätig. Bemerkenswert ist noch die Tatsache, daß die alles verursachende Darmsymptomatik ausbrach, als der transitierende Jupiter über seine Schützesonne ging und damit seine Schützeanlage verstärkte.

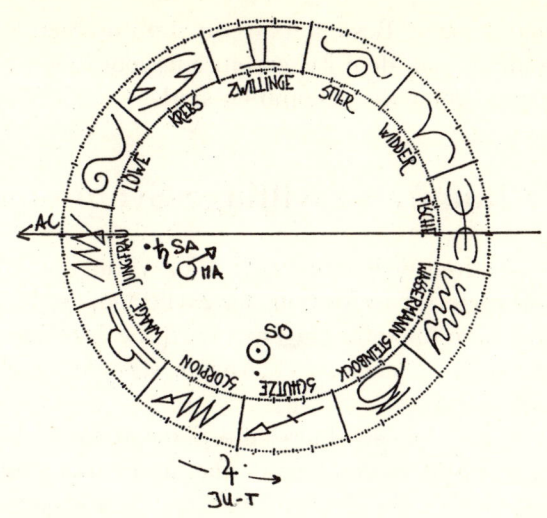

Erläuterungen zum Horoskop von Ernst W.

AC = Aszendent
SO = Sonne
SA = Saturn
MA = Mars
JU-T = Jupiter-Transit

Astromedizinisch ist es manchmal schwierig zu unterscheiden, ob es sich bei einer Darmsymptomatik um eine Folge unterdrückter Schütze- oder Fischeenergie handelt. In gewisser Weise sind sich beide Themen ähnlich, was ja auch in der Tatsache einen Ausdruck findet, daß vor der Entdeckung des Planeten Neptun Jupiter der Herrscher beider Tierkreiszeichen war.

Allerdings läßt sich sagen, daß bei unterdrückter Fischeseite die Individuen gestreßt und verkrampft wirken. Was ihnen fehlt, ist Entspannung, und sobald sie sich diese nehmen, fühlen sie sich gleich besser. Wird dagegen die Schützequalität unterdrückt, dann fehlen Lebendigkeit und Lebenskraft. Solche Menschen wirken abgestumpft und müde.

Menschen mit einem starken Jungfraupotential und zugleich einem erhöhten Schützeeinfluß sollten sich mit Sinn- und Existenzfra-

195

gen auseinandersetzen. Besonders wenn Darmprobleme auftreten, ist es wahrscheinlich, daß dem Leben ein übergeordneter Sinn und geistige Perspektive abhandengekommen sind.

Die Jungfrau-Zwillinge-Symptomatik

Sowohl das Jungfrauzeichen als auch die Zwillinge werden vom Planeten Merkur regiert. Der Merkur der Zwillinge, der Morgenmerkur, ist luftig und kommunikativ. Dagegen wird die Jungfrau vom Abendmerkur regiert. Als solcher ist er ernster, strenger, analytischer und kritischer.

Jungfrauen, die ihre zwillingshafte Seite unterdrücken, umgeben sich mit einer unsichtbaren Wand, damit ihnen niemand zu nahe kommen kann. Oder sie werden überkritisch und lassen eine neue Idee erst gar nicht aufkommen. Sie erhöhen sozusagen ihre seelische Darmschranke. Mit der Zeit entsteht eine seelische Deprivation. Auch das ergibt den Typen der »alten Jungfer«, der die Welt als unmoralisch, laut und oberflächlich von sich fern hält und nicht merkt, wie sehr er sich selbst isoliert. Am Ende steht ein völlig abgekapselter Mensch, der in einer eingebildeten Welt der Bedrohung lebt. Der dabei entstehende Erlebnishunger schlägt sich nieder in Selbstkritik und in dem Gefühl eines unerfüllten Lebens.

Eine Sehnenscheidenentzündung an den Handgelenken verweist die arbeitsame Jungfrau direkt auf ihr verdrängtes Quadratzeichen, die Zwillinge. Denn Hände und Arme sind die den Zwillingen zugeordneten Körperpartien. Damit wird auch offensichtlich, was der fleißigen Jungfrau wirklich fehlt, wenn sie an Schmerzen und Krämpfen in ihren Unterarmen leidet: Sie soll »zwillingshafter« werden, öfter tief durchatmen, mehr pausieren und sich zuweilen mit ihren Mitmenschen unterhalten — in einem Satz: das Leben leichter nehmen.

Weitere Probleme und Krankheitsdispositionen

In Folge der Quadraturen zu Schütze und Zwillingen und der Opposition zu den Fischen besitzen Jungfrauen noch folgende Symptombereitschaften: Verdauungsprobleme (siehe ZWILLINGE, Seite 119); Alkoholismus (siehe FISCHE, Seite 309); Zuckerkrankheit (siehe SCHÜTZE, Seite 247).

Was der Jungfraumensch
noch für seine Gesundheit tun kann

Das wichtigste für Jungfrauen ist der Kontakt mit der Natur. Ein Spaziergang oder eine Wanderung üben eine regelrecht beruhigende Wirkung auf diese Menschen aus. Die Natur erweist sich dabei als große Lehrmeisterin, die ihnen vermittelt, daß sie sich keine Sorgen zu machen brauchen. Zugleich spiegelt jede Pflanze, jeder Baum ihr ureigenstes Prinzip wider: Nährstoffe der Erde durch Transformation und Assimilation in Leben zu verwandeln.

Des weiteren sollten diese Menschen auf ihre Ernährung achten und sorgfältig auswählen, was gut für sie ist und was nicht. Sie müssen lernen, »Nein« zu sagen. Mit ihrer inneren Anspruchshaltung, möglichst nichts zu versäumen, nehmen sie sich schnell zuviel vor. Aber sie sollten sich auch vor dem anderen Extrem hüten: Fehlt über längere Zeit die Nahrung, baut der Körper zunächst seine Reserven ab und beginnt dann, am Organismus zu zehren. Fehlt der Strom des Erlebens, beginnt die Jungfrau sich selbst zu analysieren. Ihre Selbstkritik und ihr Selbstzweifel sind nichts anderes als eine Ersatzhandlung für fehlende Außenreize. Es ist sicher richtig, daß der Jungfrautyp lernen muß, auch allein leben zu können. Aber er verlangt von sich zuviel, wenn er ohne jegliche Beschäftigung auskommen will. Da wird er eher depressiv als weise.

Wie der Darm zwischen brauchbaren und unbrauchbaren Nahrungsmitteln unterscheidet, so muß die Jungfrau eine innere, psychologische Schranke aufbauen, mit der sie ihre menschliche Umgebung selektiert. Ihr Organismus reagiert sofort auf ungeeignete Nahrungsstoffe und genauso auf negative menschliche Schwingungen.

Man kann durchaus den Schluß ziehen, daß bei einer Störung des Darmtraktes auch eine äußere, psychische Überforderung vorliegt, die aufgespürt und aufgearbeitet werden sollte. Auch der leichte Schlaf einer Jungfrau hängt entscheidend davon ab, ob sie während der Nacht noch »nacharbeiten« muß, weil sie zu spät und zu üppig gegessen hat. Genauso beschäftigen sie auch nachwirkende psychische Eindrücke und Erlebnisse. Der Jungfrautyp braucht sich grundsätzlich keiner Nahrung und keiner Erfahrung gegenüber verschließen, aber er muß wissen, daß er alles innerlich verarbeiten muß.

ÜBUNG — KONTAKT MIT DEN EINGEWEIDEN

Diese Übung hilft vorbeugend gegen Darmprobleme. Sie kann aber auch bei auftretenden Beschwerden als unterstützende Maßnahme zu einer Diät oder ärztlichen Behandlung ausgeführt werden. Sie hilft, Kontakt mit dem Darm aufzunehmen, der äußere Stoffe — Nahrung wie Sinnesreize — verinnerlicht beziehungsweise unschädlich macht.

Anleitung

Legen Sie sich ausgestreckt auf den Rücken, die Hände befinden sich so auf dem Bauch, daß sich die linke Hand knapp unter dem Nabel und die rechte knapp darüber befindet. Beginnen Sie mit geschlossenen Augen sich zu entspannen. Nehmen Sie ein paar tiefe Atemzüge und lassen Sie beim Ausatmen Ihre Muskeln los.

Ihre Hände liegen genau auf Ihrem Zentrum. Darunter, nur einige wenige Zentimeter entfernt, beginnt Ihr Darm. Stellen Sie sich vor, Sie könnten durch ihre Hand und das darunter liegende Gewebe Ihren Darm spüren. Er zieht sich in zahlreichen Windungen durch Ihren gesamten Unterbauch. Sie können sich sogar vorstellen, Ihre Hände und Ihre Finger könnten durch leichten Druck Ihren Darm berühren und sanft massieren. Beginnen Sie dann langsam Ihre beiden Hände nach außen zu ziehen. Sie folgen damit dem Verlauf Ihres Darmstranges. Gleiten Sie dann wieder langsam bis zur Mitte zurück, wobei Sie mit Ihren Fingern und Ihrer Handfläche einen leichten Druck ausüben. Streichen Sie so sechsmal hin und her. Lassen Sie sich aber dazwischen immer wieder genügend Zeit, um in sich hineinzuhören. Vielleicht vernehmen Sie dabei ein leichtes Glucksen. Das ist nach der Theorie von Gerda Boyesen ein Zeichen, daß Ihr Darm anfängt, sich zu entspannen. In gewisser Weise sind diese Laute sein Versuch, mit Ihren Händen zu kommunizieren.

Nach sechsmaligem Hin- und Herstreichen verändern Sie Ihre Bewegungsrichtung. Jetzt streichen Sie an den Seiten sechsmal auf und ab. Dabei folgen Sie dem senkrechten Verlauf Ihres Dickdarmes. Auch hierbei lassen Sie sich bitte Zeit und denken sich dabei, Sie schenken Ihrem Unterleib und den darin liegenden Eingeweiden die

Aufmerksamkeit und Dankbarkeit, die sie benötigen, um ihre unermüdliche Arbeit zu leisten.

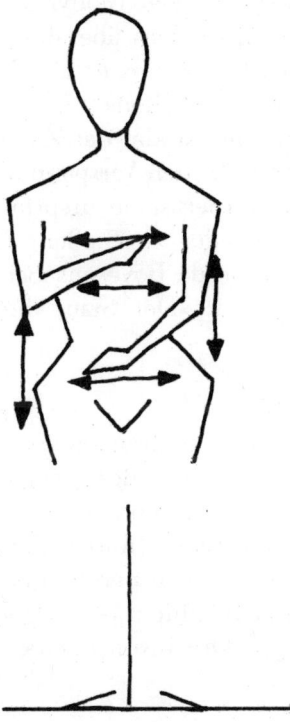

Bevor Sie die Übung beenden und sich wieder aufrichten, lassen Sie Ihre Hände noch ca. fünf Minuten entspannt auf Ihrem Leib ruhen.

Diese Unterleibsmassage ist auch als Partnermassage durchführbar. Dabei entspannt sich der eine Partner, während der andere die oben beschriebenen Berührungen und Bewegungen durchführt. Der Massierende sollte seine Ohren so nahe wie möglich an den Körper des anderen legen, damit er die glucksenden Töne — die Antwort der Eingeweide — auch hören kann.

DIE BIODYNAMISCHE PSYCHOTHERAPIE

Jungfrauen sprechen besonders gut auf die oben beschriebene Biodynamische Psychotherapie nach Gerda Boyesen an. Diese Methode ist eine sanfte Körpermassage. Der Biodynamiker massiert dabei nicht primär den Unterbauch, sondern überall dort, wo er Verspannungen (Ablagerungen) spürt. Dabei hört er auf die Geräusche des Darms. »Über den Körper die Seele heilen«, dieser Titel von Gerda Boyesens Buch (München 1987) drückt klar das Ziel der biodynamischen Körper-Psychotherapie aus. Werden Verspannungen im Darmkanal abgebaut und findet der Körper seine ursprüngliche Elastizität zurück, vermag die Energie wieder zu fließen. Dieser wiedergewonnene Energiestrom wird in Gerda Boyesens Schule als ein euphorisches Glücksgefühl beschrieben: »Der Stau, die Blockade schmilzt, der Fluß findet den Ozean.«

DIE NULLDIÄT

Von Zeit zu Zeit sollte die Jungfrau eine Nulldiät machen. Dabei werden keinerlei Nahrungsmittel außer geringen Mengen frisch gepreßten, reifen Obstes zu sich genommen. Man beginnt die Nulldiät mit der Einnahme von Salzwasser (Karlsbader Salz), um den Darm zu spülen. In aller Regel genügen bereits drei Tage, um den Darm zu entschlacken. Jungfrauen sollten jedoch generell nicht zu lange und zu häufig fasten, da ihr Organismus stark auf den Entzug von Nahrung reagiert.

Was die Chinesische Medizin dazu sagt

Bei Dünn- bzw. Dickdarmbeschwerden kann man die folgenden Akupressurpunkte entweder selbst behandeln oder von einem anderen Menschen massieren lassen:

MA 25 Tianshu
MA 36 Zusanli
MA 37 Shangjuxu
DI 4 Hegu
DI 11 Quchi

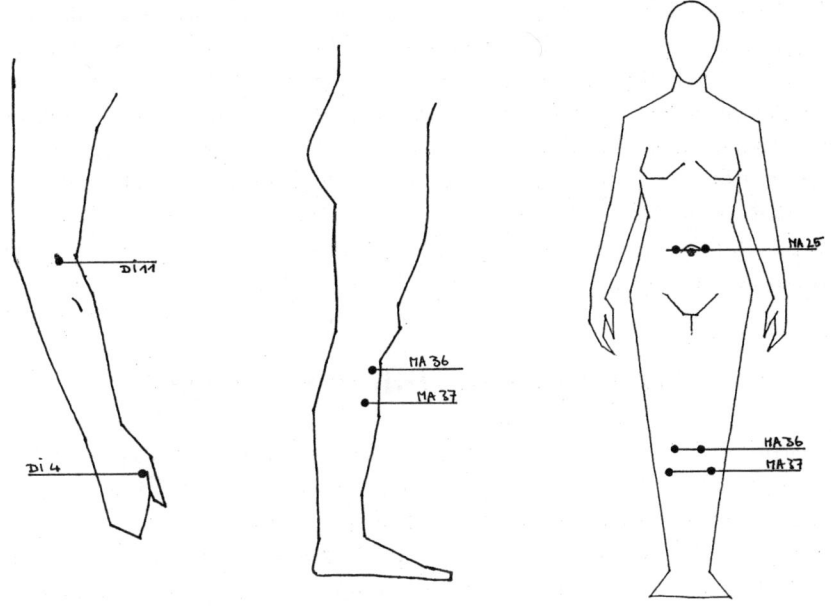

Biochemische Mittel (Schüsslersalze)

Bei Verdauungsproblemen der Jungfrau: Natirum chloratum und Kalium chloratum. Von diesen Mitteln werden im Regelfall jeweils täglich dreimal ein bis zwei Tabletten eingenommen.

Die Apotheke der Natur

Im Monat der Jungfrau sammelt man Calmus, Leberbalsam-Samen, Eibischwurzel, Wassereppichwurzel und Samenwurzel, Traubenkrautsamen, Hanfsamen, Schellkrautwurzel, Wegwartwurzel, Gurken-Samen, Farnkrautwurzel, Fenchelsamen, Enzianwurzel, Süßholzwurzel, Bildenkraut-Samen, Melonen-Samen, Steckrüben-Samen, Schwarzer Kümmel-Samen, Vogelnest-Samen.

Viele dieser Kräuter dienen speziell der Anregung der Verdauung und Aufbereitung im Darm. Ein Fencheltee beispielsweise wirkt gegen Blähungen, Unterleibskrämpfe und Darmverschleimungen.

Ebenso der Enzian, der ja als Enzianschnaps seit altersher als Anreger der Verdauung gilt. Daß Kümmel Blähungen heilt, weiß jede Mutter. Auch die Süßholzwurzel ist ein ausgezeichnetes Mittel, um die Darmtätigkeit anzuregen. Man kaut davon einfach die in einer Apotheke erhältlichen Stengel. Da sie sich außerdem wie eine Zigarette anfühlen, sind sie zusätzlich noch ein gesunder Rauchersatz.

Wer seine Kräuter selbst sammelt, sollte die Pflanzen pflücken, wenn der Mond im Jungfrauzeichen steht. Die heilenden Kräfte sind dann am stärksten.

Astrologische Differenzierungen

In diesem Kapitel ist von der Jungfrau, dem Jungfrautypus beziehungsweise Merkurtypus und seinen Symptomen die Rede. Dabei handelt es sich nicht automatisch um Menschen, die im Abschnitt der Jungfrau (24. August bis 23. September) geboren sind und damit eine Jungfrau-Sonne in ihrem Horoskop aufweisen. Es ist möglich, daß ein Individuum mit einer Jungfrau-Sonne keines der typischen Jungfrausymptome aufweist, weil in seinem Horoskop eine andere Energie stärker ausgeprägt ist. Genauso kann eine Person mit einem ganz anderen Sonnenzeichen einzelne, hier erwähnte typische Jungfrausymptome für sich als zutreffend erkennen. Der interessierte Leser sei auf »Das astro-medizinische Horoskop« (Seite 343) verwiesen.

Die nach dem Polaritätsgesetz bestehende Opposition beziehungsweise Quadratur verstärkt sich, wenn in einem Horoskop mit starker Jungfraubetonung noch folgende Konstellationen auftreten:

Aszendent Fische, Schütze oder Zwillinge
Mond in den Fischen, den Zwillingen oder im Schützen
Aspekte (Opposition, Quadratur und Konjunktion) zwischen den Planeten Sonne, Mond, Neptun, Merkur und Jupiter
Außerdem führt jeder Transit zwischen diesen Planeten zu einer erhöhten Bereitschaft für die hier aufgeführten Symptome.

DIE WAAGE UND IHRE GESUNDHEIT

WAAGE (24. September bis 23. Oktober)

ELEMENT Luft

ENERGIE Positiv, yang

KÖRPERLICH-PHYSIOLOGISCHE ENTSPRECHUNGEN Nieren, Blutreinigung, Gleichgewicht der Körperflüssigkeit und des Basen-Säurespiegels

PSYCHOLOGISCHE ENTSPRECHUNGEN Seelisches Gleichgewicht, Liebe, Geben und Nehmen

KRANKHEITSDISPOSITIONEN Brustleiden, Hörsturz, Knieprobleme, Kreuzschmerzen, Menstruationsbeschwerden, Nierenbeschwerden, Nierendysfunktion, Nierensteine, Ohrensausen, Schlafstörungen

HERRSCHENDER PLANET Venus des Abends

DIE WAAGE VERBINDET SOMMER UND WINTER

Mit Beginn der Waagezeit hat die Sonne exakt die Hälfte ihres Jahrespensums zurückgelegt und begibt sich auf die Reise in den Winter. Während Frühling und Sommer symbolisch für den Menschen als Individuum stehen, repräsentieren Herbst und Winter den sozialen Menschen. Im Energiekreis der Waage begegnet der Mensch anderen und muß lernen, sich selbst im anderen zu finden. Jeder kennt die Erregung, wenn wir jemandem begegnen, der unsere Gefühle erwidert. Das ganze Leben verändert sich. Es wird aufregender, lebendiger, beschwingter. Woher kommt diese Euphorie?

LIEBE MACHT GANZ

Wenn der Mensch liebt, spiegelt er sich immer im anderen. Sigmund Freud nannte das Projektion. Wenn wir lieben, projiziert der Mann seine innere Frau nach außen, und genauso entdeckt die Frau im Mann einen Menschen, den sie eigentlich in sich trägt. Deswegen ist Liebe so ekstatisch. Denn in der Seele des liebenden Menschen keimt das Gefühl, jetzt erst vollständig zu sein. Die Astrologie sagt, daß der Mensch nur Teile seines vollständigen Horoskops selbst beleben kann. Es sind dies im allgemeinen die Planeten, die auf der Ich-Seite (Häuser 1, 2, 3, 10, 11, 12) des Horoskops stehen. Dagegen braucht man für die Planeten und Energien der astrologischen Du-Seite (Häuser 4, 5, 6, 7, 8, 9) andere Menschen, damit auch diese Kräfte lebendig werden können. Erst durch die Liebe ist der Mensch bereit, seine unbekannte Seite anzunehmen. Eine Trennung von einem geliebten Menschen wiederum empfindet man, als würde man auseinandergerissen. Menschen, die sich lieben, müssen daher immer wieder durch die Leere der Einsamkeit gehen, damit sie sich nicht zu selbstverständlich an ihre Projektionen binden.

EINE HOCHKOMPLIZIERTE KLÄRANLAGE DER NATUR

Dem 7. Zeichen sind die beiden Nieren zugeordnet. Sie sind wie Lunge, Eierstöcke und Hoden paarweise innere Organe. Sie alle haben mit menschlicher Kommunikation, Austausch und Begegnung zu tun. In Folge ihrer deutlich voneinander getrennten Lage tritt der paarweise Charakter bei den beiden Nieren am offensichtlichsten zu Tage. Sie liegen beiderseits der Lendenwirbelsäule unterhalb des Zwerchfells und hinter dem Bauchfell. Betrachtet man die beiden Nieren mit den zu- und abführenden Blutgefäßen, so kann man sie durchaus mit einer Waage, dem analogen astrologischen Zeichen, vergleichen.

Die Nieren entsprechen in etwa der Größe einer erwachsenen menschlichen Faust, aber in ihrem Inneren werden täglich 1500 bis 2000 Liter Blut »gewaschen«. Dabei arbeiten diese Organe übergenau. Das in den Artieren heranfließende Blut wird in einem Vorfilter, dem sogenannten Glomerulus, bearbeitet. Neun Zehntel des Blutes stehen dem Kreislauf sofort wieder zur Verfügung, ein Zehntel, also ca. 170 Liter, der sogenannte Primärharn, wird in einem raffinierten System noch einmal bearbeitet. Die Nieren fischen nämlich mit Hilfe einer Membran aus dieser Flüssigkeit alles heraus, was brauchbar ist, und lassen nur einen geringen Rest von ungefähr eineinhalb Liter übrig. Das ergibt dann den eigentlichen Urin, der in die Harnblase abgeleitet wird. Man kann sich das so vorstellen, daß 150 Liter Flüssigkeit gereinigt und 149 Liter dann abgesaugt werden, um einen Liter unbrauchbare Flüssigkeit auszugrenzen. Dieser Vorgang ist sehr aufwendig, garantiert aber, daß das Blut wirklich keinerlei Schadstoffe mehr enthält. Die Filteranlage funktioniert übrigens nur bei einem ganz bestimmten Blutdruck. Wird dieser auch nur geringfügig über- oder unterschritten, dann verändert die Niere sofort das Volumen der Blutgefäße, um damit den Druck zu erhöhen, beziehungsweise zu senken. So heißt ein wichtiges Prinzip der Nieren: Ausfilterung und Reinigung des Blutes.

Ihre zweite wichtige Tätigkeit besteht darin, den Wasserhaushalt des Körpers zu regulieren. Je nach Flüssigkeitsmenge, die ein Mensch zu sich nimmt, sorgen die Nieren dafür, daß das entsprechende Quantum Flüssigkeit wieder abgegeben wird, die Flüssigkeitsmenge im Organismus letztendlich also konstant bleibt. Darüber hinaus sind die Nieren für das Gleichgewicht lebenswichtiger Salze im Körper zuständig. Sie regeln den Druck der Körperflüssigkeit und versuchen den Basen-Säurespiegel möglichst in Balance zu halten, weil eine Übersäuerung vom Körper als Disharmonie registriert wird.

Ganz allgemein sind die Nieren ein gigantisches Kontroll- und Korrektursystem. Wie ein inneres Auge überwachen sie den Organismus und treffen bei entsprechenden Unregelmäßigkeiten sofort die notwendigen Maßnahmen.

Die Nieren sorgen für Harmonie

Auf der seelisch-geistigen Ebene stehen die Nieren für die dem Menschen innewohnende Kraft, die Vielzahl von Erlebnissen und Ereignissen so zu filtern, daß das Seelenleben stimmig und harmonisch ist. Der Mensch besitzt eine Art »psychologische Membran«, mit deren Hilfe der Strom des Lebens gefiltert wird. Diese Membran kann völlig undurchlässig sein. Dann entsteht ein psychotischer Mensch, der keinerlei Reize mehr wahrnimmt und getrennt von seiner Umwelt dahinvegetiert. Sie kann aber auch zu durchlässig sein: Die Seele wird von Reizen überschwemmt, die sie nicht mehr verarbeiten kann. Da die Astrologie von einem vollständigen Parallelismus zwischen Körper und Psyche ausgeht, bedeuten Störungen der Nieren immer auch Probleme auf der seelischen Ebene. Und genauso beeinträchtigen Störungen auf der emotionalen Ebene immer auch die Funktion der Nieren.

Waagegeborene, beziehungsweise Menschen mit einem starken Waagepotential, reagieren besonders sensibel auf ein körperlich-seelisches Ungleichgewicht. Wie Seismographen registrieren sie ihre Umgebung und verhalten sich entsprechend. Dabei sehen sie zunächst immer die positive Seite und betrachten – wie es ja auch die Nieren tun – erst ganz am Ende die negativen Anteile. Des weiteren sorgen sie – und auch darin gleichen sie den Nieren – für die richtige Atmosphäre, Entspannung und ein ausgewogenes Gleichgewicht aller Beteiligten. Bildhaft kann man sagen, daß die Waage in einem sozialen Gebilde oder in einer Beziehung die Funktion einer gemeinsamen Niere übernimmt. Um diese Aufgabe erfüllen zu können, müssen allerdings zwei Voraussetzungen gegeben sein. Zum einen sind Waagemenschen – wie die Nieren – überaus empfindlich und können Streß und Disharmonie nur eine begrenzte Zeit ertragen. Zum anderen sind sie auf einen stetigen Flüssigkeitsstrom angewiesen und versagen ihren Dienst, wenn dieser zu schwach wird. Der Flüssigkeit entsprechen im zwischenmenschlichen Bereich die Gefühle. Das bedeutet, daß es auch zu Nierenstörungen kommen kann, wenn der Gefühlsfluß in einer Partnerschaft versiegt, die Emotionen also nicht mehr stimmen.

NIERENSTÖRUNGEN KÜNDIGEN SICH AN

Nierenstörungen oder gar ein Nierenausfall sind nur die letzten Zeichen einer Kette schleichender Veränderungen. Zunächst machen sie sich als allgemeine Reduktion der Vitalität bemerkbar. Dazu kommen Kreuzschmerzen, schlechter Schlaf, Probleme mit den Knien und Ohrensausen.

DER KREUZWEG DES WAAGEMENSCHEN

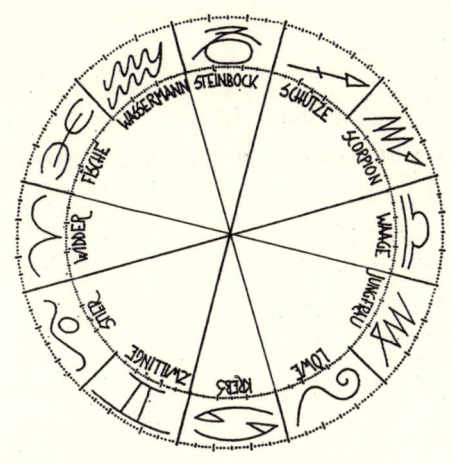

Dem Luftzeichen Waage steht das Feuerzeichen Widder und damit Impulsivität und Egoismus gegenüber. In Quadratur dazu befinden sich das Wasserzeichen Krebs und das Erdzeichen Steinbock. Der Steinbock verlangt vom offenen und unbestimmten Luftzeichen Waage Form, Struktur und Beständigkeit. Der Krebs wiederum symbolisiert den Fluß der Gefühle, ohne den Waagemenschen allmählich austrocknen.

STICHPUNKTE ZU WIDDER, KREBS UND STEINBOCK

WIDDER

ELEMENT Feuer
ENERGIE Positiv, yang
KÖRPERLICHE ENTSPRECHUNGEN Kopf
PSYCHOLOGISCHE ENTSPRECHUNGEN Egoismus, Aggressivität, Sexualität
HERRSCHENDER PLANET Mars

Die Waage-Widder-Symptomatik

Der Widder ist dynamisch und ich-bezogen. Die Waage dagegen ist du-bezogen und ausgleichend. Beide Teile bedürfen einander: Die Waageseite fängt die Widderseite auf und bringt sie damit zur Ruhe. Genauso bedarf die Waage der widderhaften Herausforderung, damit sie nicht in Stillstand verfällt. In Partnerschaften besteht nun die Tendenz, daß sich beide Teile polarisiert verselbständigen. Im Extremfall übernimmt ein Partner – meist die Frau – den Waage- und entsprechend der Mann den Widderpart. Ein Beispiel soll dies verdeutlichen.

Fallbeispiel Susanne

Susanne hat ihren Aszendenten und ihren Mond in der Waage. Ihre Sonne befindet sich im 7. Haus und im Widder. Damit ist sowohl ihr Waagepotential (Sonne im Waagehaus, Aszendent und Mond in der Waage) als auch ihre Widderseite (Sonne im Widder) stark.

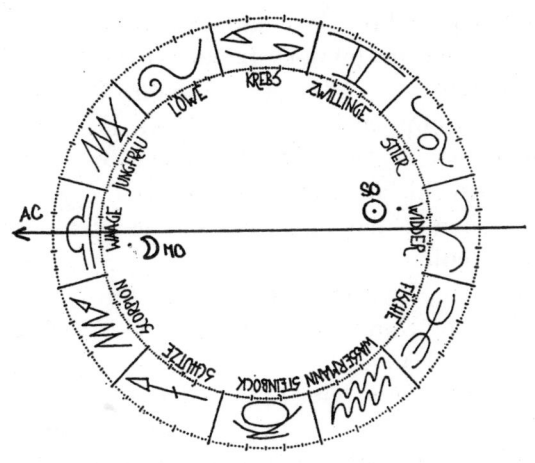

Erläuterungen zu Susannes Horoskop

AC = Aszendent
SO = Sonne
MO = Mond

Auf Grund der Stellung im 7. Haus ist allerdings zu erwarten, daß sie ihre Widdersonne auf einen Mann projiziert. Tatsächlich heiratet sie einen Widdermann und übernimmt selbst den Part einer ausgleichenden Instanz. Sie ist für ihn da, wenn er sie braucht, und versteht es, wenn er allein sein will. Drei Jahre lang sind sie nach eigenen Worten »ein überaus glückliches Paar«. Dann beginnt die Beziehungskrise, die sich lange zuvor angekündigt hat: Susanne hat nämlich von Anfang an ihre eigene Person zurückgenommen und nur ihre Waage-Seite gelebt. Wie eine zweite Haut hat sie sich ihrem Geliebten angepaßt und sich selbst dabei vergessen; sie hat den Part einer gemeinsamen Niere übernommen. Waagemenschen können zum Alter ego eines anderen, seinem Schatten oder seinem Spiegelbild werden. Das Waagezeichen ist auch das einzige Tierkreiszeichen, das einen Sachnamen besitzt. Alle anderen Zeichen haben Tier- oder Menschennamen. Und in dieser »Versachlichung« liegt sowohl die Genialität einer Waage als auch ihre Gefährdung. Sie kann zum Instrument und Sprachrohr höchster Kreativität werden und als Künstler in die Geschichte eingehen. Genauso kann die Waage buchstäblich den letzten Funken Selbstwertgefühl verlieren.

Susanne wird Opfer ihrer Beziehung, um deren Erhalt sie kämpft, obwohl sich der Mann ihr immer eindeutiger entzieht. Lange Zeit ist sie nur die verständnisvolle Waagefrau, die ihre Traumwelt, in der alles unverändert scheint, nicht verlassen will. Dann bricht die über Jahre hinweg angestaute Aggressivität urplötzlich und massiv aus ihr heraus. Während sie bisher einem Engel glich, der glücklich über der Realität zu schweben schien, entpuppt sie sich jetzt in den Augen ihres Mannes als »Teufel«.

Dieser vehemente Einbruch der Schattenseite ist astrologisch betrachtet eine logische Konsequenz daraus, daß Waagemenschen ihre Widderseite unterdrücken.

Eines Nachts hat Susanne eine schmerzhafte Nierencholik. Auf Anraten einer Freundin beginnt sie eine psychotherapeutische Beratung, mit deren Hilfe sie sich schließlich aus der Beziehung befreien kann.

Der Einbruch der Widder-Seite als Schatten wird von Waagemenschen immer als sehr unangenehm erlebt und häufig als Hinweis gesehen, sich noch positiver zu geben. Damit verstärkt sich aber zugleich die Belastung für die Nieren, weil ihnen die Aufgabe obliegt, für ein körperlich-seelisches Gleichgewicht zu sorgen. Eruptionsartige Wutausbrüche von Waagemenschen sind daher immer ein Symptom dafür, daß das Widder-Potential aus dem natürlichen Verhalten ausgeschlossen wird.

Im Zusammenhang mit einer Nierenschwäche treten oft auch Ohrensausen und leichte Schwindelgefühle auf. Meistens handelt es sich um ein über Wochen anhaltendes helles oder dumpfes Geräusch in den Ohren. Bei weiterer Verschlechterung der Nierenfunktion kann es sogar zu einem Hörsturz kommen. Diese Symptomatik läßt sich ohne weiteres aus der Opposition zwischen Waage (Nieren) und Widder (Kopf) erklären. Das unterdrückte Prinzip (Widder) somatisiert sich an dem Körperteil, das dem psychologischen Geschehen entspricht, also dem Kopf. Auch in der chinesischen Medizin besteht zwischen Nieren und Ohren eine Verbindung. Die Ohren werden als Körperöffnung der Nieren betrachtet.

Die Waage-Steinbock-Symptomatik

Die Quadratur zwischen Waage und Steinbock, beziehungsweise Venus und Saturn als den herrschenden Planeten, beinhaltet eine Begrenzung der Waage. Waagemenschen haben das Bestreben, allen Begegnungen gegenüber grundsätzlich offen zu sein. Es fällt ihnen schwer, sich ein für alle Mal festzulegen, weil dies eine Einschränkung ihrer Beweglichkeit mit sich brächte. In der Möglichkeit, immer neue Beziehungen einzugehen, liegt ein ungeheurer Reiz, denn diese hohe Kommunikationsbereitschaft regt nach dem Analogieprinzip die Nieren und damit den Blutkreislauf an. Die Euphorie und Erregung, die mit jeder Begegnung einhergeht, ist Ausdruck dieser erhöhten Nierentätigkeit.

Das Steinbockprinzip dagegen verlangt Form und Beschränkung. Als negatives Erdzeichen besteht es auf einer Materialisierung der Begegnung, zum Beispiel durch einen Ehevertrag oder eine gemeinsame Wohnung. Jede Partnerschaft ist eine Gratwanderung zwischen dem Venus- und dem Saturn-Prinzip. Identifiziert man sich zu stark mit der Seite der Venus und negiert das Saturn-Prinzip, dann kann es geschehen, daß sich der ungelebte Part durch den Körper Ausdruck verschafft. Gemäß der Analogie zwischen Geist und Körper können Symptome an den dem Steinbock zugeordneten Regionen, also an den Knien, auftreten. Außerdem kann das Saturn-Prinzip auch durch Steinbildungen in den Nieren »auf sich aufmerksam machen«.

Der Fall Hans

Hans sucht einen Heilpraktiker auf, nachdem er eines Nachts unerträgliche Schmerzen in seiner linken Leistengegend verspürte. Die Schmerzen waren am Morgen verschwunden, so daß ein Urologe, den Hans zunächst konsultierte, einen Abgang eines kleinen Nierensteines diagnostizierte. Ansonsten war die Urinunterschung ohne Befund. Damit ist der Facharzt mit seinem Wissen am Ende, nicht jedoch der Heilpraktiker. Er behandelt Hans mittels Akupunktur und chinesischen Kräutern. Außerdem führt er eine gesprächsorientierte Beratung durch. Dabei wird folgendes evident: Hans lebt in einer offenen Beziehung. Das bedeutet, daß er zwar eine Freundin hat, beide aber jede Verfestigung ablehnen. Zum Beispiel verabschieden sie sich nach einer Begegnung mit den Worten: »Wir können uns ja anrufen, wenn wir uns wiedersehen möchten.« Oder: »Ich weiß jetzt noch nicht, ob ich nächste Woche Lust habe, dich zu treffen.« Hans ist doppelte Waage, das heißt, daß sein Aszendent und seine Sonne in der Waage stehen. Außerdem weist sein Horoskop eine Saturn-Sonne-Quadratur auf.

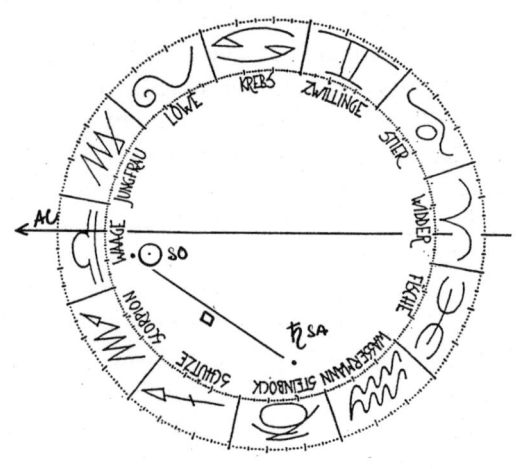

Erläuterungen zum Horoskop von Hans
SO = Sonne
AC = Aszendent
SA = Saturn

Mit seiner starken Waagebetonung braucht Hans das Gefühl der Offenheit. »Wenn man sich auf eine Beziehung fest einläßt, dann schlafen doch beide Partner ein«, sagt er in einer Beratungsstunde. Auf der anderen Seite fordert die Saturn-Sonne-Quadratur »klare Verhältnisse«. Noch bevor Hans den Abgang des Nierensteines hat, plagen ihn immer wieder Knieprobleme. So hat er einmal einen kleinen Skiunfall, nach dem er sein Knie zwei Wochen lang schonen muß. Dann bekommt er plötzliche Kniegelenksschmerzen, die er sich nicht erklären kann. Aber alle diese Symptome machen ihn unbeweglicher. Darin läßt sich unschwer der saturnische Steinbock-Schatten erkennen.

Die Ursache von Nierensteinen ist ein Kristallisationsvorgang in den Nieren. Hans erzählt in seiner Therapie darüber folgendes: »Ich glaube, daß der Stein die Verfestigung symbolisiert, um die ich mich in meiner Beziehung herumgedrückt habe.«

Menschen mit Nierenproblemen oder deren Vorboten Kreuzschmerzen, schlechter Schlaf, Knieprobleme, Ohrensausen und Gleichgewichtsstörungen sollten sich in ihrem inneren Dialog offen mit folgenden Fragen auseinandersetzen:

Besteht in meiner Partnerschaft Gleichgewicht zwischen Geben und Nehmen?
Wie sehr bin ich der Konfliktlöser in der Partnerschaft beziehungsweise Familie?
Kann ich auch eine bestimmte Begrenzung und Festlegung in einer Beziehung zulassen?
Wie weit kann ich mich abgrenzen und behaupten?
Kann ich auch meine Aggressionen zeigen?
Kann ich auch ein bestimmtes Maß an Disharmonie zulassen?

Die Waage-Krebs-Symptomatik

Die Tierkreiszeichen Waage und Krebs werden von den Planeten Venus (Waage) und Mond (Krebs) beherrscht. Die Spannung zwischen den Zeichen entspricht also auch einer Spannung zwischen den Planeten. Venus symbolisiert den Archetypus der weiblichen Geliebten, so wie er im klassischen Mythos durch die Göttin Venus alias Aphrodite dargestellt ist. Sie sucht den Austausch der Gegensätze, die aber als völlig gleichwertig gelten. Die Gegensätzlichkeit zwischen Mann und Frau wird zwar aufs äußerste betont, zugleich besteht aber völlige Gleichwertig- oder Gleichgewichtigkeit, das heißt, daß kein Pol dem anderen überlegen ist. Der Mond dagegen symbolisiert den Archetypus der Mutter. Im Unterschied zur Venus ist der Mond reifer, fürsorglicher und gebender. Die Mondfrau verbindet nicht, um auszutauschen, sondern um zu geben. Ihr Element ist negativ oder yin.

Die Waage-Venus dagegen ist ihrer Natur nach aktiv, positiv, yang. Sie sucht die Begegnung und den Austausch der Gegensätze. Die

Astrologie geht also von einer männlichen, yang-positiven und einer weiblichen, yin-negativen Qualität der Frau aus. Im nachgefolgenden Kasten sind einige Polaritäten zwischen Waage und Krebs zusammengefaßt.

WAAGE	–	KREBS
Venus	–	Mond
Luft	–	Wasser
aktiv	–	rezeptiv
Tochter	–	Mutter
jugendlich	–	erwachsen
Geliebte	–	(verheiratete) Frau
Austausch	–	Fürsorge
Gleichgewicht	–	Ungleichgewicht
Niere	–	Brust

Eine betont Venus-orientierte Frau negiert alles, was mit dem Mond verbunden ist: Sie versucht, jung zu bleiben, keine Kinder zu bekommen, und wenn sie dennoch einmal Mutter wird, möglichst wenig mütterlich zu wirken. Die Verweigerung der Mutterrolle kann dazu führen, daß ein Kind nicht gestillt wird und beide, Mutter und Kind, wie zwei Freunde miteinander umgehen. In der psychoanalytischen Literatur nennt man eine Frau, die ewig Mädchen (Venus) bleiben möchte, Puella (lateinisch für Mädchen). Im Extremfall kann dieser Komplex zur völligen Verweigerung weiblicher Brüste oder dem kleinsten Ansatz weiblicher Rundungen führen. Der Brustkrebs ist so gesehen die tragische Variante einer Verdrängung der astrologischen Krebsenergie.

Genauso können Menstruationsbeschwerden entstehen. Der Hintergrund der meisten Regelstörungen ist ein »Nicht-ausgesöhnt-Sein« mit der eigenen Weiblichkeit (Dethlefsen, 1991, Seite 259). Diese Feststellung bekommt aus der Perspektive der medizinischen Astrologie eine zusätzliche Dimension: Die Venus-Frau, die nicht Mond-Frau werden will, entzieht sich der Transformation vom luftigen Waagetyp zur Krebsfrau. Normalerweise geschieht diese Transformation zum ersten Mal während der Pubertät und ist reversibel; eine Frau pendelt zwischen Venus und Mond hin und her, sie kann auch im Alter noch beides sein.

Frauen, die ihre Monatsblutung unregelmäßig oder überhaupt nicht bekommen, sollten sich in ihrem inneren Dialog mit folgenden Themen und Fragen auseinandersetzen:

> *Was bedeutet für mich das Älterwerden?*
> *Wie ist mein inneres Mutterbild beschaffen?*
> *Wie sind meine Vorstellungen zu Schwangerschaft und zum Stillen?*

Die Quadratur zwischen Waage und Krebs hat nicht nur für Frauen Bedeutung. Auch Männer können ihren Mond verweigern und auf der ewigen Suche nach ihrer Venus stehenbleiben. Sie stellen dann an ihre Frau immer die Ansprüche, die an eine Geliebte bestehen: Sie muß verführerisch und begehrenswert sein. Bekommt diese Frau einen Sohn, dann erlebt der Mann diesen als Rivalen, weil er in seiner Frau nur das Venus-Prinzip sehen kann. Besondere Somatisierungen sind hier nicht bekannt. Allerdings führt auch beim Mann die Verleugnung des Mondprinzips zu einer Verkrampfung beim Thema des Älterwerdens, was sich beispielsweise in einer Hypochondrie bemerkbar machen kann.

Weitere Probleme und Krankheitsdispositionen

In Folge der Quadraturen zu Wassermann und Löwe und der Opposition zum Stier besitzen Waagemenschen noch folgende Krankheitsveranlagungen: Niereninsuffizienz (siehe KREBS, Seite 141); Nierensteine, Kreuzschmerzen (siehe STEINBOCK, Seite 267), Nierenschwäche, Energieverlust, Auszehrung, Wutanfälle (siehe WIDDER, Seite 75).

Was der Waagemensch noch für seine Gesundheit tun kann

Eine Waage sollte wissen, daß sie in ganz besonderer Weise über die Gabe der Liebe verfügt. Mit dieser universellen Kraft ist sie in der

Lage, auf alles positiv einzuwirken und es damit zu verändern. Sie muß lernen, sich abzugrenzen, ohne dabei undurchlässig zu werden. Ihre Grenzen liegen dort, wo Seele, Geist und Körper beginnen, Schaden zu nehmen. Waagemenschen sollten daher sehr genau über die Vorzeichen einer beginnenden Nierensymptomatik Bescheid wissen, um rechtzeitig entsprechende Maßnahmen ergreifen zu können. Grundsätzlich können sie davon ausgehen, daß alle Erkrankungen, auch wenn sie zunächst überhaupt nichts mit einer Niereninsuffiziens zu tun haben, auf eine unklare Beziehungssituation zurückzuführen sind. Waagen sollten daher die Nieren nicht als bestimmbare Organe mit genau festlegbaren Funktionen, sondern als allumfassendes, lebensspendendes Zentrum ihrer selbst betrachten, das auch von äußeren Umständen genährt wird.

Ein besonderes Heilmittel für Waagemenschen ist Kreativität. In den schönen Künsten finden sie die vollendete Harmonie, die sich im alltäglichen Leben nur selten einstellt. Menschen mit Waagebetonung sollten daher viel Zeit mit Musik, Tanz oder Malen verbringen.

Bei all ihren großen Talenten und Fähigkeiten darf die Waage jedoch ihren Kreuzweg nicht aus den Augen verlieren. Besonders im Oppositionszeichen Widder findet sie die nötige Ergänzung zu ihrem großen Einfühlungsvermögen. Mit Hilfe der Widderenergie lernt sie, sich abzugrenzen und in ich-bezogener Weise zu behaupten. Genauso unterstützt sie dabei die Steinbockenergie, nicht alles im Unbestimmten und Fließenden zu belassen, sondern nach Form und Substanz Ausschau zu halten. Aber dafür muß die Waage auch bereit sein, auf einen Teil ihrer luftigen Seite zu verzichten.

Im Krebs schließlich findet die Waage ihren reiferen Zustand. Sie lebt das Mutterprinzip und wird somit zu einem Teil der nährenden Existenz.

NIEREN MÖGEN WÄRME

Neben üblicher Wärmeauflagen mit einer Wärmflasche oder einem Heizkissen kann man die Nieren auch mit einem vorgewärmten Reisbeutel anregen. Dafür wickelt man eine Handvoll Reiskörner in ein Tuch und wärmt sie im Backofen oder im Mikrowellenherd auf. Ein Hinweis ist noch wichtig: Die Lage der Nieren wird sehr häufig viel zu tief vermutet. So liegen beispielsweise sämtliche Nierengürtel der Motorradfahrer mindestens eine Handbreit zu weit unten. Die Lage der Nieren läßt sich durch Abtasten der Rippen feststellen. Der obere Nierenpol beginnt in Höhe des 11. bis 12. Brustwirbels, der untere Nierenpol endet zwischen dem 2. und 3. Lendenwirbel.

DIE RÜCKENSCHAUKEL

Die Rückenschaukel entstammt dem Yoga und stimuliert einige wichtige Nierenpunkte. Außerdem stärkt und durchblutet sie den ganzen Bereich der Lenden und Nieren. Man sollte diese Übung täglich und über einen längeren Zeitraum hinweg durchführen.

Anleitung

1. Legen Sie sich mit dem Rücken auf den Boden und nehmen Sie ein paar tiefe Atemzüge.

2. Schlagen Sie beim Einatmen die Beine zurück, greifen Sie mit ihren Händen nach den Zehenspitzen und rollen Sie sich, so weit wie Sie es ohne Anstrengung und Schmerzen vermögen, nach hinten. Halten Sie den Atem an und zählen Sie bis drei.

3. Rollen Sie beim Ausatmen nach vorne, halten Sie den Atem an und zählen Sie wieder bis drei. Geben Sie die Füße frei und lassen Sie den Oberkörper wieder auf den Boden nach hinten sinken. Entspannen Sie sich kurz.

Wiederholen Sie diese Bewegung siebenmal.

Entspannen Sie sich zum Schluß ausgiebig.

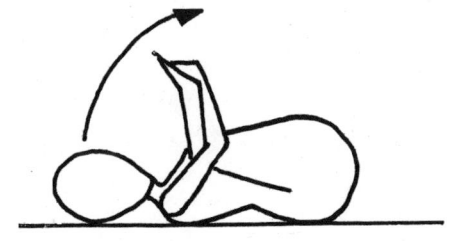

Was die Chinesische Medizin dazu sagt

»The kidneys store the essence of life (die Nieren besitzen die Essenz des Lebens).« In diesem einfachen Satz ist die Bedeutung der Nieren in der chinesischen Medizin zusammengefaßt. Die Chinesen betrachten die Nieren als Sitz der Lebensenergie »Qi«. Krankheiten zehren an dieser Lebenskraft und können sie verkürzen. Dagegen macht eine gesunde Lebensführung und das Gefühl liebevoller Anteilnahme dieses Qi bis zu seinem letzten Funken zu einer Quelle der Vitalität und Lebensfreude.

Einer der zentralsten Akupressurpunkte heißt »Gate of life« (Tor des Lebens) DU 4 und befindet sich ganz exakt zwischen den beiden Nieren auf dem Rücken. Er steht in direkter Beziehung zu den Nieren und kann als genereller »Energieheber« beinahe bei jeder Erkrankung in die Behandlung mit einbezogen werden.

Hier einige weitere Akupressurpunkte bei Nierenschwäche. Sie können entweder selbst oder von einem Partner stimuliert werden. Siehe auch ab Seite 337 über Akupunktur.

NI 3, Taixi
NI 7, Fuliu
Ni 10, Yingu

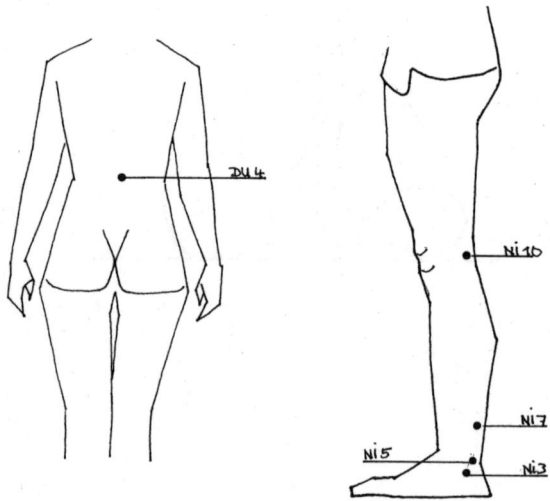

Für den Punkt »Gate of life« (DU 4, Mingmen) empfiehlt sich außerdem eine Wärmezufuhr mit dem Reisbeutel oder mit Hilfe von Moxa, einer chinesischen Kräutermischung, die durch Abbrennen die Punkte erwärmt.

Biochemische Mittel (Schüsslersalze)

Bei Nierenproblemen von Waagemenschen: Calcium phosphoricum und Natrium phosphoricum. Von diesen Mitteln werden im Regelfall jeweils täglich dreimal ein bis zwei Tabletten eingenommen.

Die Apotheke der Natur

Man sammelt in der Zeit der Waage, also Ende September und im Oktober, Berberis-Beeren, Hagebutten, Lorbeeren, das vollständige Bingelkraut, Schlehebeeren, kleine Kletten, Misteln, Weinreben, Eisenkraut, Eschbaum, Wegwarte, Hasenkohl, Wacholder, süße und gelbe Rübensamen, Raute, Pfefferkraut und erntet Kürbisse.

Hagebuttentee verwendet man bei Blasen- und Nierenleiden und zur Blutreinigung. Vor der Teezubereitung soll man die Früchte zwei Stunden lang im Teewasser weichen lassen.

Schlehdorngeist oder der Genuß von Schlehdornfrüchten wirkt blutreinigend und hilft bei schwachen Nerven.

Blätter und Früchte der Mistel sind ein uraltes Heilmittel zur Reinigung des Blutes. Dabei wird die Pflanze kalt zugestellt, das heißt, man läßt sie sechs bis acht Stunden im Wasser stehen, das man dann kurz aufkocht.

Auch Kürbiskerne sind ein altes und bekanntes Heilmittel bei Blasen-, Nieren- und Prostataleiden. Im Süden gelten sie als Geschenk der Natur. Sie kosten nichts und sind doch ein Wunderheilmittel zur Stärkung der Lebenskraft (und der Potenz). Das sehr schmackhafte Kürbiskernöl (Reformhaus, Bioladen), das man wie alle Pflanzenöle im Dunkeln aufbewahren soll, eignet sich hervorragend zum Anrichten von Salaten und anderen Speisen.

Aus Japan kommt eine über Jahre in Salz eingelegte Pflaume mit dem Namen Umeboshi. Sie gleicht Übersäuerungen im Organismus aus und unterstützt daher die Nieren. Man führt mit diesen Pflaumen, die es in jedem guten Reformhaus gibt, entweder eine Kur durch und ißt in stressigen Zeiten drei bis fünf Pflaumen am Tag. Auch nach einem fetten Essen oder zu viel Alkohol hilft Umebosh, das körperliche Gleichgewicht rascher zurückzugewinnen.

Als Kur ißt man jeweils eine dieser Pflaumen vor den Mahlzeiten und zwar dreimal täglich drei Wochen lang.

Für Menschen mit Ödemen oder einem schwammigen, wässerigen oder aufgeschwemmten Körper empfiehlt sich eine Kur mit Trockenreis. Diesen Reis erhält man, wenn man einen Teil Reis mit zwei Teilen ungesalzenem Wasser kocht und am Ende den Reis ausdampfen läßt. Eine Trockenreiskur dauert fünf bis sieben Tage und entwässert den gesamten Organismus.

Astrologische Differenzierungen

In diesem Kapitel ist von der Waage, dem Waagetypus beziehungsweise Venustypus und den entsprechenden Symptomen die Rede. Dabei handelt es sich nicht automatisch und ausschließlich um Menschen, die im Abschnitt der Waage (24. September bis 23. Oktober) geboren sind und damit eine Waage-Sonne in ihrem Horoskop besitzen. Es ist möglich, daß eine Person mit einer Waage-Sonne keines der typischen Waagesymptome aufweist, weil in ihrem Horoskop eine andere Energie stärker ausgeprägt ist. Genauso kann ein Individuum mit einem ganz anderen Sonnenzeichen einzelne, hier erwähnte typische Waagesymptome für sich als zutreffend erkennen. Der interessierte Leser sei auf »Das astro-medizinische Horoskop« (Seite 243) verwiesen.

Die nach dem Polaritätsgesetz bestehende Opposition beziehungsweise Quadratur verstärkt sich, wenn in einem Horoskop mit starker Waagebetonung noch folgende Konstellationen auftreten:

Aszendent Steinbock, Krebs, Widder
Mond im Steinbock, Krebs, Widder
Aspekte (Opposition, Quadratur und Konjunktion) zwischen den
Planeten Sonne, Mond, Saturn, Venus, Mars
Außerdem führt jeder Transit zwischen diesen Planeten zu einer er-
höhten Bereitschaft für die hier aufgeführten Symptome.

DER SKORPION UND SEINE GESUNDHEIT

SKORPION (24. Oktober bis 22. November)

ELEMENT Wasser

ENERGIE Negativ, yin

KÖRPERLICH-PHYSIOLOGISCHE ENTSPRECHUNGEN Die Geschlechts-, Sexual- und Zeugungsorgane Penis, Vagina und Uterus. Die Ausscheidungsorgane Blase, Mastdarm und Anus, Sexualität, Ausscheidung

PSYCHOLOGISCHE ENTSPRECHUNGEN Hingabe, Aufgabe, Verlust, Angst, Tod, das Unbewußte

KRANKHEITSDISPOSITIONEN AIDS, Blasenentzündung und -erkältung, Durchfall, Eßstörung, Frigidität, Impotenz, Magersucht, Menstruationsbeschwerden, Prostataschwellung, Uterussenkung, Verstopfung, Vaginalentzündung, Zysten

HERRSCHENDER PLANET Pluto

DER ORGANISMUS MUSS SICH VON TOTEN STOFFEN TRENNEN

Der Mensch wandelt zwischen Leben und Tod. Diese Reise wurde von allen Religionen zum übergreifenden Thema erhoben und in Mythen und Sagen zu einem Spiel zwischen Licht und Dunkelheit verdichtet. In der Astrologie symbolisiert der Lauf der Sonne diese Reise: Der Tag und der Sommer sind gleichbedeutend mit Licht und Leben, und die Nacht und der Winter sind Sinnbilder für Dunkelheit und Tod.

Auch im menschlichen Organismus hat die Dunkelheit ihre Entsprechung, und zwar sind es die unverdaulichen und daher toten und teilweise giftigen Stoffe, die über die Blase und durch den Mastdarm ausgeschieden werden. Die Gifte befinden sich in unserer Nahrung und entstehen beim Absterben von Körperzellen. Dem Skorpion untersteht damit die letzte und unterste Stufe des Lebens, der Abfall, das Unverdauliche, alle giftigen und toten Stoffe.

Der Skorpionmensch ist in ganz besonderer Weise mit diesem Thema beschäftigt. Sein Leben gleicht zuweilen einem einzigen Experiment, dessen Ziel es ist, die Anzahl der Giftstoffe herauszufinden, die er ertragen kann. Er probiert alles an Nahrungsmitteln, berauschenden Essenzen, Medikamenten, körperlichen oder psychischen Strapazen aus. Dieser Mensch sagt zu kaum einer Versuchung und Herausforderung nein. Natürlich wird dabei auch der Körper extrem gefordert und unter Umständen überfordert. Aber er wird auch widerstandsfähiger, und wo die Grenze zur Selbstzerstörung liegt, ist, von Übertreibungen abgesehen, sehr schwer zu sagen. Aus astrologischer Sicht ist ein reines, völlig giftfreies Leben genauso schädlich wie das eines Exzentrikers, der seinem Körper alles zumutet. Der Skorpion muß seinen Körper beobachten und selbst entscheiden, was ihn stärkt, und was ihn zerstört. Wichtiger ist etwas anderes. Findet der Skorpion den richtigen Weg, die toten und giftigen Stoffe zu beseitigen?

EINE BLASENENTZÜNDUNG
VERWEIST AUF SEELISCHE VERLETZUNGEN

Übertragen auf die psychologische Ebene, verkörpern die unverdaulichen Substanzen (Kot und Urin) und die Organe, in denen sie aufbewahrt werden, also Blase und Mastdarm, das Dunkle und Niedrige, das sich das menschliche Bewußtsein gern vom Leibe hält. Es wird mit Ekel belegt, als Tabuthema ausgegrenzt und ins Unbewußte verdrängt. Probleme mit der Ausscheidung bzw. Erkrankungen der Ausscheidungsorgane haben daher eine Entsprechung in der Seele: Eine Obstipation bedeutet, daß das Unbewußte nicht hergezeigt werden will, bei einem Durchfall bricht das Unbewußte aus einem heraus und eine Blasenerkältung verrät, daß auch die Seele unter Kälte leidet, die Verletzung aber nicht gezeigt werden soll. Somit sind Unterleibserkrankungen ganz generell Signale aus dem »Schattenbereich«. Deutlich offenbart sich in ihrem Symptomen die tiefere Verfassung des Menschen.

EIN ORGASMUS IST WIE EIN KLEINER TOD

Die Ausscheidungs- und die Sexualorgane sind beinahe völlig identisch. Und so steht auch hinter sexuellen Problemen die Angst vor dem Unbewußten, letztendlich die Angst vor dem Tod. Eine frigide Frau, die den Sexualakt verweigert, läßt niemanden in ihr Unbewußtes eintauchen und damit die verborgenen Schichten ihrer Seele erschauen. Der impotente Mann, der zu keiner Ejakulation fähig ist, weigert sich, sich vollständig zu offenbaren. Nirgends sonst zeigt sich der Mensch so nackt und offen wie in der Sexualität. Ein Orgasmus ist wie ein kleiner Tod. So manifestiert sich unsere Einstellung zur Hingabe und zum Unbekannten auch in unserer Einstellung zur Sexualität.

Fallbeispiel Patrick
Patrick kommt in eine psychotherapeutische Beratung. Seit drei Jahren hat er leichte Prostatabeschwerden. Mehrere Male hat er einen Facharzt konsultiert. Es wurden alle denkbaren Untersuchungen durchgeführt, um eine ernsthafte Erkrankung auszuschließen. Trotzdem leidet Patrick unter seinen Symptomen. Er hat Angst, wie sein Vater an Prostatakrebs zu erkranken.

Patricks Aszendent ist Skorpion. Die Sonne, der Merkur und die Venus befinden sich in den Zwillingen und im 8. Haus. Damit weist sein Horoskop gemäß der Tabelle auf Seite 352 einen starken Skorpioneinfluß auf (AC Skorpion ergibt 6, Sonne im 8. Haus ebenfalls 6 Punkte, Venus und Merkur im Haus jeweils 1 Punkt: ergibt zusammen 14 Punkte). Er selbst hat allerdings jeden Bezug zu skorpionischen Themen bisher völlig aus seinem Leben verbannt oder geleugnet und hat dafür seine Zwillingsseite gelebt. Er ist ein erfolgreicher Photograph, arbeitet bei einem Wochenmagazin und lebt davon, »den Leuten das Leben etwas angenehmer zu machen« (wie er es

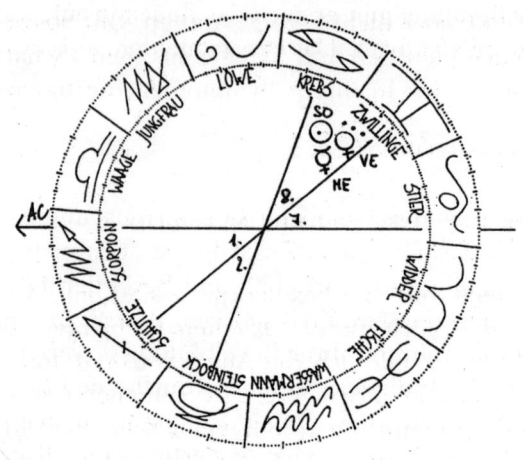

Erläuterungen zu Patricks Horoskop
AC = Aszendent
SO = Sonne
ME = Merkur
VE = Venus

ausdrückt), indem er ihnen jeden Montag schöne Bilder präsentiert. Bereiche wie Tod, Hingabe, Verzicht, Schatten usw. waren in seinem Leben bisher weitgehend unbekannt. Er ist 48 Jahre alt und hat – wieder Originalton – »im Leben bisher alles Angenehme mitgenommen, intensiv gelebt, getrunken und geraucht«. Durch die Prostatabeschwerden jedoch bekam sein Leben eine andere Dimension: Jetzt denkt er öfter an den Tod, hat Angst und macht sich große Sorgen.

In den Beratungen wird seine skorpionische Seite thematisiert. Patrick beginnt allmählich, diese »Negativseite«, wie er sie zunächst nennt, anders zu sehen. Sie wird wertvoll. »Ich verstehe langsam, daß das Leben den Schatten braucht, um zu wachsen«, sagt er einmal in einer Sitzung. Zugleich verändert sich sein Charakterzug, im Leben alles zu beschönigen. Seine Bilder gewinnen an Tiefe, und er muß sich eine neue Stelle als Photograph suchen, weil er für seine bisherige Arbeit »zu dramatisch« geworden ist. Zitat: »Ich glaube, daß ich jetzt das Gift, das ich bislang in meinen Körper abgelagert habe, irgendwie anders loswerden muß«.

Im Lauf der Beratung gibt er auch das Rauchen auf, was seinen gesamten Organismus aufbaut. Das Prostataleiden verschwindet.

MENSTRUATIONSSTÖRUNGEN

Der männliche und der weibliche Organismus unterscheiden sich primär durch die Sexualorgane. Zusätzlich unterstreicht die monatliche Regelblutung die Andersartigkeit und Besonderheit der Frau. In verschiedenen Kulturen bzw. Zivilisationen, so z.b. in der arabischen, wird von der Frau während ihrer Regelblutung erwartet, daß sie sich zurückzieht. Bei den Indianern Amerikas durfte die Frau während ihrer Menstruation nicht an wichtigen Stammesritualen teilnehmen. Dahinter verbirgt sich – offen oder versteckt – eine Diskriminierung: In ihrer weiblichsten Phase, nämlich der Monatsblutung, wird die Frau ausgegrenzt.

Menstruationsbeschwerden folgen diesem Muster der Verurteilung tiefer Weiblichkeit. Nur sitzt der chauvinistische Part nicht draußen in einer (männlichen) Ratsversammlung, sondern in der Frau selbst. Sie selbst ist es, die versucht, ihre Weiblichkeit zu kontrollieren. Damit stellt sie sich gegen den Mond. Astromedizinisch fallen Menstruationsbeschwerden daher auch unter die in WAAGE, Seite 203, beschriebene Polarität zwischen Venus und Mond. Aber es handelt sich dabei ebenfalls um ein ausgesprochenes Skorpionthema: Die Menstruation ist ein Beispiel tiefer Hingabe an den Körper. Dieses Sich-Hingeben ist die Grundlage aller weiterer Fähigkeiten wie Sich-Öffnen, Aufnehmen, Empfangen, Tiefe und Beschützen. Eine Frau, die die Regel schmerzhaft erlebt, wehrt sich auch gegen ihre Weiblichkeit. Folgt die Regel nicht dem natürlichen Rhythmus, dann liegt ein Versuch vor, Weiblichkeit zu kontrollieren; setzt die Regel völlig aus, dann wurde der weibliche Teil vom männlichen besiegt.

Menschen, die unter Unterleibsstörungen bzw. Unregelmäßigkeiten leiden, sollten ihrem Verhältnis gegenüber skorpionischen Themen wie Tod, Vergänglichkeit, Leid, Loslassen, Hingabe und tiefer Weiblichkeit nachspüren. Dabei können sie sich folgende Fragen stellen:

Wie ist mein Verhältnis zur Weiblichkeit?
Wie tief kann und will ich meinem Partner vertrauen?
Habe ich das Gefühl, mich fallen lassen zu können?
Habe ich Geheimnisse vor meinem Partner?
Setze ich mich mit meiner Schattenseite ausreichend auseinander?
Verniedliche ich das Leben?

DER KREUZWEG DES SKORPIONMENSCHEN

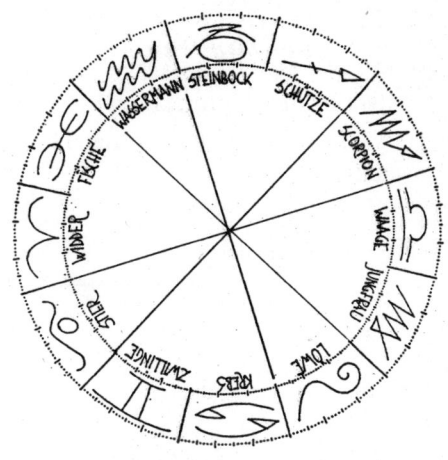

Dem Skorpion, einem Wasserzeichen, steht das Erdzeichen Stier gegenüber. Im Quadrat dazu befinden sich der Wassermann (Element Luft) und der Löwe (Element Feuer).

STICHPUNKTE ZU STIER, WASSERMANN UND LÖWE

STIER

ELEMENT Erde
ENERGIE Negativ, yin
KÖRPERLICHE ENTSPRECHUNGEN Hals, Kehlkopf, Geschmackssinn, Schultern
PSYCHOLOGISCHE ENTSPRECHUNGEN Sinnlichkeit, Vereinnahmung, Besitz
HERRSCHENDER PLANET Venus des Morgens

WASSERMANN

ELEMENT Luft
ENERGIE Positiv, yang
KÖRPERLICHE ENTSPRECHUNGEN Unterschenkel, Sprunggelenke
PSYCHOLOGISCHE ENTSPRECHUNGEN Idealismus, Humanität, Aufrichtigkeit, Freundschaft
HERRSCHENDER PLANET Uranus

LÖWE

ELEMENT Feuer
ENERGIE Positiv, yang
KÖRPERLICHE ENTSPRECHUNGEN Herz, Kreislauf
PSYCHOLOGISCHE ENTSPRECHUNGEN Selbstgewißheit, Natürlichkeit
HERRSCHENDER PLANET Sonne

Die Skorpion-Stier-Symptomatik

In der Opposition zwischen Skorpion und Stier stehen sich Festigkeit, Materie und Beständigkeit einerseits und Tiefe, Seele und Unsicherheit andererseits gegenüber. Astromedizinisch steht der Stier für die Nahrung beziehungsweise die Nahrungsaufnahme und der Skorpion für die Ausscheidung der unbrauchbaren, zum Teil giftigen Abfallprodukte. Dazwischen verläuft der hochdifferenzierte Vorgang der Nahrungsaufbereitung (Krebs) und der systematischen Verwertung (Jungfrau). Damit begegnen sich in der Polarität zwischen Stier und Skorpion Anfang und Ende beziehungsweise Leben und Tod. Während der Stier am Lebensgenuß orientiert ist, hinterfragt der Skorpion das Leben, ist kritisch, bohrend, skeptisch und stellt sich über das Vordergründig-Konkrete. Letztendlich wird aus einer Perspektive alles Materielle und Sichtbare zum bloßen Schein, zu »Maya – einer vergänglichen Illusion«.

Leicht kann es dabei geschehen, daß sich der Skorpion mit seinem eigenen Zeichen überidentifiziert und das Gegenzeichen verleugnet, damit aber letztendlich auch das Leben negiert.

Sterben, um zu leben

Immer wieder stoße ich in meiner Praxis als Astrologe und Psychotherapeut auf Beispiele der Überidentifikation mit dem Skorpion bei gleichzeitiger Verleugnung der Stierseite. Menschen mit einem hohen Skorpionanteil, z.B. Sonne, Mond oder Aszendent Skorpion, neigen in einer Gemeinschaft dazu, den Akt der »Schattenfindung und Schattenbeseitigung« zu übernehmen. So wenn in einer scheinbar völlig intakten Familie der Skorpionsohn den Drogen verfällt und damit ein verborgenes, krank machendes familiäres Klima offenlegt. Oder wenn ein Elternteil zum Pflegefall wird und den Rest der Familie dazu zwingt, ihr egoistisches Verhalten zu offenbaren und zu hinterfragen. Aus ihrer instinkthaften Veranlagung heraus sind Skorpione sogar zur Selbstzerstörung bereit, um dadurch eine neue Entwicklung zu ermöglichen. Sie übernehmen damit den Prozeß, der im menschlichen Körper beim Aufbau neuer Zellen notwendig ist. Im Körper werden nämlich ununterbrochen Schadstoffe produziert. Zum Beispiel haben Blutzellen nur eine begrenzte Lebensdauer. Sterben sie ab, müssen sie vom Organismus erkannt und unschädlich gemacht werden. Bei dieser Elimination wird Nukleinsäure, ein giftiger Bestandteil der Harnsäure, frei. Mit anderen Worten: Der Körper produziert Gifte, um leben zu können.

Immer wenn ein Skorpion in einer Familie ernsthaft krank wird, ist auch danach zu fragen, ob diese Krankheit als »Opfer« gebraucht wird, ob also eine Zerstörung notwendig ist, weil neues Leben gewünscht wird. Opfer, sogenannte Sündenböcke, werden aber auch gebraucht, um in einem Kollektiv das Gleichgewicht zwischen Licht (Leben, Stier) und Schatten (Tod, Skorpion) zu gewährleisten. So kann in einer Familie ein Mitglied, in aller Regel das skorpionische, erkranken, damit die anderen gesund bleiben. Diese Dynamik läuft völlig unbewußt ab und kann nur von einem erfahrenen Psychotherapeuten aufgespürt werden. Außerdem ist die Bereitschaft des ganzen Kollektivs unerläßlich. Erst dann sind andere Wege der Transformation denkbar. In aller Regel beinhaltet der neue Weg, daß alle im Kollektiv den Schattenanteil unter sich aufteilen.

Das Leben verweigern

Manchmal identifizieren sich Skorpione so stark mit ihrem Prinzip, daß sie sogar ihr äußeres Erscheinungsbild verändern. Sie bekommen eine asketische Ausstrahlung, werden hager, ausgemergelt und haben große, glänzende Augen. Jedes Gramm Fett an ihrem Körper betrachten sie als einen Sieg der abgelehnten Gegenseite Stier. Oft verweigern sie auch andere typische Stiergewohnheiten wie ein gemeinsames Essen; viel lieber nehmen sie ihre kärgliche Nahrung allein oder sogar heimlich zu sich. Im Extremfall werden sie magersüchtig. Die Anorexia Nervosa (Magersucht) ist das absolute Gegenbild des natürlichen Stiermenschen: eine Person aus Haut und Knochen, die jeglichen irdischen Vergnügungen entsagt. Letztendlich ist diese Selbstzerstörung ein Protest gegen das Leben, das astromedizinisch durch die Stierqualität ausgedrückt wird. Dieses manifestiert sich aber dennoch, und zwar in der Gesinnung dieser Menschen. Niemand ist so stur, störrisch und rechthaberisch. Sie lehnen jeden Besitz ab, aber dafür gehören ihnen ihre eigenen Überzeugungen: keinen Deut weichen sie davon ab; am allerwenigsten durch Druck. Eher werden sie zum Märtyrer.

Es gibt auch den genauen Gegentyp zum hageren Asketen. Es ist der fettleibige Skorpion. Manchmal sieht er aus wie ein wandelndes Faß. Das erstaunlichste dabei ist, daß er in seinen Anschauungen sehr wohl eine asketische oder wunschlose Philosophie vertritt. Er läuft durch die Welt und verkündet, daß Reichtum oder materielle Sicherheit unbedeutend seien. Oft führt er dabei ein Leben am Rande des Existenzminimums, wohnt in einer Absteige und fährt ein schrottreifes Auto. Sein Zweizentner-Lebendgewicht jedoch verrät den Schatten des unterdrückten Stieres.

Schließlich gibt es noch Skorpione, die zwischen Untergewicht und Übergewicht hin- und herpendeln. Sie können innerhalb von vier Wochen 15 Kilogramm abnehmen, um sich diese dann später wieder anzufressen.

Das ideale Körpergewicht

Wer sein Körpergewicht nur mit der Waage kontrolliert, geht den falschen Weg. Hinter Gewichtsproblemen steckt ein tieferes, ungeklärtes Verhältnis zu materiellem Besitz und Reichtum. Übergewicht bedeutet, daß ich mir (heimlich) mehr wünsche, als ich mir selbst zugestehe. Jedes Kilo zuviel verrät einen unbewußten, abgewehrten Wunsch. Man kann sich das ganze Problem der Übergewichtigkeit wie ein Spiel mit einer Balkenwaage vorstellen, welche die Polarität Stier – Skorpion verbindet. Wer sich von der Mitte weg in Richtung auf den Skorpion zubewegt, leugnet sein Bedürfnis nach Sicherheit. Der unterdrückte Wunsch manifestiert sich auf der anderen Seite der Waage als Übergewicht. Daher ist Abnehmen sinnlos, solange man nicht seine innere Einstellung zu Reichtum und Sicherheit klärt und möglicherweise verändert. Und der erste Schritt bei Übergewicht ist, daß man sich selbst zugesteht, vom Leben mehr zu wollen, und entsprechend fordernder auftritt.

Verstopfung bedeutet Sicherheit

Eine falsch gelebte Polarität zwischen Stier und Skorpion ist auch eine häufige Ursache für die Verstopfung (Obstipation), unter der Skorpionmenschen leiden können. In ihrem Bewußtsein negieren sie Sicherheit. Oft leben sie allein oder gehen Verbindungen ein, bei denen – wie sie es gerne nennen – »das Ende offen ist«, um sich ihre vermeintliche Stärke zu beweisen. Auch ihre Lebensgewohnheiten zeigen dieses Ideal eines selbständigen Daseins: Sie können überall leben, brauchen keine berufliche Sicherheit und verachten eine gehobene Wohnkultur als »spießigen Tand«. Was sie wirklich negieren, sind Ausdrucksformen der Stierenergie. Der Stier will sein Haus und den Zaun ringsherum. Genau das ruft beim Skorpion unter Umständen blankes Entsetzen hervor. In der Verstopfung aber darf sich der unbewußte Wunsch nach Sicherheit ausleben. Zugleich ist der nicht veräußerlichte Kot ein Stück Sicherheit, das nicht verloren gehen kann.

Der Zusammenhang zwischen »Kot« und »Geld«, von Sigmund Freud und der von ihm begründeten Psychoanalyse zuerst hergestellt, ist eine immer noch viel belächelte Behauptung, die sich aber in der psychotherapeutischen Praxis immer wieder bewahrheitet. Auch der Volksmund sagt »Geldscheißer« oder »auf seinem Geld sitzen« und verheißt einem der versehentlich in Hundekot getreten ist, eine Menge Geld. In der Polarität zwischen Stier und Skorpion wird die Beziehung Geld – Kot offensichtlich. Wer unter Verstopfung leidet, hält seinen Wunsch nach Geld (Stier) zurück oder lehnt es ab, sein Geld (seinen Kot) auszugeben oder zu teilen.

Umgekehrt ist der Durchfall eine Offenbarung der totalen Unsicherheit. Auch dies hat in der Umgangssprache seine Entsprechung, nämlich dann, wenn man sagt »jemand hat die Hosen voll« oder »jemand hat sich vor Angst in die Hosen gemacht«.

Menschen mit einem hohen Skorpionpotential (siehe »Astrologische Differenzierungen« am Schluß dieses Kapitels) und Gewichtsproblemen, Eßstörungen, Obstipation oder Durchfall sollten sich in ihrem inneren Dialog mit folgenden Fragen ehrlich auseinandersetzen:

> *Wie ist meine Einstellung zu den Themen Reichtum und materielle Sicherheit?*
> *Erlaube ich mir, das Leben auch zu genießen?*
> *Wem kommt meine Opferhaltung zugute?*
> *Was hilft es mir, wenn ich leide?*
> *Habe ich Wünsche, die ich mir selbst nicht zugestehen möchte?*
> *Was hindert mich daran, fordernder aufzutreten?*

Die Skorpion-Wassermann-Symptomatik

In Quadratur zum Wasserzeichen Skorpion steht das Luftzeichen Wassermann. Der Skorpion vertritt die animalische Seite im Menschen, seine Instinkte, seine Leidenschaft, seinen Wunsch nach Totalität und seine tiefe Hingabe. Im Wassermann dagegen richtet sich der Mensch auf, er wird zum Engel-Menschen, der sich aus den Verirrungen und Niederungen des menschlichen Daseins befreien möchte.

Sex und Liebe

Am Kreuzweg zwischen Skorpion und Wassermann reiben sich Tier und Mensch, Dunkelheit und Licht, Liebe und Freundschaft. Aus dieser Spannung resultieren viele Probleme und Krankheiten. Besonders sexuelle Symptome lassen sich auf eine falsch oder unvollständig ausgetragenen Polarität zurückführen: Skorpione, die sich zu stark mit der sexuellen Seite des Skorpionzeichens identifizieren, werden durch Erkrankungen an ihren Geschlechtsorganen daran erinnert, daß Sex allein nicht alles ist. Genitale Sexualtität ist das Tor zu einer Liebe, die im Partner einen vollständigen Menschen erkennt. Viele Uterussymptome von Frauen können unbewußte Manifestationen einer sexuellen Verweigerung sein. Ihr Organismus wehrt sich so gegen den Sexismus der Männer. Das klingt, als wären die Männer für die Zysten und Verformungen der weiblichen Unterleiber verantwortlich. Das ist natürlich nur die halbe Wahrheit, denn Skorpionfrauen identifizieren sich in der Regel selbst viel zu stark mit ihrer Sexualität. Sie ahnen aber vielleicht eher als ihre Männer, daß es noch etwas anderes gibt. Doch auch ihnen fehlt die Kraft, über ihre triebhafte Seite bewußt hinauszuschauen. Sonst wären Zysten und Uterussymptome schlechtweg unnötig.

Auch Potenzstörungen bei Männern und Frigidität bei Frauen können ihre Ursache in einer Überidentifikation mit der Skorpionseite haben. Das ist meistens dann der Fall, wenn in einer Partnerschaft nach einer sexuell erfüllenden Anfangszeit plötzlich Potenz-Probleme auftreten. Menschen mit Sexualproblemen müssen sich daher immer auch fragen, wie stark sie Liebe und Sex gleichstellen. Das oberste Gebot bei allen Sexualstörungen lautet: Keinerlei Druck! Wenn es im Bett einmal nicht klappt, dann sollte man den eigentlichen Höhepunkt, also die genitale Vereinigung und den Orgasmus, am besten ganz vergessen; jede Erwartungshaltung bringt genau das Gegenteil.

Das zweite Gebot lautet: Spielerisch mit dem ganzen Körper umgehen und sich streicheln, massieren oder einfach nebeneinander liegen. Und drittens ist es wichtig, mit der unsinnigen Gleichsetzung von Sex und Liebe aufzuhören. Sexualität ist nicht alles. Zwei Menschen, die sich lieben, wachsen über den bloßen Sex hinaus. Möglicherweise sind Erkrankungen an den Sexualorganen gerade der Hinweis, daß die Partnerschaft zu stark und ausschließlich auf genitale Sexualität fixiert ist.

Skorpionische Leidenschaft

Skorpionische Sexualität wird in der Literatur häufig als besonders erfüllend, ekstatisch und leidenschaftlich beschrieben. Der Grund liegt darin, daß im Energiekreis des Skorpions nicht das einzelne Individuum im Vordergrund steht, sondern die Familie, Sippe und damit eigentlich die Menschheit als Ganzes. Skorpionische Sexualität zielt immer – bewußt oder unbewußt – auf Zeugung ab. Und eine Vereinigung, die neues Leben beinhaltet, ist von Natur aus mit besonderer Intensität ausgestattet. Hinter der hingebungsvoll-leidenschaftlichen Sexualität eines Skorpions steckt letztendlich der »biologische Druck«, Nachkommen zu zeugen, damit die Sippe unsterblich bleibt. Zugleich erhebt sich hinter dieser Zeugung die Gestalt des Todes: Wenn neues Leben nötig ist, dann bedeutet dies auch, daß altes Leben vergänglich ist. Der Volksmund verbindet ebenfalls besonders ekstatische Erlebnisse mit dem Tod. So sagt man z.B. »schaurigschön« oder »zum Sterben schön«. In der Phrase »unsterblich verliebt sein« dagegen versteckt sich die Aussage, daß man bereit ist, Kinder zu zeugen, denn dies ist der einzige Weg, sein Blut und seine Erbmasse unsterblich werden zu lassen.

Ein Schwangerschaftsabbruch ist die Selbstbestimmung des einzelnen gegenüber der Gattung

Eine Frau, die sich für einen Schwangerschaftsabbruch entscheidet, pocht auf ihre Freiheit und Selbstbestimmung im Sinne der Wassermannenergie. Zugleich stellt sie sich gegen das Skorpionprinzip und damit gegen sich selbst als Gattungswesen. Dazu paßt auch, daß nach meinen Beobachtungen Abtreibungen häufig unter einem Uranus-Transit (der Uranus ist der Planet des Wassermanns) vorgenommen werden. Dagegen wünschen sich Frauen oder Paare häufig ein Kind, wenn Pluto (er ist der Planet des Skorpions) im Horoskop eine dominante Rolle spielt. Frauen, die sich gegen ein Kind entscheiden, rufen den Schatten des Skorpions. Manchmal kommt es zu Phasen der Trauer oder auch zu vorübergehenden Depressionen. Solche Gefühle sind nötig und heilend. Werden sie abgewehrt und überspielt, ruft man den Schatten des Schattens, nämlich Schuldgefühle und sogar Krankheiten.

Fallbeispiel Anne

Anne hat die Sonne, Venus und Merkur im Skorpion. Außerdem ist ihre Sonne im 8. Haus. Damit weist ihr Horoskop eine starke Skorpionbetonung auf. Zugleich ist ihr Aszendent Wassermann, und Mars befindet sich ebenfalls im Wassermann und im 1. Haus. Sie besitzt folglich auch ein starkes Wassermannpotential. Ihr Mond ist im Krebs in Konjunktion mit Uranus. Das Horoskop weist also eine starke Wassermann-Skorpion-Polarität auf, die auch über den Mond ausgelebt werden muß.

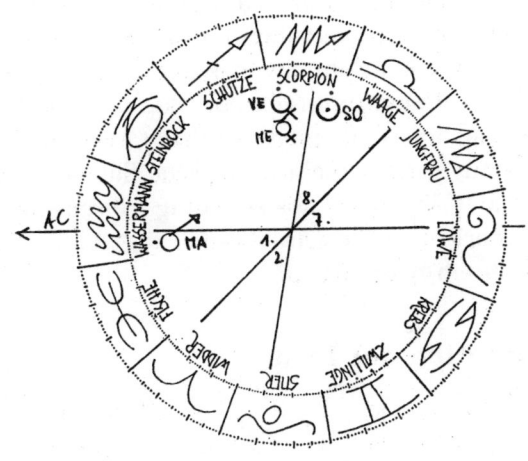

Erläuterungen zu Annes Horoskop

SO = Sonne	JU = Jupiter
VE = Venus	MA = Mars
ME = Merkur	MO = Mond
AC = Aszendent	UR = Uranus

Als sie in die astro-therapeutische Praxis kommt, hat sie bereits zwei Abtreibungen hinter sich. Beide Male war die Uranus-Wassermann-Komponente stärker als die plutonische. Die erste Abtreibung geschah, als sie 20 war. Der transitierende Uranus bildete gerade ein

Quadrat zu ihrer Mond-Uranus-Konjunktion im Krebs. Als sie ihre Schwangerschaft bemerkte, fuhr sie sofort nach Wien, um die Abtreibung vornehmen zu lassen. Mit 25 Jahren war sie erneut schwanger. Dieses Mal lief der transitierende Jupiter über ihren Radix-Mond beziehungsweise Radix-Uranus. Wieder hatte sie keinerlei moralische oder ethische Bedenken bei dem Eingriff. »Ein Kind stand damals überhaupt nicht zur Diskussion.« Genau als der transitierende Pluto ein Sextil zu ihrem Radix-Pluto bildete, war sie, inzwischen 28 Jahre alt, ein drittes Mal schwanger. Außerdem war ihr Partner von der Sonne her ein Skorpion. Zunächst empfand sie wegen dieser Schwangerschaft nur Ärger. Denn ein Kind kam für sie auch jetzt nicht in Frage. Also stand wieder die ganze mühsame und erniedrigende Prozedur der Abtreibung bevor. In der Nacht vor ihrem Termin beim Arzt hatte sie einen fürchterlichen Alptraum. Soweit sie sich erinnern konnte, schwamm sie mit ihrem Partner in einem Meer aus Blut. Zum ersten Mal kamen ihr Zweifel an der Abtreibung. Als sie ihre Bedenken ihrem Freund mitteilte, drückte er seine Bereitschaft aus, für das Kind zu sorgen. Sie ging nicht zum Arzt, sondern buchte zusammen mit ihrem Partner die astrologische Sitzung. Ein paar Tage später rief sie an: »Wir haben uns endgültig entschieden, das Kind zu bekommen«, berichtete sie. An diesem Tag stand der Transit-Mond genau auf ihrem Radix-Mond.

AIDS – der Schatten der Lust

AIDS ist eine der ganz großen Tragödien des 20. Jahrhunderts. Nicht nur, weil viele, zumeist junge Menschen daran zugrunde gehen, sondern auch, weil AIDS die Illusion einer sexuellen Befreiung vernichtet hat. Bis Ende der 70er Jahre waren die progressiven Köpfe der westlichen Welt überzeugt, daß Sexualität endlich von Liebe, Besitz, Macht und Eifersucht losgelöst werden könne. In dieser Zeit gab es zahlreiche Bewegungen als Ausdruck dieses Verlangens. Sie trugen Namen wie die Hippie-, Sexpol-, Schwulen- oder die Antiautoritäre Bewegung. Der astrologische Hintergrund dieser Bewegung ist in Uranus, dem Planeten des Wassermanns, zu sehen. Dieser Planet stand in den Jahren zwischen 1975 und 1982 im Zeichen Skorpion und brachte den nötigen Wind für die hoffnungsvolle Bewegung. Zwei Jahre, nachdem Uranus das Zeichen Skorpion verlassen hatte, betrat Pluto diesen Abschnitt. Genau damit begannen die Diskussionen um AIDS. AIDS stellt sich aus dieser Sicht als der Schatten der uranischen Illusion dar, über den Skorpion zu triumphieren. Möglicherweise beinhaltet dies auch, daß eine Heilung der AIDS-Symptomatik erst 1996 möglich wird, wenn der Planet Pluto in das Zeichen Schütze überwechselt. Das Zeichen Schütze ist ein Zeichen des Heilens und der Hoffnung. Mit Pluto in diesem Zeichen werden sich sicher viele neue Wege der Therapie ergeben.

Solange keine wirkliche Therapie gefunden ist, sind AIDS-Infizierte darauf angewiesen, die Zeit zu überbrücken. Dabei ist es von entscheidender Bedeutung, wie weit es ihnen gelingt, ihr Immunsystem so sehr zu stabilisieren, daß es ihre Abwehrschwäche aufwiegt. Pluto verlangt Opfer. Vielleicht kann der AIDS-Infizierte das letzte Opfer, nämlich sein Leben, vermeiden, wenn er bequeme Lebensgewohnheiten aufgibt. Außerdem ist es wichtig, daß AIDS-Kranke ihr Selbstverständnis hinterfragen. In irgendeiner Weise definieren sie sich als besondere und einmalige Individuen und grenzen sich aus dem gattungsgeschichtlichen Verbund der Menschheit aus. Diese Symptomatik findet sich besonders bei Drogenabhängigen und Homosexuellen, die sich häufig bewußt als überlegene Außenseitergruppe verstehen. Sie brauchen wieder einen Bezug zur Menschheit als Gattung und als Ganzes. Denn diese wassermännische Ausgrenzung ruft den Schatten. Völlig falsch sind demnach auch alle Therapiemaßnahmen, bei denen AIDS-Infizierte von der sozialen Gemeinschaft isoliert werden. Dadurch wird die Problematik der Ausgrenzung im Sinne der Wassermann-Energie nur weiter fortgeführt.

Die Skorpion-Löwe-Symptomatik

Auch mit dem Löwezeichen steht der Skorpion in einer quadratischen und damit in einem gespannten Verhältnis. Der Löwe stellt sich gerne dar und genießt es, im Mittelpunkt zu stehen. Der Skorpion verbietet sich solche Neigungen, hält sich im Hintergrund und tritt höchstens in kritischen oder gefährlichen Situationen in den Vordergrund. Genau hier liegt die Problematik einer einseitigen Betonung der Skorpion-Energie. Sie kann nämlich dazu führen, den Wunsch, andere zu beeindrucken, zu verdrängen, um dann auf indirektem Wege sein Ziel zu erreichen: zum Beispiel als unheilbarer Kranker, der in der Klinik alle Ärzte und Schwestern um sich schart. Er steht im Mittelpunkt, aber als besonders schwerer oder unlösbarer Fall. Solche Personen kommen auch in psychotherapeutische Beratungen mit der Bemerkung: »Ich habe jetzt schon einige Selbsterfahrungsgruppen oder Psychotherapien hinter mir und keine hat mir richtig geholfen.« Oder sie bringen sich in eine Gruppe mit einem schweren Problem ein und gewinnen im Handumdrehen das Interesse aller Teilnehmer.

Der Gewinn durch Leid ist in der Psychotherapie als »Krankheitsgewinn« bekannt. Er muß vom Therapeuten oder Berater erkannt und bearbeitet werden, sonst entwickelt der Berater zwar immer neue Therapien, sein Klient jedoch immer neue Symptome.

Menschen, die an schweren, möglicherweise chronischen Symptomen leiden, sollten sich in ihrem inneren Dialog folgende Fragen stellen:

Was gewinne ich durch meine Symptome?
Gibt es auch einen anderen Weg, Anerkennung zu erlangen, als den über mein Leiden?
Was hält mich davon ab, mich auch ohne meine Symptome in den Mittelpunkt zu rücken?

Weitere Probleme und Krankheitsdispositionen

In Folge der Quadraturen zu Wassermann und Löwe und der Opposition zum Stier besitzen Skorpione noch folgende Krankheitsveranlagungen: Alkoholismus, Fettleibigkeit, Obstipation (siehe STIER, Seite 97); Herzprobleme (siehe LÖWE, Seite 161); Sexualstörungen, Menstruationsprobleme (siehe auch WASSERMANN, Seite 287).

Was der Skorpionmensch
noch für seine Gesundheit tun kann

Menschen mit einem starken Skorpioneinfluß (Sonne oder Mond im Skorpion oder im 8. Haus; Aszendent Skorpion) sind reifer, gründlicher und leidenschaftlicher als andere Menschen. Immer neigen sie dazu, hinter die Oberfläche des Lebens zu blicken. Wie Wächter achten sie darauf, daß das Leben nicht verflacht. Genauso übernehmen sie in einem Verbund die Aufgabe der Arterhaltung. Sie verfügen über leidenschaftliche Formen der Sexualität, damit Zeugung und Fortpflanzung sichergestellt sind. Trotzdem dürfen diese Menschen ihren Kreuzweg nicht vergessen: Ohne ihr Oppositionszeichen Stier verlieren sie ihre Kraft und Substanz. Der Wassermann bringt ihnen Freundschaft, Humor und Leichtigkeit. Skorpione benötigen diese luftige Energie, weil ihr Leben sonst schwer wird. Vom Löwen schöpfen sie Licht und ein starkes Selbst. Ohne diesen offenen Machtanspruch besteht die Tendenz, über den Umweg von Krankheit und Leid Einfluß erlangen zu wollen.

REGELMÄßIGE REINIGUNGSPHASEN

In Folge ihres Naturells haben es Skorpione in starkem Maße mit Schadstoffen und Giften zu tun. Sie müssen daher lernen, wie sie sich von diesen Stoffen − physischen wie psychischen − wieder befreien können. Mindestens zweimal im Jahr sollten diese Menschen daher ihren Organismus einer Reinigung unterziehen. Am gründlichsten geschieht dies durch eine FASTENKUR. Der beste Zeitpunkt liegt vor ihrem Geburtstag und dann wieder in der Fischezeit. Bei einer Fastenkur ist es immer günstig, wenn man zuvor mit dem Hausarzt oder Heilpraktiker spricht, um Risiken auszuschließen. Wer sich völlig gesund fühlt, braucht natürlich keinerlei Konflikte zu befürchten. Die Fastenkur sollte ein bis zwei Wochen dauern.

Eine GEMÜSE-OBST-KUR verspricht ebenfalls eine gute Reinigung. In diesem Zusammenhang ist zu erwähnen, daß käufliche Obst- und Gemüsesäfte immer erhitzt und daher für eine Reinigung ungeeignet sind.

Für Nichtvegetarier oder Lakto-Vegetarier ist EIWEISS-FASTEN eine sehr gute Entschlackung. Dabei werden mindestens zwei Wochen lang keinerlei Fleisch, Fisch, Eier, Nüsse, Milch-, Soja- und Bohnenprodukte zu sich genommen.

Eine zumindest am Anfang recht angenehme Reinigungskur ist die TRAUBENKUR im Herbst: Ungefähr eine Woche lang ißt man so viele reife (!) Trauben (ungespritzt), wie man möchte.

Skorpioniker oder Plutoniker brauchen einen Weg, der ihnen ermöglicht, auch emotionales Gift loszuwerden. Sie sollten sich darüber auch im klaren sein, daß sie mehr »seelischen Müll« ansammeln als andere. Es ist falsch, Zorn, Neid, Ärger oder andere negative Gedanken und Gefühle lange mit sich herumzuschleppen, da sie sich im Körper niederschlagen und Symptome hervorbringen können. Solange es einen Freund oder eine Freundin betrifft, hat man immer das Recht, eine Aussprache zu verlangen. Man sollte dabei aber auch von Anfang an klarstellen, daß niemand kritisiert oder verurteilt werden soll. Es geht allein darum, sich von seinen belastenden Gedanken und Gefühlen zu befreien. Fehlt diese Möglichkeit einer Aussprache, dann kann man sich nur »symbolisch reinigen«. Es gibt dafür verschiedene Rituale. Beispielsweise kann man sich nach einer belastenden Situation regelmäßig am Abend entspannen und alles Schwere und Frustrierende aus sich weichen lassen. Entscheidend ist, das Gift auch innerlich loszulassen. Es ist wenig hilfreich, wenn ich mich mit meinem Partner auseinandersetze und dabei nicht innerlich bereit bin, loszulassen. Das ist auch das Problem vieler Therapien, in der der Klient zwar alles erkennt, aber innerlich nicht bereit ist, sein Problem abzugeben. Der Skorpiontyp muß lernen, loszulassen, erst dann ist die Ausscheidung wirklich vollzogen.

FALSCHE TABUS BRECHEN

Bei Schmerzen oder Symptomen im Unterleib ist es am wichtigsten, Tabus, mit denen die Themen Verdauung, Ausscheidung und Sexualität von der Gesellschaft belegt wurden, nicht zu übernehmen. Über eine Verstopfung oder eine Blasenentzündung kann man genauso frei sprechen wie über Kopf- oder Zahnschmerzen. Viele Urologen und Spezialisten für Haut- und Geschlechtskrankheiten klagen darüber, daß ihre Klienten zu spät in ihre Praxen kommen. Eine ausschließlich medikamentöse Behandlung ist aber auch nicht angezeigt. Wer im Ausscheidungs- und Genitalbereich Probleme hat (Uterussenkung, Prostatavergrößerung, Zysten) muß sich auch mit seiner Einstellung skorpionischen Themen gegenüber auseinandersetzen.

Es gibt spezielle Therapien für Sexualstörungen. Günstig ist es immer, wenn beide Partner sich einer Beratung oder Behandlung unterziehen. Als Methoden kommen Paartherapie, Partnertherapie, Familientherapie, Tantra oder Sexualtherapie in Frage.

Was die Chinesische Medizin dazu sagt

Unterleibssymptome wie Blasenerkrankungen, Zysten oder Menstruationsbeschwerden betrachtet der chinesische Heiler als Stagnation von Energie. Er wird mit Akupunktur versuchen, den Energiestau aufzulösen. Er wird gegebenenfalls auch auch zu einer Umstellung der Lebensgewohnheiten raten. So kann es sein, daß Menschen, die viel sitzen, zu täglichen Körperübungen angehalten werden. Eine Übung, die generell bei Menstruationsbeschwerden angewendet werden kann, ist hier angeführt. Sie entstammt dem Yoga und trägt dort den Namen »Heuschrecke«.

HEUSCHRECKE
Sie legen sich auf den Bauch, der Kopf ruht auf Kinn oder Stirn. Sie ballen die Hände zu Fäusten und schieben sie neben den Hüftknochen unter die Leisten.

Während Sie tief einatmen, heben Sie die Beine so hoch wie möglich.

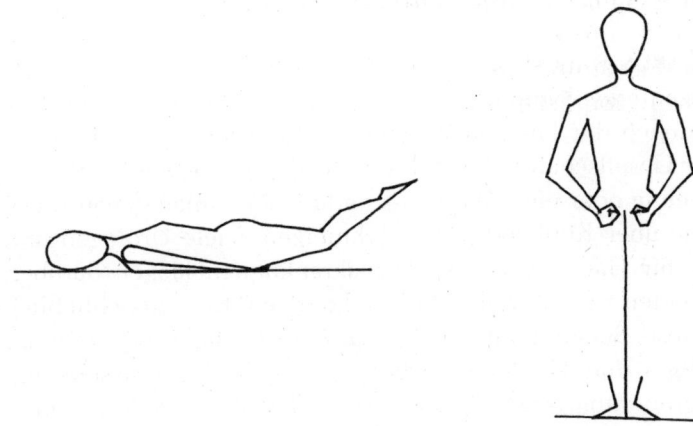

In dieser Position verweilen Sie ca. eine halbe Minute, während Sie tief im Unterbauch atmen. Dann heben Sie die Beine noch einmal ein kleines Stück höher und halten sie so, ohne zu atmen, fünf bis zehn Sekunden.

Danach lassen Sie sich in die Ausgangsstellung zurückfallen und entspannen sich. Nach einer kleinen Pause beginnen Sie von neuem. Insgesamt sollten Sie die Übung täglich fünf bis zehn Mal durchführen.

AKUPRESSURPUNKTE BEI MENSTRUATIONSBESCHWERDEN

Man kann die unten angeführten Akupressurpunkte stimulieren. Allerdings ist zuvor zu klären, ob die Beschwerden auf einer Energie-Fülle oder Energie-Leere beruhen. Die Unterscheidung erfolgt durch Wärmezufuhr: Fühlt man sich in einem warmen Bad oder nach Auflage einer Wärmflasche besser, handelt es sich um eine Energie-Leere. Dann sollen die Akupressurpunkte tonifiziert werden (rasche, rhythmische Akupressur mit der Fingerkuppe ähnlich einem sehr schnellen Klopfen, 30 bis 60 Sekunden lang).

Wird Wärme als unangenehm empfunden, dann handelt es sich um eine Energie-Fülle. Dann sollen die Punkte sediert werden (über eine längere Zeit einen bestimmten Körperpunkt gleichmäßig drücken).

REN 3 (Zhongji)
REN 6 (Qihai)
REN 4 (Guanyuan)
MP 6 (Sanyinjiao)
Bei Obstipation hilft die Akupressur der Punkte:
DI 4 (Hegu) tonifizieren
MA 25 (Tianshu) tonifizieren
MA 36 (Zusanli) tonifizieren

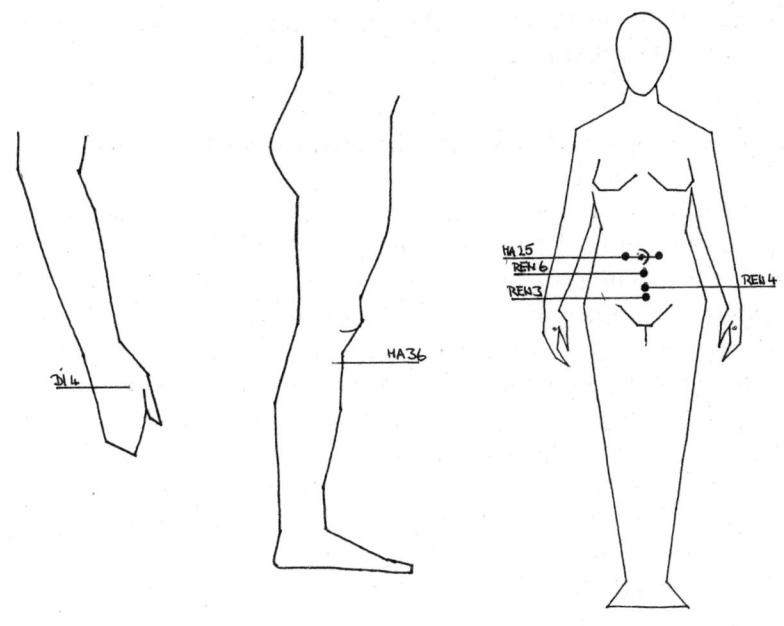

Biochemische Mittel (Schüsslersalze)

Um die Entgiftung bei Skorpionmenschen zu fördern empfiehlt sich Natrium sulfuricum und Kalium sulfuricum. Von diesen Mitteln werden im Regelfall jeweils täglich dreimal ein bis zwei Tabletten eingenommen.

Die Apotheke der Natur

Im November sammelt der Kräuterkundige Hagebutten. Sie besitzen einen hohen Gehalt an Vitamin C und eignen sich vorzüglich als Reinigungs- und als Blasen- oder Nierentee. Ebenfalls zu dieser Zeit sollte man Skabiosenwurzeln ausgraben. Diese werden länglich geschnitten, an einem Faden aufgereiht und getrocknet. Wenn man einen Ausschlag bekommt, so legt man die Wurzel in Milch oder Wasser und trinkt von diesem Sud. Das reinigt, löst allen Schleim und vertreibt den Ausschlag. Hagebutten und Skabiose sammelt man am besten in den zwei bis drei Tagen, während derer der Mond durch den Abschnitt Skorpion wandert.

Astrologische Differenzierungen

In diesem Kapitel ist meistens vom Skorpion, Skorpionmenschen, Skorpiontypus oder Plutoniker die Rede. Dabei handelt es sich um eine Vereinfachung, da auch Individuen, die zu einer anderen Jahreszeit geboren sind, eine deutliche Skorpionqualität aufweisen können. Genauso ist es auch möglich, daß ein Skorpiongeborener keines der typischen Skorpionsymptome aufweist, weil in seinem Horoskop eine andere Energie stärker ausgeprägt ist. Auch die Wirkung des Oppositions- und der Quadratzeichen können durch bestimmte Aspekte verstärkt werden.

Die nach dem Polaritätsgesetz bestehende Opposition beziehungsweise Quadratur verstärkt sich, wenn in einem Horoskop mit starker Skorpionbetonung zusätzlich folgende Konstellationen auftreten:

Aszendent Löwe, Stier oder Wassermann
Mond in Wassermann, Stier oder Löwe
Ebenfalls verstärkend wirken Aspekte (Opposition, Quadratur und Konjunktion) zwischen den Planeten Sonne, Mond, Venus, Uranus und Pluto.
Außerdem führt jeder Transit zwischen diesen Planeten zu einer erhöhten Bereitschaft für die hier aufgeführten Symptome.

DER SCHÜTZE UND SEINE GESUNDHEIT

SCHÜTZE (23. November bis 21. Dezember)

ELEMENT Feuer

ENERGIE Positiv, yang

KÖRPERLICH-PHYSIOLOGISCHE ENTSPRECHUNGEN Oberschenkel, Hüfte, Lende, Beweglichkeit, Großmotorik der Beine und Hüftgelenke

PSYCHOLOGISCHE ENTSPRECHUNGEN Horizont, Einsicht, Optimismus, Glaube, Ziel

KRANKHEITSDISPOSITIONEN Unfallverletzungen an den Oberschenkeln und der Hüfte, Gehstörung, Lähmung, Hüftknochenabnutzung, Ischias, Rückenschmerzen, Krampfadern, Allergie, Heuschnupfen, Asthma, Zuckerkrankheit

HERRSCHENDER PLANET Jupiter

DIE SUCHE NACH GOTT

In der Astrologie hat jedes Sternzeichen einen bestimmten Planeten als »Herrscher«. Für den Schützen ist dies Jupiter. Sowohl in der griechischen und hellenistischen Epoche als auch in allen Urkulturen wie Ägypten und Mesopotamien war dieser Planet ein Symbol für die Verwandtschaft des Menschen mit den Göttern. In Mesopotamien hieß er Marduk und im alten Rom trug er den Namen Apoll. Der griechische Mythos erzählt, daß Jupiter manchmal vom Olymp herunterstieg und mit einer irdischen Frau Kinder zeugte. Entsprechend wird im christlichen Glauben Maria vom Geist Gottes befruchtet. Auch in diesen Bildern läßt sich die Sehnsucht des Menschen nach »göttlicher Zeugung«, die nur ein anderes Wort für Erleuchtung ist, deutlich erkennen.

Die Suche nach Göttlichkeit ist bei Individuen mit einem erhöhten Schützepotential ganz besonders stark ausgeprägt. Diesem Suchen liegt die Erkenntnis zugrunde, daß das Ziel, Gott, oder wie immer man die Essenz des Lebens nennen will, nicht im Hier und Jetzt, sondern jenseits der vertrauten Wirklichkeit liegt. So verkörpert das Schützeprinzip den menschlichen Drang, sich zu bewegen, zu reisen und zu forschen, letztendlich die »heilige Pflicht«, seiner Göttlichkeit näher zu kommen.

Der körperliche Ausdruck dieser Leidenschaft zeigt sich in den Oberschenkeln und Hüften. Durch die Kraft dieser Muskeln und Gelenke wird der Mensch ortsunabhängig. Er wird zum Wanderer, der Grenzen überschreiten und Horizonte sprengen kann.

Die häufigsten »Symptome« des Schützetypen sind Deformierungen der Muskeln und Versteifungen und Verknöcherungen der Hüftgelenke. Das Wort »Symptome« steht in Anführungszeichen, um auszudrücken, daß der Prozeß so langsam und schleichend vor sich gehen kann, daß viele glauben, dies hinge mit dem Älterwerden zusammen. Körpertherapeuten kennen viele Ausdrücke für solche Muskelveränderungen: Sie bezeichnen sie als »verspannt«, »verklebt«, »verkürzt«, »verhärtet« oder »überdehnt«. Und mit jeder Muskelveränderung kommt ein Stück Seßhaftigkeit hinzu. Der Mensch verharrt, wird mutlos, risikolos und bequem. Am Körper zeigt sich dies zunächst durch Fettpolster an der Hüfte und später durch den berühmten »Rettungsring« um den Bauch. Danach wird das Gesäß größer und schwerer. Gleichzeitig verlieren die Beine und die Hüfte ihre Beweglichkeit. Um dies zu bewerkstelligen, leistet der Organismus eine ungeheure Verformung; aus dem athletischen, beschwingten, sprungbereiten Tiermenschen wird ein gebrochenes, leidendes Individuum.

Der Kampf um Freiheit beginnt in der Kindheit

Kinder mit einem erhöhten Schützepotential sind besonders lebendig und beweglich. Sie beginnen früher als andere zu stehen und zu laufen und empfinden jede Barriere (den Laufstall zum Beispiel) als Hemmung und Einengung. Eltern solcher Kinder haben es nicht immer leicht, auf deren »Forscherdrang« adäquat zu reagieren. Oft greifen sie aus Angst, ihrem Kind könnte etwas zustoßen, zu häufig ein. Dieser Regulierung fallen dann nicht nur körperliche Bewegungen, sondern auch geistige Regungen zum Opfer. Schützekinder wollen alles wissen, besonders aber sind sie an existentiellen Fragen interessiert. »Wer ist Gott und wo lebt er?« »Was machen die Menschen, wenn sie tot sind?« Das sind typische Fragen von aufgeweckten Schützekindern.

Menschen, die in ihrer Kindheit zu wenig dabei unterstützt wurden, bekannte Horizonte zu überschreiten, und bei »Grenzverletzungen« womöglich sogar bestraft wurden, speichern diese Erlebnisse in ihren Muskeln. Diese werden zu einem Depot für ungelebtes Leben, verformen sich, unterdrücken ihren Tonus oder erschlaffen. Werden diese Muskeln in einer Körpertherapie wieder belebt, dann erhält der Klient seine ursprüngliche Kraft zurück. Als wäre sein Schützepotential über Jahre hinweg eingefroren gewesen, taut es jetzt auf und steht dem Erleben und dem Körper als lebendige Kraft zur Verfügung.

In unserer Gesellschaft werden Mädchen in viel stärkerer Weise dazu angehalten, ihr Schützepotential zu unterdrücken. Die Folgen sind vermehrt Hüftprobleme (zum Beispiel Hüftoperationen mit Gelenkersatz) und Krampfadern. Frauen müssen sich daher ganz besonders gegen solche Beeinträchtigungen zur Wehr setzen und ihre eigenen Mittel und Wege finden, um einer Verformung ihres Bewegungsapparates vorzubeugen.

MENS SANA IN CORPORE SANO

Jupiter ist ein Symbol für die Zweieinigkeit von Körper und Geist. Manche Menschen verlagern allerdings ihr Schützepotential ausschließlich auf die geistige Ebene. Ihre Suche geschieht im Kopf, sie reisen in ihrer Phantasie. Diese Schützetypen begegnen uns als Intellektuelle, die ein Abbild der Welt besitzen und darin sämtliche Grenzen überschreiten. Oder es sind Lehrer, die über das Leben predigen, ohne selbst wirklich je gelebt zu haben. Auch als Romanciers der

Weltliteratur, die ihre Leser in ferne Welten entführen, sind sie zu finden. Wird der Körper aber vergessen, wird er müde. Die Zweieinigkeit bricht immer weiter auseinander, bis uns irgendwann ein Mensch mit völlig abstrusen Ideen begegnet. Letztendlich verliert der Geist, weil der Körper erkrankt und die lebendige Flamme des Geistes erstickt.

KRAMPFADERN VERRATEN EINEN SCHLAFFEN GEIST

Medizinisch betrachtet entstehen Krampfadern, wenn das Blut nicht frei zirkulieren kann. Genaugenommen sind es die Venen, in denen das Blut zum Herzen zurückfließt, die erschlaffen. Die Therapie erfolgt medikamentös (Venenmittel) oder chirurgisch (Verätzung). Vielleicht empfiehlt der Arzt auch noch Bewegung. Dem eigentlichen Problem rückt er damit nicht zu Leibe. Menschen, die zu Krampfadern neigen, beschränken auch ihre Schützekraft. Sie bleiben sitzen, weil sie vor einem größeren geistigen Wurf Angst haben. Sie ziehen Krampfadern etwas Neuem und Unbekannten vor. Krampfadern bei Menschen mit einem deutlichen Schützepotential sind immer auch ein Zeichen, daß diese Personen ihre angeborene Neugierde, ihre Wanderlust, ihren Drang nach Freiheit nicht genügend leben. Ihre bläulichen Venen zeigen ihnen wie in einem Spiegel, daß sie seßhaft geworden sind und nicht mehr ihrem inneren Ruf folgen.

Fallbeispiel Friederike

Friederike ist eine Widderfrau. Ihr Aszendent ist Zwillinge. Soweit besitzt sie keinen auffälligen Schützeeinfluß in ihrem Horoskop. Allerdings steht der Planet Jupiter in ihrem 1. Haus in Konjunktion mit dem Aszendenten. Damit ist die Schützekraft bei ihr betont. Kurz nach ihrem sechsunddreißigsten Geburtstag bemerkt sie Spuren von Krampfadern, besonders an den Oberschenkeln. Da ihre Mutter starke Krampfadern hat und sie vermutet, erblich belastet zu sein, sucht sie einen Heilpraktiker auf. Dieser stellt fest, daß der laufende Transit-Jupiter gerade über ihren Aszendenten geht. Damit erhöht sich ihr Schützepotential vorübergehend noch mehr.

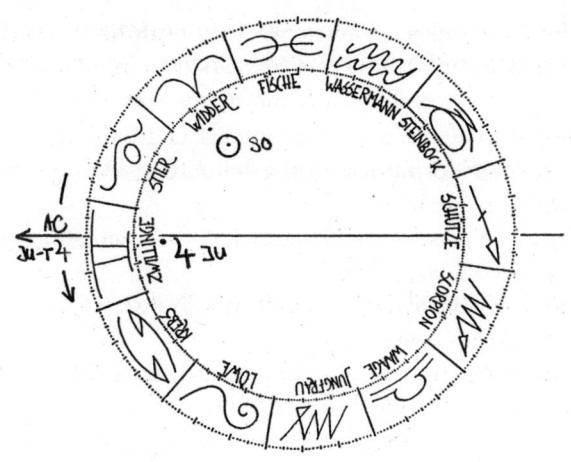

Erläuterungen zu Friederikes Horoskop
SO   = Sonne
AC   = Aszendent
JU   = Jupiter
JU-T = Jupiter-Transit

In der Beratung wird offensichtlich, daß sie seit Jahren ihre Schütze-
beziehungsweise Jupiterseite vergessen hat. »Ich bin früher beinahe
jedes Jahr einmal nach Asien gefahren. Reisen war für mich ein anderes Wort für Leben. Aber seit mein Sohn auf der Welt ist, komme
ich kaum noch weg.«

Der laufende Jupiter-Transit erinnert Friederike wieder an ihr
Schützepotential. Angeregt durch die Beratung beginnt sie Tennis zu
spielen. Außerdem plant sie mit ihrem Kind eine dreimonatige In-
dienreise. Sie möchte ihrem Sohn, einem Schützen, die Welt zeigen.

Durch die Behandlung beim Heilpraktiker, sportliche Betätigungen
und ihre offenere Einstellung erreicht Friederike, daß ihre Symptomatik deutlich besser wird.

Menschen mit einem erhöhten Schützepotential sollten sich immer
wieder mit bestimmten Fragen auseinandersetzen. Ganz besonders
wichtig ist dies, wenn sie an folgenden Symptomen leiden: Gehstörung, Lähmung, Hüftknochenabnutzung, Ischias, Rückenschmer-

zen, Krampfadern. Genauso sollten sie aufmerksam werden, wenn sie ständig zunehmen und immer unbeweglicher werden. Die Fragen lauten:

> *Lebe ich gemäß einer körperlich-seelischen Einheit?*
> *Bewege ich mich ausreichend?*
> *Bringe ich meinem Körper ausreichend Aufmerksamkeit entgegen?*
> *Wie halte ich meinen Geist lebendig?*
> *Erlaube ich mir die Freiheit, öfter zu verreisen?*
> *Lege ich mir Beschränkungen auf?*

DER KREUZWEG DES SCHÜTZEMENSCHEN

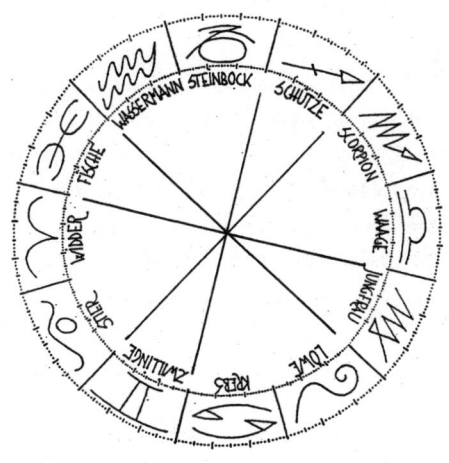

Dem Feuerzeichen Schützen steht das Luftzeichen Zwillinge und somit Austausch und Begegnung gegenüber. Im Quadrat stehen das Wasserzeichen Fische, damit die Welt der Gefühle, und das Erdzeichen Jungfrau, das Verbindlichkeit und Verwirklichung verlangt.

STICHPUNKTE ZU ZWILLINGE, JUNGFRAU UND FISCHE

ZWILLINGE

ELEMENT Luft
ENERGIE Positiv, yang
KÖRPERLICHE ENTSPRECHUNGEN Lunge, Bronchien, Arme und
  Hände
PSYCHOLOGISCHE ENTSPRECHUNGEN Austausch, Kommunikation, Begreifen, Vergleichen, Darstellen
HERRSCHENDER PLANET Merkur des Morgens

JUNGFRAU

ELEMENT Erde
ENERGIE Negativ, yin
KÖRPERLICHE ENTSPRECHUNGEN Bauchspeicheldrüse, Dick- und Dünndarm
PSYCHOLOGISCHE ENTSPRECHUNGEN Auswahl, Verarbeitung, Ordnung, Systematik
HERRSCHENDER PLANET Merkur des Abends

FISCHE

ELEMENT Wasser
ENERGIE Negativ, yin
KÖRPERLICHE ENTSPRECHUNGEN Füße, Lymphsystem
PSYCHOLOGISCHE ENTSPRECHUNGEN Individualisierung, Allverbundenheit, Auflösung, Spiritualität, Mystik
HERRSCHENDER PLANET Neptun

Die Schütze-Zwillinge-Symptomatik

Den Zwillingen entspricht das Denken in Form des Begreifens. Der Schütze dagegen umfaßt »höhere« Denkformen wie Einsicht oder Verstehen. Des weiteren untersteht den Zwillingen die feine Motorik der Hände, während der mächtige Bewegungsapparat der Oberschenkel und Hüften dem Schützen zugeordnet wird. Im Vergleich zum Zwilling scheint der Schütze alles vergrößert, erhöht und vollkommener zu besitzen. So neigt der Schützetyp auch dazu, seinen Gegenpol abzuwerten. Er fühlt sich den Zwillingen gegenüber wie ein Meister. In seiner Psyche lebt er das Bild vom »Herren und seinem Diener«, wie er auch im griechischen Mythos eingefangen ist: Jupiter, der Herrscher des Schützezeichens, ist der Meister Merkurs, der wiederum das Zwillingszeichen regiert. Dieser Archetypus kann die verschiedensten Formen annehmen. Er tritt auf als der Weise (Schütze) und der Narr (Zwillinge), der Erleuchtete (Guru ist das Sanskritwort für Jupiter) und sein Schüler, der Wissende und der Analphabet. Auch in der Sage von Sankt Nikolaus und seinem Begleiter, dem Knecht Ruprecht, lebt dieses Gespann fort. Gemäß der Polarität müssen beide immer gemeinsam auftreten.

Das Don-Quijote-Syndrom

In der Polarität zwischen Schütze und Zwillinge entstehen die Allergien. Wie sich in manchen Erzählungen der Weise seines närrischen Schülers nicht mehr erwehren kann, so kann sich — astromedizinisch betrachtet — das Zwillingsprinzip gegen den Schützen durchsetzen, wenn es unterdrückt wird. Und je weiter es der Schütze von sich weist, um so groteskere Formen nimmt es an. Gibt es etwas Wunderlicheres als eine Katzenallergie, bei der ein erwachsener Mensch eine Wohnung nicht mehr betreten kann, in der eine kleine Katze lebt? Er gerät in Panik, kann nicht mehr atmen, und seinen Körper überfällt ein heftig brennender Hautausschlag. Ähnlich ist es mit allen Allergien: Der Nahrungsallergiker kann nichts mehr essen, der Nickelallergiker keinen Schmuck mehr tragen, die Hausstaub-allergische Frau kann die Wohnung nicht mehr betreten, und der Umweltallergiker, der unter der zunehmenden Umweltverschmutzung leidet, kann sein Haus nicht ohne Schutzmaske verlassen. Es geht nicht darum, sich über den Schmerz und das Leiden von Allergikern lustig zu machen. Aber über ihre Symptomatik muß man einfach schmunzeln, wenn man weiß, daß sich darin die Zwillingsenergie gegenüber dem Schützen behauptet. Gerade jener Feind lehrt den Schützen das Fürchten, den er so weit unter seiner Würde wähnt. Und so muß der großspurige Schütze plötzlich schrecklich pingelig (wie ein Zwilling) werden, auf Haare oder Staub achten und alles ganz genau analysieren. Vielleicht sollte auch der Allergiker mehr lachen, als sich mit ernstem und oft genug tyrannischem Gehabe über seine Mitmenschen und die Umwelt zu entrüsten. Denn auch der Humor und das Lachen gehören nämlich zum Zwilling. Und weil es der Schütze auf seinem Höhenflug verlernt hat, juckt ihm manchmal der ganze Körper. Sollte man da nicht lauthals loslachen?

Der Heuschnupfen gehört ebenfalls hierher. Darunter leidet auch der Fisch. Aber während der sensible und offene Fisch gegenüber dem Pollenflug der Zwillingszeit machtlos resigniert, kämpft der cholerische Schütze einen Kampf wie Don Quijote gegen die Windmühlen. Tatsächlich gibt es keinen Feind außer Staub und Pollen, aber er bekämpft diese wie einen gewaltigen Angreifer.

Allergien, die aus der Polarität der Schütze-Zwillings-Energie entstammen, haben immer eine starke Yang-Symptomatik (die beiden Elemente Feuer und Luft sind positiv). Daher juckt und brennt es auf der Haut oder in der Nase.

Der Fall Hartmut

Hartmut ist 64 Jahre alt, mit Aszendent Zwilling und Sonne im Schützen. Er ist Professor für Philosophie und äußerst aufgeschlossen gegenüber modernen Heilverfahren. Er nimmt an einem Feriencamp in der Toskana teil.

Er leidet an einer Katzenhaarallergie. Eine weitere Teilnehmerin (ausgerechnet eine Zwillingsfrau!) bewohnt mit ihm zusammen ein Zimmer. Als sie erzählt, daß sie ein »Katzenfan« sei und zu Hause drei Katzen habe, bricht die Allergie von Hartmut aus. Mehrere Gruppensitzungen lang beschäftigt sich das Camp mit diesem Problem. Hartmut meint, mit der Frau nicht in einem Zimmer leben zu können. Die Frau wiederum fühlt sich von Hartmut unterdrückt. Durch die Offenheit der Gruppe und auch der beiden Hauptakteure wird es möglich, daß nicht nur über Katzenhaare gesprochen wird, sondern bald über die Haßliebe zwischen Zwilling und Schütze, beispielhaft zwischen dieser Frau und diesem Mann. Durch die Auseinandersetzung wird die Symptomatik des Professors tatsächlich besser. Am Ende des Feriencamps fährt er gemeinsam mit der Frau nach Deutschland zurück.

Schützemenschen mit einer Allergiesymptomatik müssen sich in ihrem inneren Dialog mit folgenden Fragen auseinandersetzen:

Begegne ich der Welt zu selbstüberzeugt?
Stelle ich mich über kleine und einfache Dinge?
Habe ich das Lachen verlernt?

Menschen, die in ihrem Horoskop neben einer Schützesonne auch noch einen stärkeren Zwillingseinfluß aufweisen (zum Beispiel Aszendent Zwilling oder Mond in den Zwillingen), sind besonders dazu angehalten, diese Polarität in konstruktiver Weise zu leben. Gelingt es ihnen, dann werden sie zu Menschen, die Weisheit und Humor miteinander verbinden, und nähern sich damit dem Bild des ewig lächelnden Buddha.

Die Schütze-Jungfrau-Symptomatik

Damit die Muskeln ihre volle Leistung erbringen können, benötigen sie Zucker. Der Zucker wird mit der Nahrung aufgenommen, im Blut transportiert und mit Hilfe des Insulins, das in der Bauchspeicheldrüse hergestellt wird, den Muskelzellen zugeführt. Bei der Zuckerkrankheit wird zu wenig Insulin produziert. Die Muskeln signalisieren dem Gehirn, daß »Treibstoff« fehlt, worauf der Zuckerkranke Süßigkeiten zu sich nimmt. Aber der Zucker bleibt im Blut und kann die Muskelzellen nicht erreichen. Erst eine künstliche Zufuhr von Insulin (Spritze) öffnet die Tür zu den Zellen.

Dem Zuckerkranken fehlt Liebe

Die Zuckerkrankheit spielt sich zwischen Bauchspeicheldrüse und Muskeln ab. In der Sprache der medizinischen Astrologie ist sie damit ein Prozeß im Polaritätsgefüge zwischen Jungfrau (Bauchspeicheldrüse) und Schütze (Muskeln). Thorwald Dethlefsen betont in seinem Buch »Krankheit als Weg« die Unfähigkeit des Diabetikers, Liebe anzunehmen. »Liebe« und »Süße« werden, wie es in der Symbolsprache üblich ist, gleichgesetzt. Der Zuckerkranke ist zwar begierig nach Süßem, also nach Liebe, aber er scheidet den Zucker wieder im Urin aus; er ist also nicht bereit, die Liebe wirklich anzunehmen. Wer Zuckerkranke kennt, weiß von ihrem ungeheuren Bedürfnis nach Anerkennung und Liebe. Zugleich ist die Abwehr unverkennbar. Man kann sich einem Diabetiker immer nur nähern, ihn aber nie ganz erreichen. Aus der Sicht der astrologischen Medizin kommt jedoch noch ein weiterer wichtiger Gesichtspunkt hinzu: Der Zuckerkranke negiert oder verdrängt das Jungfrauprinzip. In seinem tiefsten

Inneren verweigert er den mühsamen Prozeß, sich das Leben durch Arbeit anzueignen. Da bleiben manche Schützen lieber in ihrem erhabenen Schloß über den Wolken, verkünden ihre großen Ideen und verweisen auf ihre Diabetes, wenn es an die konkrete Arbeit geht. Diabetiker leben in einem Chaos (die Fische-Qualität ist ihnen immer noch lieber als die pingelige Jungfrau-Seite) und umgeben sich gerne mit Jungfraumenschen, die dann das verleugnete Prinzip leben sollten.

Diabetes führt zur Übersäuerung des ganzen Körpers bis hin zum Koma. Auch darin verrät sich die Jungfrau, allerdings in ihrer karikierten Form, nämlich als säuerliche, entrüstete Jungfrau. Damit bekommt auch der paradoxe Wunsch des Diabetikers nach Liebe, die er dennoch nicht annehmen will, einen Sinn: Es verbirgt sich dahinter eine Überspitzung der Jungfrau, die sich – wie ihr Name verrät – in ihrem tiefsten Wesen nicht hergeben will, sondern »rein« bleiben möchte. So verweigert der Diabetiker die Ordnung der Jungfrau, muß sich aber dann ganz genau nach einem ärztlich verordneten Plan richten: Wehe, er hat seine Insulinspritze nicht sofort bei der Hand, wenn er sie braucht!

Fallbeispiel Ekkart

Ekkart, ein Mann mit der Sonne im Schützen, kommt zu einer astrologischen Beratung. Er hat Schwierigkeiten mit seiner Freundin, die sich von ihm trennen möchte. Mit keinem Wort erwähnt er seine schwere Diabetes, unter der er seit drei Jahren leidet. Erst über Umwegen kommt die Sprache auf seine Krankheit. Aber er betont sofort, daß er deswegen nicht zur Beratung gekommen sei: »Mit dieser Krankheit muß ich selber fertig werden.« Wie er dabei vorgeht, tritt erst in einer späteren Sitzung zutage: Er ißt morgens schon ein Stück Torte, also eine Zuckerbombe. In ähnlicher Weise füllt er seinen Tag aus; er arbeitet nicht, weil er Geld geerbt hat. Seine Wohnung räumt er auch nicht auf, dafür hat er seine Freundin, die als Jungfrau seine unterdrückte Quadratur verkörpert. Aber längere Zeit hält er es auch mit ihr nicht aus, weil sie seine Freiheit stark einengt, indem sie ihm seinen Lebensstil vorhält. Ekkart ist ein äußerst sympathischer, liebevoller, großzügiger und toleranter Schütze. Aber mit seiner Krankheit, mit seinem Schatten also, ist er schwach, ängstlich, deprimiert, kleinlich – in einem Wort: eine »alte Jungfer«, die stolz davon erzählt, daß sie wieder ein Stück Sahnetorte zuviel genascht und damit dem Leben ein kleines Schnippchen geschlagen hat.

Diabetiker sollten in ihrem Horoskop die Stärke ihres Schütze- und ihres Jungfraupotentials feststellen. Außerdem sollten sie sich schonungslos offen mit folgenden Fragen beschäftigen:

Wovor drücke ich mich?
Wie ist mein Verhältnis zu geregelter Arbeit?
Kann ich Liebe zulassen?
Wogegen protestiere ich mit meiner Symptomatik?

Die Schütze-Fische-Symptomatik

Einst war der Sport ein von den Göttern gewollter Wettstreit der Muskeln, wie es im olympischen Gedanken noch heute ausgedrückt wird. Der Schützetyp, der, von seinem Ego getrieben, nur noch Rekorden und damit Ruhm und Reichtum nachjagt, hat diesen Gedanken vergessen. Astrologisch gesehen verleugnet er seine Polarität zum Quadratzeichen Fische. In dieser Polarität wird er angehalten, sich auf ein übergreifendes Ganzes zu beziehen, seine Allverbundenheit nicht zu vergessen. Die Fische regieren die Füße des Menschen und damit seine Besonnenheit und Behutsamkeit, letztendlich seine Demut und Allliebe.

Sportunfälle und Sportverletzungen sind daher immer auch als ein »Fingerzeig der Götter« zu sehen. Man wird angehalten, über sich und sein Eingebettetsein in eine höhere Ordnung nachzudenken.

In meine Praxis kommen gelegentlich Menschen nach einem Unfall. Erstaunlicherweise stelle ich dann häufig fest, daß der Unfall parallel zu einem Jupitertransit auftrat. Das ist ein astrologischer Vorgang, bei dem der laufende Planet Jupiter über einen Planeten des Geburtshoroskops wandert. Gemeinhin sagt man, daß ein Jupitertransit eine Expansion im positiven Sinne verspricht.

Wie kann es dann zu einem Unfall kommen?

Die Antwort verbirgt sich in der Polarität zwischen Schütze und Fische: Menschen mit einem infolge eines Transits anwachsenden Schützeeinfluß werden leicht übermütig. Sie spüren das Feuer und damit die Lust, Grenzen zu sprengen. Autounfälle geschehen häufig unter einer auffälligen Schütze bzw. Juptierkonstellation. Es scheint, als wäre dieses moderne Fortbewegungsmittel der Menschheit ein besonders beliebter Ersatz für das klassische Schützepferd. Schließlich mißt man die Leistung in PS und dirigiert es wie ein richtiges Pferd, nämlich mit den Füßen (mit dem Gas- und Bremspedal). Wer einen Autounfall hinter sich hat, wird auch darauf verwiesen, wieder auf das Spiel seiner Füße (Fischezeichen) zu achten. Er muß wieder lernen, sein Tempo dem Fluß des Lebens anzupassen.

Weitere Probleme und Krankheitsdispositionen

Infolge der Quadraturen zu Fische und Jungfrau und der Opposition zu den Zwillingen besitzen Schützen noch folgende Krankheitsveranlagungen: Rückenschmerzen, Bandscheibenschaden (siehe ZWILLINGE, Seite 119 und FISCHE, Seite 309); Darmkatarrh, Gärungs- und Fäulnisdyspepsien (siehe JUNGFRAU, Seite 183).

Was der Schützemensch
noch für seine Gesundheit tun kann

Das Wichtigste ist Bewegung. Keine andere, noch so tiefgreifende Therapie ist so bedeutsam wie diese einfache Aufforderung: Schützemenschen müssen sich bewegen. Geeignete Maßnahmen sind daher Jogging, Schwimmen, Gymnastik und Sport. Allerdings reicht dies nicht aus. Eine sture, mechanische Bewegungsabfolge ist für einen Schützen zu wenig. Er muß auch seinem inneren Ruf folgen, um nicht krank zu werden. Ein Schütze fühlt sich sofort besser, wenn er in einem fahrenden Zug sitzt oder gar in einem Flugzeug von der Landebahn abhebt. Von Zeit zu Zeit ist daher eine Ortsveränderung ein Muß für jeden Schützen.

Auch Schützekinder brauchen mehr Auslauf und Freiheit als andere Kinder. Das sollten Eltern bei der Erziehung unbedingt berücksichtigen. Etwas Risiko gehört einfach zu einem Schützeleben. Das ist nicht gefährlich. Viel gefährlicher ist es, das Schützepotential zu unterdrücken und später, geistig und körperlich verhärtet zu sein.

KÖRPERLICHE UND SEELISCHE SELBSTERFAHRUNG

Für Schützemenschen ist es beinahe so etwas wie eine Pflicht, Körper und Geist ständig zu trainieren und weiterzuentwickeln. Die zahlreichen Selbsterfahrungsgruppen bieten dafür ein weites Feld. Das heißt in gar keiner Weise, daß der Schützemensch eher Hilfe braucht als andere Tierkreiszeichen. Im Gegenteil, er ist in aller Regel optimistisch genug, sich selbst aus einer dramatischen oder problematischen Situation herauszuholen. Aber er ist ungeheuer lern- und wissensbegierig und will mit seinem Körper und seiner Psyche experimentieren. Besonders stark spricht der Schütze auf Körpertherapien im Stil von Bioenergetik, Orgontherapie oder Rolfing an. Bei Haltungsschäden, Muskelverspannungen, Rückenschmerzen oder einer Bandscheibensymptomatik bringen mehrmalige Körperbehandlungen oft große Erleichterung. Auch Massagen (Sportmassage, Klassische Massage etc.) bewirken bei Schützemenschen oft kleine Wunder, da ihr Körper jede Aufmerksamkeit dankbar annimmt. Letzten Endes muß allerdings jeder Schütze selbst herausfinden, was für ihn am besten ist. Eine Zusammenfassung der wichtigsten Körpermethoden findet sich in Lukoschik/Bauer: »Die richtige Körpertherapie«.

Der Schützetyp darf aber auch seinen Kreuzweg nicht aus den Augen verlieren. Seine Schattenseite ist seine Selbstüberheblichkeit. Er wähnt sich der Wahrheit besonders nahe und vergißt darüber das einfache Dasein, wie es von seinem Gegenzeichen Zwillinge und seinem Quadratzeichen Jungfrau widergespiegelt wird. Auch das Fischezeichen spielt eine wichtige Rolle: Der ewig getriebene Schützetyp findet im Schoß der Fischeenergie endlich Ruhe und Erfüllung. Das Schützezeichen steht am Anfang des Winters. Für die archaische Seele bedeutet dies Dunkelheit und Tod. Das Fischezeichen steht am Ende des Winters und damit symbolisch für Auferstehung und Wiedergeburt. Wenn es im christlichen Mythos heißt, Jesus sei »am dritten Tage wiederauferstanden von den Toten«, dann ist dies auch ein Sinnbild für die Natur und damit für die ganze Schöpfung, die nach drei Tagen (im astrologischen Tierkreis sind es drei Monate) wiedergeboren wird. Damit keimt in der Quadratur zwischen Schütze und Fische die Hoffnung auf ewiges Leben und auf Erleuchtung.

ZWEI KÖRPERÜBUNGEN

Die folgenden Übungen beleben die Hüften und Oberschenkel. Sie entstammen einem Übungsprogramm, wie es in Körpergruppen durchgeführt wird, und haben besonders auf Menschen mit einem starken Schützeeinfluß eine positive Wirkung.

Die erste Übung heißt »Katzenbuckel« oder »Der Schwanz des Tigers«.

Anleitung

Lassen Sie sich bitte so auf ihre Hände und Knie nieder, wie es in der Abbildung gezeigt wird. Die Fingerspitzen zeigen nach vorne, und die Arme sind völlig durchgedrückt. Ihr Kopf mit den Augen zeigt nach vorne, Ihr Rücken hängt nach unten durch. Atmen Sie jetzt langsam ein. Dabei senkt sich Ihr Kopf, bis Ihr Kinn Ihre Brust berührt. Zugleich stellen Sie Ihren Rücken so weit auf, wie Sie dazu ohne Anstrengung in der Lage sind. Sie machen also einen Katzenbuckel. Halten Sie Ihren Atem etwas an und beginnen Sie dann, wieder langsam die Ausgangssituation einzunehmen. Dabei atmen Sie langsam aus.

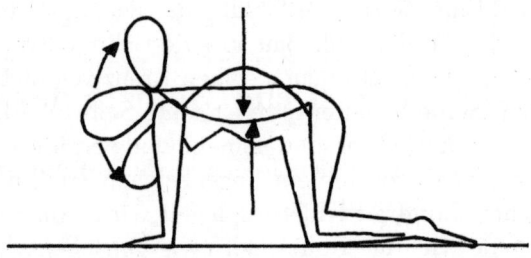

Sobald Sie diese Bewegung beherrschen, erweitern Sie die Übung. Und zwar wedeln Sie in beiden Positionen einige Male mit Ihrem Gesäß hin und her. Dieser Teil der Übung heißt »Mit dem Schwanz des Tigers schlagen«.

Die nächste Übung stärkt besonders die Oberschenkel. Sie verursacht zunächst Muskelkater und sollte daher über mehrere Wochen langsam aufgebaut werden.

Anleitung

Legen Sie sich auf den Rücken. Ihre Beine sind angewinkelt. Beginnen Sie ruhig zu atmen. Dann lassen Sie beim Ausatmen ihre Knie nach beiden Seiten fallen, bis sie gegrätscht sind. Beim Einatmen schließen Sie die Beine langsam wieder. Führen Sie diese Übung beim ersten Mal zehnmal durch und steigern Sie sie dann täglich um zwei Bewegungen (also zwölfmal, vierzehnmal, etc.).

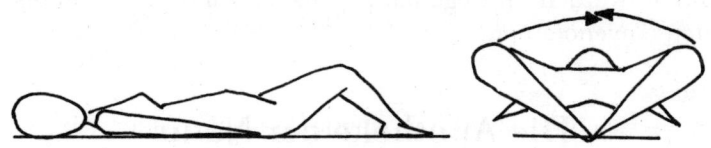

WEITERE MASSNAHMEN

Bei Rückenschmerzen bewähren sich außer Massagen auch warme Bäder, Trockenbürstungen, warme Auflagen, eventuell auch Fangopackungen. Gegen Krampfadern helfen Bewegung und häufiges Hochlegen der Füße. Ein wunderbares Mittel gegen Versteifung und Erschlaffung der Hüften ist Bauchtanz.

Was die Chinesische Medizin dazu sagt

Bei Rückenschmerzen können folgende Punkte mit Hilfe der Akupressur behandelt werden:
BL 40 Weizhong
BL 60 Kunlun
DU 26 Renzhong

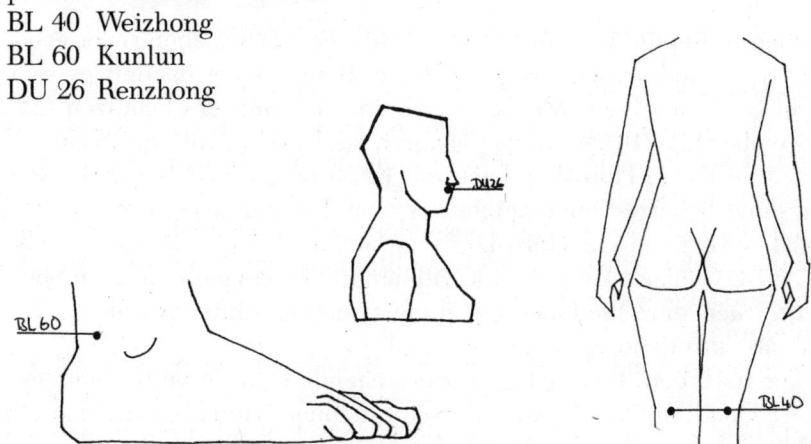

Biochemische Mittel (Schüsslersalze)

Die Stärkung der Muskeln und des Knochenbaus von Schützemenschen unterstützt Silicea D 12 und Calcium fluoratum D 12. Von diesen Mitteln werden im Regelfall jeweils täglich dreimal ein bis zwei Tabletten eingenommen.

Die Apotheke der Natur

Im Dezember ist der Kräutersegen der Natur vorüber. Nur die Blätter des Efeus werden jetzt noch gesammelt. Als Auflage helfen sie bei Krampfadern und als Tee unterstützen sie die innere Reinigung. Man achte aber beim Sammeln darauf, die giftigen Beeren nicht mitzunehmen. Ebenfalls gegen Krampfadern helfen die Beinwellwurzel, der Kürbis, der Löwenzahn, die Roßkastanie und die Petersilie. Um den Muskeln wohlzutun, reibe man die Haut am besten täglich morgens nach dem Aufstehen mit einem Rotöl aus Johanniskraut ein.

Menschen, die mit der Natur einhergehen wollen, reduzieren im Dezember ihre Nahrungszufuhr und stellen sich mehr auf eine stille und geistige Zeit ein.

Astrologische Differenzierungen

In diesem Kapitel ist vom Schütze, Schützetypus beziehungsweise Jupitertypus und seinen Symptomen die Rede. Dabei handelt es sich nicht automatisch um Menschen, die im Abschnitt des Schützen (23. November bis 21. Dezember) geboren sind und damit eine Schütze-Sonne in ihrem Horoskop besitzen. Es ist möglich, daß eine Person mit einer Schütze-Sonne keines der typischen Schützesymptome aufweist, weil in ihrem Horoskop eine andere Energie stärker ausgeprägt ist. Genauso kann ein Individuum mit einem ganz anderen Sonnenzeichen einzelne, hier erwähnte typische Schützesymptome für sich als zutreffend erkennen.

Die nach dem Polaritätsgesetz bestehende Opposition beziehungsweise Quadratur verstärkt sich, wenn in einem Horoskop mit starker Schützebetonung noch folgende Konstellationen auftreten:

Aszendent Jungfrau, Fische oder Zwillinge
Mond in Jungfrau, Fische oder Zwillinge
Aspekte (Opposition, Quadratur und Konjunktion) zwischen den
Planeten Sonne, Mond, Jupiter, Neptun, Merkur
Außerdem führt jeder Transit zwischen diesen Planeten zu einer er-
höhten Bereitschaft für die hier aufgeführten Symptome.

DER STEINBOCK UND SEINE GESUNDHEIT

STEINBOCK (22. Dezember bis 20. Januar)

ELEMENT Erde
ENERGIE Negativ, yin
KÖRPERLICH-PHYSIOLOGISCHE ENTSPRECHUNGEN Skelett, Knie, Haltung, Bewegung
PSYCHOLOGISCHE ENTSPRECHUNGEN Beweglichkeit, Halt, Struktur, Verwirklichung, Versachlichung, Autorität, Materialisierung, Objektivität
KRANKHEITSDISPOSITION Gelenkschmerzen, Gicht, Haltungsfehler, Knieprobleme, Knieschwellungen, Nierenprobleme, Meniskusleiden, Nierensteine, Rheumatismus, Versteifung
HERRSCHENDER PLANET Saturn

DER STEINBOCK FÜHRT AN DEN RAND DER ZEITLOSIGKEIT

Knochen sind zu Substanz gewordenes Leben und damit ein Symbol menschlicher Verwirklichung. Empfindungen oder Gedanken sind flüchtig wie der Wind oder wie Wasser, das einer Quelle entspringt. Gestaltet man seine Eingebungen jedoch zu einem Bild oder formt sie in Stein oder Marmor, dann hat man seinen seelischen Empfindungen einen materiellen Ausdruck verliehen. Wäre man ein Künstler, dann bestünden solche Schöpfungen vielleicht noch in Hunderten von Jahren. Man hätte sich verewigt, sich selbst überlebt.

Genauso ist es mit dem menschlichen Skelett: Es ist fest und überdauert alle anderen Substanzen des menschlichen Organismus. Aber auch seine Haltbarkeit ist letztendlich begrenzt.

Auf der Ebene des Steinbockzeichens begegnen wir dem Materialisierungswillen des Menschen und damit seinem Versuch, etwas Bleibendes zu schaffen und zu hinterlassen. Sämtliche gesellschaftlichen Strukturen gehören zum Formenkreis des Steinbockzeichens: Der Staat mit seinem Geflecht von Normen und Rollen, die Familie mit ihrer Beziehung zwischen Erwachsenen und Kindern und alle Institutionen wie beispielsweise das Amt für öffentliche Ordnung oder das Kulturreferat. Auch Werke, die »zeitlos« geworden sind, unterstehen diesem Zeichen. Allerdings dürfen wir nicht nur an Pyramiden und unsterbliche Werke der Weltliteratur denken. Es gibt auch feinstoffliche Materialisierungen. Letztlich ist jeder Gedanke, der im Gehirn als Erinnerung gespeichert wird, stofflich gewordene Empfindung. Vor dem Steinbockprinzip und seinem Herrscher, dem Planeten Saturn, zählt also nur, was fest, bleibend und allgemein verbindlich ist. Der Einzelwille hat nur insofern Bestand, als er sich dem allgemeinen Willen fügt. Alles Flüchtige und Ich-Bezogene dagegen ist bedeutungslos.

Wie die Knochen und das ganze menschliche Skelett aus einer ganz bestimmten Mischung organischer und anorganischer, also lebender und toter Stoffe, besteht, so dürfen auch die Materialisierungen des menschlichen Geistes nicht zu hart und trocken werden, damit sie nicht zu starr und damit dem Leben gegenüber feindlich werden.

Im menschlichen Körper manifestiert sich das Prinzip zwischen Starre und Beweglichkeit auch in der Verhärtung der Knochen und Gelenke. Werden die Gelenke steif, verliert der Körprer an Beweglichkeit und damit an Leben. Menschen mit einem hohen Steinbockpotential haben eine Tendenz zur Verhärtung, Versteifung, Verknorpelung, Verknöcherung, zu Gelenkschmerzen und Rheumatismus.

Eine Aufrechte Haltung entlastet die Gelenke

In den letzten siebzig Jahren haben sich in der Psychotherapie die Körpertherapien als ein neuer Zweig etabliert. Es gibt die verschiedensten Methoden, aber alle gehen von der gleichen Grundannahme aus, daß die Haltung eines Menschen mit dessen seelischer Befindlichkeit übereinstimmt. Wer sich seelisch zusammenreißt, hat auch eine feste und verkrampfte Körperstruktur, und wessen Weltbild von Offenheit und Gelassenheit getragen ist, zeigt eine offene und weiche Körperhaltung. Ein mutiger Mensch trägt seinen Kopf höher als ein ängstlicher, und wer von seinen seelischen Problemen erdrückt wird, läuft auch gebeugt durch das Leben. Die seelische Stimmung manifestiert sich also in der Körperhaltung. Im Kapitel über den Schützen wurde dabei die Rolle der Muskeln erörtert. Hier, im Themenkreis des Steinbockzeichens, geht es ausschließlich um das menschliche Skelett, um die Lage der Knochen, Wirbel, Rippen und Gelenke.

Auch in der Sprache existieren Parallelen zwischen körperlicher und geistiger Haltung. So spricht man von einem »aufrichtigen« und »geradlinigen« Menschen. Es gibt Individuen, die »buckeln«, »kriechen« oder »kein Rückgrat besitzen«, und man sagt, daß ein Mensch eine »gute, bzw. eine schlechte Haltung« hat, und meint damit jedoch seinen Charakter.

Die natürliche Körperhaltung wird von innen heraus gestaltet und folgt dabei dem Prinzip der Schwerkraft. Das heißt, daß zum Beispiel die militärische Haltung keine natürliche Haltung darstellt, weil bei ihr viel Kraft aufgewendet werden muß: Die Brust muß herausgedrückt, der Bauch eingezogen und die Knie sollen durchgedrückt werden. Bei einer natürlichen Haltung wird keine Kraft eingesetzt. Im Idealfall liegt jeder Körperteil auf dem nächsten, also der Unterleib auf den Beinen, die Brust auf dem Unterleib und der Hals und Kopf auf dem Oberkörper. Man kann sich das so vorstellen, als seien die einzelnen Körperteile aus Lehm geformt und in der Weise aufeinander gelegt, daß sie nicht herunterfallen.

Neben dem systematischen und lotrechten Aufbau ist es aber auch wichtig, daß die Körperteile von innen heraus gehalten werden, damit die einzelnen Teile sich auch untereinander verschieben können, was ja für jede Bewegung unerläßlich ist. Diese Aufgabe übernimmt das Skelett. Dabei kommt den Knien und den Kniegelenken eine besonders wichtige Funktion zu. Sie sind sozusagen der Dreh- und Angelpunkt der natürlichen Haltung und Bewegung. Nur wenn sie die richtige Stellung aufweisen und richtig belastet werden, ruht der Körper in sich selbst.

In gleicher Weise sollte auch die geistige Haltung gestaltet sein. Sie sollte dem Prinzip des geringsten Kraftaufwandes folgen, aus sich heraus aufgebaut sein und Halt geben. Ein Mensch, der aufrecht geht, benötigt keine Krücken. Genauso benötigt ein Mensch mit einer stimmigen Überzeugung oder Anschauung keine weiteren geistigen Stützen. Einem haltlosen Menschen fehlt beides: die aufrechte körperliche Haltung und der geistige Halt.

Steinbockgeborene folgen einem Prinzip, vertreten eine Ordnung oder eine bestimmte Anschauung. Manchmal folgen sie auch einem anderen Menschen, beispielsweise ihrem Chef oder einem Führer. Diese Ausrichtung gibt ihnen den Halt, den ihr Geist benötigt, so wie ihr Körper das Skelett braucht. Fehlt diese geistige Ausrichtung, dann kann es bei Steinbockmenschen zu Problemen mit den Knien kommen. Denn die Knie sind die schwächsten Punkte, oder wie es in der medizinischen Fachsprache heißt, die loci minoris resistentiae. Genauso kann eine zu starre, unbewegliche (geistige) Haltung zu Problemen an den Knien führen. Und ein Bruch im Knie geht oftmals mit einem Bruch der geistigen Anschauung einher.

Fallbeispiel Ernst

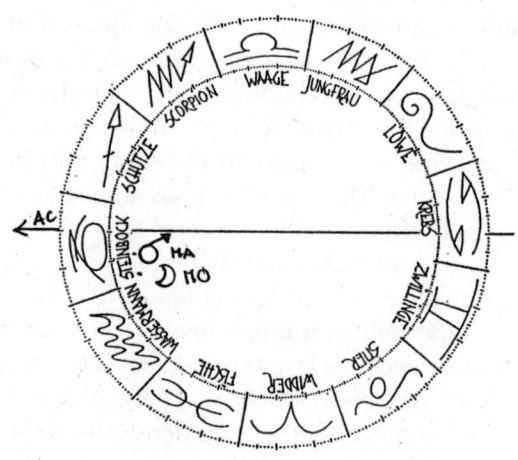

Erläuterungen zum Horoskop von Ernst
AC = Aszendent
MA = Mars
MO = Mond

Ernst hat Aszendent, Mond und Mars im Steinbock. Damit besitzt er einen starken Steinbockeinfluß in seinem Horoskop. Bei ihm wurden an beiden Knien Meniskusoperationen durchgeführt, das erste Mal, kurz nachdem sich seine Frau von ihm trennte. Sie war eine starke Steinbockfrau. Durch die Trennung brach für Ernst ein sicherer Halt zusammen, der sich in einer »Haltlosigkeit« seines Knies manifestierte. Nach einer dreijährigen Therapie und vielen weiteren Erfahrungen mit spirituellen Methoden wurde ihm immer bewußter, daß er sich aus seinem bisherigen »Koordinatensystem«, wie er es nannte, befreien müßte. Dann hatte er einen Fahrradunfall, der die zweite Meniskusoperation nach sich zog. In einem Traum sah er sich, wie er in einem Freiluftballon von einem heftigen Wind durch die Luft gewirbelt wurde und schließlich selig und ruhig im Himmel dahinglitt.

Bei Knieschmerzen oder Unfällen an den Knien sollte sich der Steinbock in seinem inneren Dialog fragen:

> *Ist die Sache, die ich vertrete, noch stimmig?*
> *Sind meine Ansichten zu starr?*
> *Habe ich eine Idee oder einen Gesichtspunkt, der mein Leben hält und aufrichtet?*

DER KREUZWEG DES STEINBOCKMENSCHEN

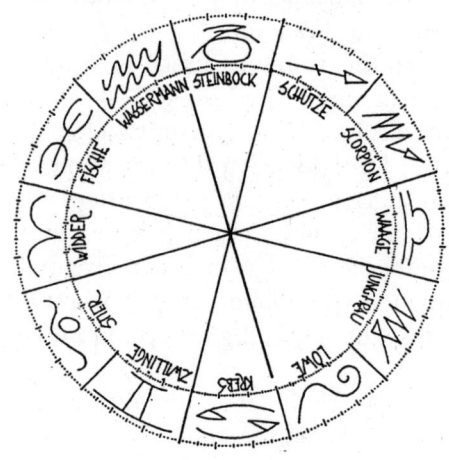

Dem Zeichen Steinbock, das das Erdelement verkörpert, steht das Wasserzeichen Krebs gegenüber. Damit begegnet dem Festen das Flüssige, Flüchtige und sich beständig Erneuernde. Im Quadrat stehen das Luftzeichen Waage und das Feuerzeichen Widder, und damit Begegnungsfähigkeit und aggressive Durchsetzungskraft.

STICHPUNKTE ZU KREBS, WAAGE UND WIDDER

KREBS

ELEMENT Wasser
ENERGIE Negativ, yin
KÖRPERLICHE ENTSPRECHUNGEN Magen
PSYCHOLOGISCHE ENTSPRECHUNGEN Gefühl
HERRSCHENDER PLANET Mond

Die Steinbock-Krebs-Symptomatik

Körpertherapeuten stellen allgemein eine Zunahme von Knieproblemen fest. Sie führen dies auf einen Rückgang der Demut des Menschen zurück.

Das Knie ist ein Symbol der Demut

Wenn wir auf die Knie fallen, üben wir Demut. Wir verbeugen uns vor
Gott oder jenen Menschen, denen wir eine besondere Achtung ent-
gegenbringen. Zugleich ist der Kniefall eine Geste der Dankbarkeit.
    Die Geste der Demut gehört zum Formenkreis des Krebszeichens.
In der Geborgenheit des Krebszeichens bedeutet Demut keinen Sta-
tusverlust und auch keinen Gewinn, sondern ist Ausdruck tiefer Hingabe und Liebe. Demut hat auch mit »dienen« zu tun. Die Mutter, die

273

ebenfalls durch das Krebszeichen symbolisiert wird, ist in besonderer Weise in dienender Demut mit ihrem Kind verbunden.

In der Polarität von Steinbock und Krebs begegnen sich Stärke und Schwäche, Macht und Demut, Ordnung und Gefühl. Steinbockmenschen, die das Krebszeichen aus ihrem Leben verbannen, wehren sich gegen Gefühle, und ganz besonders gegen das Gefühl der Schwäche. Schwäche ist mit Angst besetzt und wird als Ich-Verlust erlebt. Manche Körpertherapeuten gehen sogar so weit, zu behaupten, im Knie säße der Tod. Zu dieser Ansicht gelangen sie nicht über ein astrologisches Konzept, sondern allein durch die Tatsache, daß viele Menschen große Panik überfällt, wenn der Körpertherapeut die Knie bearbeitet. Versteifungen oder Schmerzen an den Knien sind der somatisierte Versuch, die Knie und damit das Leben zu schützen. In diesem Zusammenhang ist es interessant, daß Heilpraktiker beobachten, daß bei der Gabe des homöopathischen Mittels Pulsatilla bei manchen Patienten die Knie vorübergehend Flüssigkeit ansammeln und anschwellen. Pulsatilla ist ein Mittel, das den Gefühlsstau zum Fließen bringt.

Bei sehr alten Menschen zeigt sich die Geste der Demut manchmal in besonders grotesker Art und Weise: Männer, die ihr ganzes Leben über stolz und aufrecht daherkamen, beugen sich im Alter, verkrümmen und versteifen, bis sie mit ihrem Kopf beinahe den Boden berühren.

Fallbeispiel Johanna

Johanna ist Steinbockfrau. Sie sucht einen Körpertherapeuten auf. Von ihm stammen auch die folgenden Aufzeichnungen:

»Johanna hat ein stark geschwollenes linkes Knie. Sie muß es außerdem leicht abgewinkelt vor sich herhalten, damit sie keine Schmerzen hat. Sie kennt keine Ursache für die Schwellung. Ihr rechtes Knie ist voll funktionstüchtig.

Bei der Massage darf ich das linke Knie nur leicht berühren. Nach der Massage kann sie das linke Knie wieder normal ausstrecken.

Gesprächsverlauf:

›Kannst du dir vorstellen, daß deine Mutter in deinem linken Knie sitzt?‹

Johanna: ›Ja.‹

›Dann laß sie etwas zu dir sagen.‹

Johanna: ›Du dumme Gans, du machst wirklich nichts als Fehler. Jetzt hast du auch noch dein Knie ruiniert und kannst damit deine Prüfung zur Sportlehrerin nicht machen.‹

›Hat deine Mutter tatsächlich so mit dir geredet? War sie so ehrgeizig?‹

Johanna: ›Das ist noch gar nichts. Ihr Motto war: Man muß die Kinder zu ihrem Glück prügeln.‹

›Wie denkt dein linkes Knie darüber?‹

Johanna: ›Es protestiert. Es verweigert die Prüfung zur Sportlehrerin. Es schaltet auf stur, läßt sich nicht mehr bewegen.‹«

In diesem Beispiel tritt sehr anschaulich das Vorherrschen des Steinbockprinzips und der Protest des Krebsprinzips zu Tage. In der im linken Knie angesammelten Flüssigkeit manifestiert sich das Krebsprinzip als Protest gegen die überfordernde Mutter. Johanna hat in ihrem Leben nur gelernt, zu leisten, und dabei vergessen, daß Leistung und Demut als Polarität untrennbar miteinander verbunden sind. Das geschwollene und nicht streckbare Knie ist der materialisierte Bankrott, die Karikatur einer Demutsgeste.

Viele Körpertherapeuten gehen davon aus, daß die Mutter symbolisch im linken Knie steckt. Auch dies ist ein deutlicher Hinweis für die astrologische Beziehung zwischen Knieproblemen einerseits und der Polarität zwischen Steinbock und Krebs (dem astrologischen Zeichen für die Mutter) andererseits.

Manche Steinböcke finden nur über eine Krankheit zu ihrer abgewehrten Krebsseite. Als Leidende können sie dann die Schwäche zulassen, die sie im normalen Leben weit von sich weisen. Daher sollten sich Steinböcke grundsätzlich bei jeder Symptomatik fragen, ob sie in ihrem Leben nicht auch diesen »Krankheitsgewinn« entdecken können. Dabei sollten sie folgenden Fragen nachgehen:

Erlaube ich mir in meinem Leben genügend Schwäche?
Lasse ich meine Krebsseite zu?
Wo ist meine Mitte zwischen Steinbock (Anspruch) und Krebs (Nachgiebigkeit)?

Die Steinbock-Waage-Symptomatik

Wie Gefühle (das Krebsprinzip) den Steinbockmenschen in Bedrängnis bringen können, so ist er seinem Naturell entsprechend auch menschlichen Begegnungen gegenüber mißtrauisch. Er tendiert dazu, andere gemäß festen Prinzipien einzuordnen. Er stellt sich damit gegen das Waageprinzip.

Im Energiekreis der Waage begegnet der Mensch seinem inneren, gegengeschlechtlichen Teil. Der Mann findet seine innere Frau (Anima) und die Frau ihren inneren Mann (Animus). Die Vereinigung geschieht durch liebevolle Zuwendung und Verschmelzung, der Mensch wird ganz, androgyn, er überwindet in seinem Inneren die geschlechtsspezifische Polarisierung seiner Geburt.

Der Steinbocktyp tendiert dazu, diesen lebendigen Austausch zu verhärten und in eine starre Form zu pressen. Heirat, Treue und Monogamie sind alles Begriffe, den lebendigen und flüchtigen Fluß der Liebe in feste und überdauernde Strukturen zu binden. Damit ist nichts gegen Treue oder eine eheliche Verbindung gesagt. Aber in seinem Bestreben, allem eine endgültige Form zu verpassen, neigt der Steinbocktypus dazu, den lebendigen Fluß der Liebe zu stauen. Er orientiert sich nicht an seinem Erleben, sondern an einer festen Form. Liebe gleicht einem Fluß, der sich auf seinem Weg zum Meer durch die Landschaft windet. Der Steinbock verhält sich wie ein Landschaftsplaner, der den Fluß unter Gesichtspunkten der Zweckmäßigkeit begradigen will. Er kontrolliert die Liebe und damit ihr körperliches Organ, die Nieren. Und genau wie ein begradigter Fluß rascher austrocknen kann, so haben auch die Nieren des Steinbockmenschen die Tendenz, auszutrocknen.

Der Nierenstein staut den lebendigen Fluß der Liebe

Steinbildungen der Nieren sind immer eine Folge von zuwenig Flüssigkeit und einem zu hohen Grad an Feststoffen, z.B. Mineralien. So wird der Steinbockmensch durch sein eigenes Prinzip geschlagen. Er möchte die Liebe formen, sie leiten und begradigen, und der Nierenstein staut den lebendigen Fluß der Gefühle und spiegelt auf schmerzhafte Weise des Steinbocks eigenes Lebensprinzip.

Treffen Menschen aufeinander, so ist das beinahe automatisch damit verbunden, daß sie mehr trinken. Hinzu kommt noch die Aufregung, insbesondere wenn man einem Menschen begegnet, den man liebt. All dies erhöht die Flüssigkeitsmenge und den Gehalt des Sauerstoffes im Blut. Auch die Röte, die einem verliebten Menschen ins Gesicht steigt, ist ein Ausdruck dieser körperlichen Erregung und Beschleunigung. Diese Lebendigkeit unterstützt die Nierentätigkeit. Ist die soziale Reizung gering, dann verlangsamt sich auch der Flüssigkeitsstrom, und das erhöht wiederum die Gefahr von Ablagerungen.

Ohne Liebe trocknet der Steinbock aus

Steinböcke haben die Tendenz, sich aus der Welt der Menschen so weit wie möglich zurückzuziehen. Sie leben gerne auf dem Land, weil dort die Luft klarer, die Menschen natürlicher und einfacher sind. Sie vergessen dabei, daß in dem Maße, in dem ihr Leben an Ruhe und Beschaulichkeit gewinnt, Aufregung und soziale Ereignisse abnehmen. Man kann buchstäblich sagen, daß diese Menschen austrocknen, was sich ja auch im Erscheinungsbild eines typischen Steinbocks widerspiegelt: Er besteht beinahe nur noch aus Haut und Knochen. Der veringerte Lebensfluß reduziert auch den Fluß des Blutes und damit steigt die Anfälligkeit für Stein- und Griesbildung in den Nieren. Steinbockmenschen sollten also darauf achten, daß sie ihr Leben nicht zu eintönig werden lassen. Für sie ist es beinahe eine Pflicht, soziale Kontakte zu suchen. Sie müssen begreifen, daß ein gewisses Maß an Aufregung sie gesund erhält.

Bei Nierenproblemen, insbesondere bei Nierenschmerzen oder gar Nierensteinen, sind im inneren Dialog folgende Fragen zu stellen:

Ziehe ich mich zu sehr von den Menschen zurück?
Möchte ich das Leben begradigen, das heißt, es in bestimmte Bahnen lenken?
Handhabe ich mein Beziehungsleben zu starr?
Gibt es in meinem (Beziehungs-)Leben genügend Austausch und Aufregung?

Die Steinbock-Widder-Symptomatik

Zwischen Steinbock und Widder beziehungsweise den planetaren Herrschern Saturn und Mars besteht eine starke Spannung. Letztendlich steckt in ihr der ewige Kampf zwischen Gesellschaft und Individuum, zwischen allgemeinverbindlicher Norm und individuellem Willen. Die Balance zwischen beiden Kräften ist schwierig und muß immer wieder aufs neue gefunden werden. Ein dauerhafter Sieg der Steinbockseite unterdrückt das Spontane, Individuelle, letztendlich das Leben. Ein Sieg des Widder-Mars-Prinzips lähmt jede Ordnung und führt ins Chaos, zum Kampf eines jeden gegen jeden.

Rheumatismus ist eine schleichende Selbstzerstörung

Die moderne Medizin, insbesondere die ganzheitlich denkende, beschreibt Rheumatismus oder Polyarthritis als eine Folge von Autoaggression. Der menschliche Organismus produziert bei einer Infektion Antikörper, die die Fremdstoffe vernichten. Beim Rheumatismus beendet diese Gesundheitspolizei nach ihrem Sieg aber nicht den Krieg, sondern kämpft weiter und richtet sich damit gegen die eigene Substanz. Darin läßt sich die Polarität zwischen Widder und Steinbock erkennen: Wird der Steinbock zu kalt und läßt er sich nur noch vom logischen Kalkül seiner Prinzipien leiten, dann manifestiert sich das Widderprinzip als Schatten. Dieses Prinzip ist impulsiv und gerade nicht an irgendein übergeordnetes Prinzip gebunden. Bei der chronischen Epicondylopathie, einer speziellen Rheumatismuserkrankung, bei welcher die Hand des Patienten sich zur Faust ballt, wird die Symbolsprache der Seele besonders deutlich: Gegen seinen eigenen Willen zeigt der Kranke eine geballte Faust als Zeichen verdeckter Aggressionsbereitschaft. Zum Krankheitsbild der Polyarthritis gehört auch ein beinahe zwanghafter und übergewissenhafter Zug. Dem astrologisch denkenden Menschen offenbart sich darin das Steinbockwesen bzw. dessen auf die Spitze getriebene Symptomatik. Der Körper muß sozusagen versteift werden, damit er nicht mehr unkontrolliert handeln kann. Aggressivität wird gebunden und wendet sich schließlich gegen das eigene System.

Fallbeispiel Friedrich

Friedrich, ein 42 jähriger Mann, hat zwar einen Schütze-Aszendenten, aber eine Sonne-Mars-Konjunktion im Steinbock und im ersten Haus. Mars ist der regierende Planet des Widderzeichens, so daß in diesem Horoskop die Steinbock-Widder-Polarität besonders ausgeprägt ist.

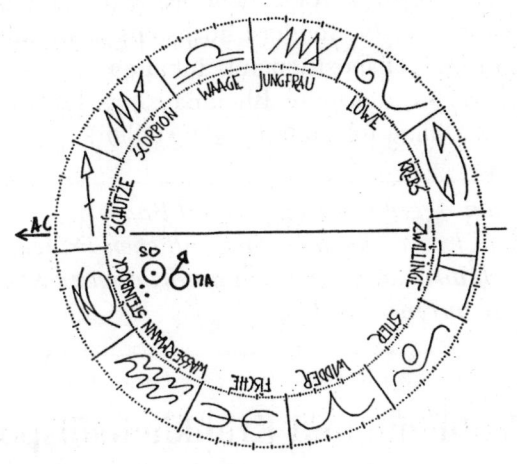

Erläuterungen zu Friedrichs Horoskop
AC = Aszendent
SO = Sonne
MA = Mars

Seit Jahren klagt er über starke rheumatische Schmerzen in den Knien. Über sein Leben erzählt er, daß er einer buddhistischen Religionsgemeinschaft angehöre und in einer klosterartigen Gemeinschaft mit anderen zusammenlebe. Oberstes Prinzip dieser Gemeinschaft ist absoluter Gewaltverzicht.

Friedrich ist allerdings einsichtig genug, seine schmerzhafte Symptomatik ebenfalls als eine Form von Gewalt zu verstehen.

»Wie kann ich friedlich sein, wenn ich morgens vor Schmerzen manchmal schreien könnte?«

Wir erörtern gemeinsam seine Sonne-Mars-Konjunktion im Steinbock und die damit verbundene Aggressionshemmung. Außerdem hat er bei einem Heilpraktiker mehrere Akupunktursitzungen. Sein

279

Zustand verbessert sich sichtlich. Zugleich treten in seinen Träumen gehäuft Aggressionsinhalte auf. Interessant ist noch, daß der Vater von Friedrich ebenfalls eine Mars-Saturn-Konjunktion, allerdings in einem anderen Zeichen, aufweist. Auch er leidet unter Rheumatismus. Das ist eine astrologische Erklärung für die gemeinhin vertretene Auffassung, der polyarthritische Formenkreis werde vererbt. Aus der Sicht des Astrologen werden nicht »Krankheiten« oder »Krankheitsdispositionen« vererbt, sondern höchstens bestimmte Konstellationen, die bestimmte Dispositionen beinhalten.

Steinbockmenschen, die unter Rheumatismus leiden, sollten sich in ihrem inneren Dialog folgende Fragen stellen:

Gebe ich meinen Aggressionen genügend Raum?
Untersteht mein Leben einem lebensfeindlichen Prinzip?
Findet mein Ich den Raum, um sich ausdrücken zu können?
Lasten Zwänge auf meinem Leben?

Weitere Probleme und Krankheitsdispositionen

Infolge der Quadraturen zu Widder und Waage und der Opposition zum Krebs besitzen Steinböcke noch folgende Krankheitsveranlagungen: Schlafstörungen, Hitzewallungen, Nervosität, Kurzsichtigkeit, Hörverlust (siehe WIDDER, Seite 75); Phobien (siehe KREBS, Seite 141); Kreuz- und Knieschmerzen, Steinbildung (siehe WAAGE, Seite 203).

Was der Steinbockmensch
noch für seine Gesundheit tun kann

Am wichtigsten ist, daß der Steinbock sein Leben nach dem Prinzip des größtmöglichen Nutzens und dem geringsten Kraftaufwand ausrichtet. Dabei benötigt er eine Idee, die ihn leitet. Änderungen seiner Lebensorientierung wirken sich immer auf seine ganze Person aus und sind oft langwierig und schwierig. Der Steinbock benötigt Zeit, denn er will gründlich sein. Daher muß er sich die nötige Zeit auch selbst gewähren. Er benötigt sogar zum Leben Zeit. Denn ein Steinbock wird erst im Alter richtig zufrieden. So viel Zeit braucht er, um sein Dasein auf dieser Erde zu akzeptieren. Der Vorteil dieser Einstellung ist, daß er sich bis ins hohe Alter hinein Rüstigkeit und einen klaren Geist bewahrt.

Zugleich darf der Steinbock seine polaren Herausforderungen nicht übergehen oder verleugnen. Allein kann er zwar sein Leben nach optimalen Gesichtspunkten regeln, es fehlen ihm aber der Fluß der Gefühle (Krebs), Spontaneität (Widder) und die Kraft der Liebe (Waage). Und dieses Manko läßt Körper und Geist mit der Zeit austrocknen. Neben einer richtigen und natürlichen geistig-seelischen Einstellung zum Leben ist es für den Steinbocktyp auch wichtig, auf die richtige Körperhaltung zu achten. Für ihn sind regelmäßige Massagen und Körperbehandlungen kein Luxus, sondern beinahe eine Pflicht, um Verhärtungen vorzubeugen. Eine gute Körperarbeit wirkt dieser schleichenden Verdichtung des Gewebes entgegen.

Daß heiße Bäder, Sauna und viel Gymnastik ebenfalls zum Standardprogramm eines Saturnikers gehören, liegt auf der Hand. Täglich mehrmaliges Dehnen hält den Körper jung und elastisch. Welche Körperbehandlung der Steinbockmensch für sich als günstig erachtet, bleibt völlig seiner gründlichen Recherche überlassen. In jedem Fall sollte er die verschiedenen Methoden am eigenen Körper ausprobieren. Eine fundierte Übersicht über die gängigen Körpermethoden findet sich in Lukoschik/Bauer: »Die richtige Körpertherapie«.

FELDENKRAIS-ÜBUNG

Anleitung
Sitzen Sie auf der vorderen Kante eines Stuhles. Die Füße stehen parallel auf dem Boden. Die Schultern sind entspannt, die Hände berühren die Sitzfläche des Stuhles.

Führen Sie mit Ihrem Kopf eine leichte Abwärtsbewegung nach rechts durch und kehren Sie in die Ausgangslage zurück (Bewegung A).

Verlagern Sie das Gewicht Ihres rechten Beckens nach links, dabei hebt sich Ihr rechtes Becken leicht an. Kehren Sie dann in die Ausgangslage zurück (Bewegung B).

Führen Sie Bewegung A und B gleichzeitig durch.

Führen Sie Bewegung A allein durch.

Pausieren Sie.

Führen Sie Bewegung C durch. (siehe Abb.)

Führen Sie Bewegung D durch. (siehe Abb.)

Fürhen Sie Bewegung C und D gleichzeitig durch.

Führen Sie Bewegung A und B gleichzeitig durch.

Führen Sie Bewegung C allein durch.

Entspannen Sie sich und pausieren Sie.

Führen Sie diese Übungsfolge insgesamt dreimal hintereinander durch. Pausieren Sie jedesmal dazwischen.

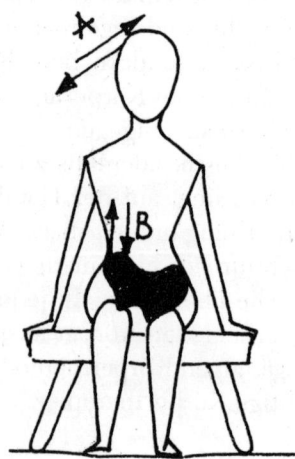 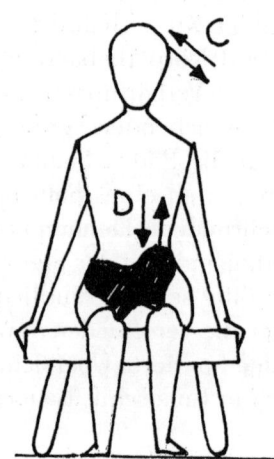

Was die Chinesische Medizin dazu sagt

Die chinesische Medizin unterscheidet rheumatische Beschwerden gemäß Ursache und Symtomatik.

1. Starke Schmerzen durch Kälteeinfluß; Linderung der Symptomatik durch Wärme.

2. Wandernde Schmerzen durch Wind.

3. Dauerhafte Schmerzen durch Feuchtigkeit mit Schwere- und Trägheitsgefühlen.

4. Kombination von zwei oder drei Einflüssen; meist akute, entzündliche Gelenkserkrankungen.

282

Eine regelmäßige Akupunktur der unten angegebenen Punkte schafft Erleichterung und führt auf Dauer zur Genesung. Diese Punkte sind generell bei allen rheumatischen Beschwerden angezeigt und werden tonifiziert (rasche, rhythmische Akupressur mit der Fingerkuppe ähnlich einem sehr schnellen Klopfen, ca. 30 bis 60 Sekunden lang).

Zusätzlich sind die jeweils betroffenen Körperstellen durch spezifische Akupunkturpunkte zu behandeln.

REN 6   Qihai
REN 12 Zhongwan
BL 23   Shenshu
DI 11   Quchi
MA 36   Zusanli

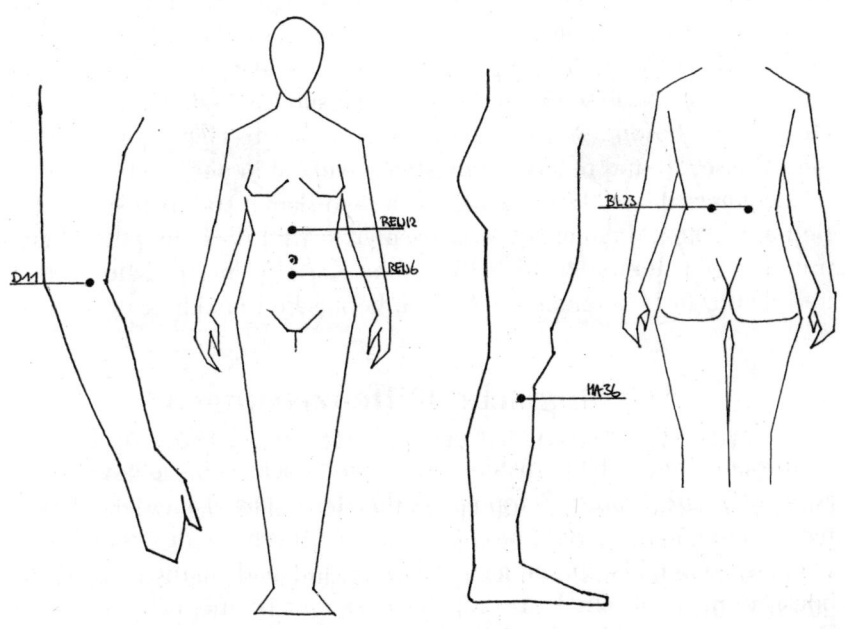

Biochemische Mittel (Schüsslersalze)

Zur allgemeinen Stärkung des Bindegewebes und Knochenbaus von Steinbockmenschen dient Calcium phosphoricum D6 und Calcium fluoratum D12. Von diesen Mitteln werden im Regelfall jeweils täglich dreimal ein bis zwei Tabletten eingenommen. Bei akuten Gelenkschmerzen empfiehlt sich außerdem die Gabe von Ferrum phosphoricum D6 (alle 10 Minuten eine Tablette). Bei wandernden Schmerzen wird Kalium sulfuricum D6 gegeben.

Die Apotheke der Natur

Gegen Rheumatismus helfen morgens eine Tasse Löwenzahntee und vor dem Schlafengehen eine Tasse Tausendgüldenkraut. Auch der Borretsch (Gurkenkraut) hat sich bei rheumatischen Beschwerden sehr bewährt. Man läßt 50 g der Blätter in einem Liter Wasser kurz aufkochen, gießt ab und trinkt den Tee tagsüber. Als Bäderzusatz sind Heublumen besonders zu empfehlen. Man setzte Heublumenextrakt dem Wasser zu und nehme wenigstens zweimal in der Woche ein Bad (Badedauer 10 bis 20 Minuten). Nach dem Baden soll man sofort das Bett aufsuchen, da man stark nachschwitzt. Und noch ein altes Hausmittel gegen Rheumatismus: Eine rohe Kartoffel in der Mitte teilen und damit die schmerzenden Stellen behutsam massieren.

Astrologische Diffenzierungen

In diesem Kapitel ist vom Steinbock, Steinbocktyp beziehungsweise Saturniker und seinen Symptomen die Rede. Dabei handelt es sich nicht automatisch um Menschen, die im Abschnitt des Steinbocks (22. Dezember bis 20. Januar) geboren sind und damit eine Steinbock-Sonne in ihrem Horoskop besitzen. Es ist möglich, daß eine Person mit einer Steinbock-Sonne keines der typischen Steinbocksymptome aufweist, weil in ihrem Horoskop eine andere Energie stärker ausgeprägt ist. Genauso kann ein Individuum mit einem ganz anderen Sonnenzeichen einzelne hier erwähnte typische Steinbocksymptome für sich als zutreffend erkennen.

Die nach dem Polaritätsgesetz bestehende Opposition beziehungsweise Quadratur verstärkt sich, wenn in einem Horoskop mit starker
Steinbockbetonung noch folgende Konstellationen auftreten:

Aszendent Krebs, Waage oder Widder
Mond in Krebs, Waage oder Widder
Aspekte (Opposition, Quadratur und Konjunktion) zwischen den
Planeten Sonne, Mond, Saturn, Venus und Mars
Außerdem führt jeder Transit zwischen diesen Planeten zu einer er-
höhten Bereitschaft für die hier aufgeführten Symptome.

DER WASSERMANN UND SEINE GESUNDHEIT

WASSERMANN (21. Januar bis 19. Februar)

ELEMENT Luft
ENERGIE Positiv, yang
KÖRPERLICH-PHYSIOLOGISCHE ENTSPRECHUNGEN Waden, Schienbein, Sprunggelenk, Knöchel, Ferse
SEELISCHE ENTSPRECHUNGEN Würde, Menschlichkeit, geistige Perspektive, Humanismus, Idealismus, Aufrichtigkeit, Wendigkeit
KRANKHEITSDISPOSITIONEN AIDS, Herzphobie, Herzrhythmusstörungen, Hypertonie (erhöhter Blutdruck), Konzentrationsstörungen, Kreislaufprobleme, Menstruationsbeschwerden, Neurosen, Obstipation, Prostataschwellung, Sexualstörungen, Unterschenkelbruch, Unterschenkelschmerzen, Uterussenkung, Zysten
HERRSCHENDER PLANET Uranus

DER WASSERMANN GREIFT NACH DEN STERNEN

Irgendwann in der Dämmerung der menschlichen Entwicklung erhob sich der Homo sapiens, nahm eine aufrechte Haltung an und war damit allen anderen Lebewesen überlegen. Fortan ist sein Blick nicht mehr erdwärts gerichtet, sondern er sieht bis zum Horizont und erschaut den Himmel, der sich über ihm spannt. So keimt im aufrechten Gang auch der Wunsch, den Himmel zu berühren, eins zu werden mit dem Kosmos und der darin verborgenen Göttlichkeit. Symbolisch sind Sprunggelenke, Waden- und Schienbein und die entsprechenden Muskelgruppen ein Ausdruck der menschlichen Erhöhung. Ein Bruch oder eine Verletzung werfen den Menschen zurück auf die Erde, in seine stammesgeschichtliche Ur-Vergangenheit.

In Astrologieseminaren führe ich gelegentlich eine Übung durch, um die Bedeutung des Sprunggelenkes zu demonstrieren. Ich ziehe mit Kreide eine weiße Linie quer durch den Raum. Nun bitte ich eine »Testperson«, sie solle diese Linie – ohne sie zu berühren – überqueren, wobei sie aber ihre Füße nicht vom Boden abheben darf. Erreicht diese Person die Linie, kann sie natürlich nicht weiter, weil sie sonst unweigerlich die Linie berühren müßte. So zeige ich einen Menschen, der nicht springen kann. Er stößt auf ein Hindernis, vor dem er stehenbleiben oder umkehren muß. Durch die Errungenschaft der Sprunggelenke jedoch ist die Überquerung der weißen Linie überhaupt kein Problem: Ein kleiner Sprung genügt, um auf die andere Seite der Linie zu gelangen. Natürlich steht diese Übung symbolisch für den menschlichen Geist. Wer gedanklich springen kann, ist in der Lage, Hindernisse einfach zu »überfliegen«. Er erlangt die Fähigkeit, Umwege zu erfinden.

Der Wassermannmensch begegnet dem Leben ganz besonders exzessiv, sprungbereit und wendig. Er ist voller Enthusiasmus und erlebt die Welt nicht gleichbleibend, starr oder zyklisch, sondern elastisch, antagonistisch und sprunghaft. Als positives Luftzeichen negiert er Grenzen, analog der Luft, für die Begrenzungen auf der Erde, Mauern, Berge und Flüsse nicht existieren.

Es gibt den Wassermanntypus, der seine Anlagen mit der Kraft und Beweglichkeit seines Körpers auslebt. Er macht vieles zugleich und ist der geborene Extremist, der verwegene Sportarten betreibt und Rekorden nachjagt. Oder es gibt den Manager, der einmal pro Monat um den Erdball rauscht und riskante und aufregende Geschäfte tätigt. Es gibt auch den geistigen Typus, der im Denken seinen sprunghaften Antrieb lebt und manchmal als Genie und Erfinder Geschichte macht. Eine Erfindung ist immer ein Vorgang im Energiekreis des Wassermanns, weil ein altes Muster neu strukturiert wird und damit eine andere Bedeutung erhält. Man nennt diesen Vorgang »Eingebung«, »Aha-Erlebnis«, »Licht, das aufgeht« oder »Erleuchtung«.

WER EINEN VOGEL ZEIGT, ERINNERT AN DEN WASSERMANN

Das Wassermannprinzip beinhaltet Veränderung und Extremität. In gewisser Weise erlaubt es sogar Ver-rücktheiten, das heißt, die Ver-rückung und Aufhebung der Normalität und Routine. Auch im Volksmund zeigt man einen Vogel, um auszudrücken, daß etwas »nicht ganz richtig im Kopf ist«. Der Vogel aber ist ein uraltes Symbol für die Wassermannenergie. Wir alle kennen den Wunsch, etwas Ausgefallenes zu tun. Er ist besonders stark im Feburar, also in der Zeit des Wassermanns. Im Karneval, einem Kind des Wassermanns, erlauben wir uns alle eher einen Sprung aus der Normalität als im übrigen Jahr. Die ganze Gesellschaft gibt sich leicht verdreht. Menschen, die überwiegend statisch leben und kaum ihre inneren Anschauungen verändern, müssen daher auch ihr Wassermannpotential unterdrücken. Dann manifestiert es sich häufig als Angst, verrückt zu werden. Menschen, die sich auch dann noch nicht gestatten, etwas stärker aus ihrer gewohnten Form auszubrechen, können schließlich tatsächlich verrückt werden. Dann setzt sich das Wassermannpotential gewaltsam durch.

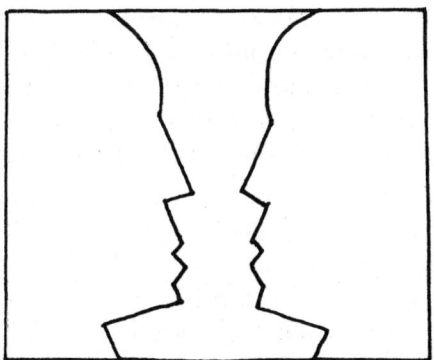

Die meisten kennen diese Zeichnung. Je nach »Wunsch« kann man einen Kelch oder zwei Gesichter erkennen. Diese Fähigkeit, die Wahrnehmung bewußt zu verändern oder umzustrukturieren, besitzt der Mensch im Gegensatz zum Tier.

Nach dem Analogieprinzip ist geistige und physische Sprungkraft dasselbe; beides untersteht dem Wassermann. Genauso besteht zwischen einem Sprung und einem Bruch nur ein gradueller Unterschied. So kann eine gebrochene Wade einem Wassermann signalisieren, daß er seine Sprunghaftigkeit übertrieben hat. Mit einem gebrochenen Bein kann man nicht springen. Ein derartiger Unfall kann einem Wassermann also auch signalisieren, was er in seinem Denken versäumt: nämlich sprunghaft, lebendig und chaotisch zu sein.

Im Grunde beinhaltet jede Krankheit, die den Wassermann ins Bett und damit in die Waagerechte bringt, eine Aufforderung, sich mit seinem Leben auseinanderzusetzen.

Eine Krankheit oder ihre Vorboten, Müdigkeit und Lustlosigkeit, verweisen den Wassermann auch auf seine Beziehungen zu seinen Mitmenschen. Freunde sind ein Ausdruck seiner erhabenen Gesinnung. Der Bruch einer Freundschaft kann sogar mit einem Beinbruch einhergehen. In der Alltagssprache redet man von einer »Freundschaft, die zu Bruch geht«, oder davon, daß »man den Stab über jemanden bricht«.

Auch dem Thema Aufrichtigkeit kommt eine wichtige Rolle zu. Aus seiner Gesinnung heraus ist für den Wassermann Unaufrichtigkeit – gleichgültig, ob sie ihm von seinen Freunden entgegengebracht wird oder aus ihm selbst kommt – gleichbedeutend mit dem Verlust seiner Ideale. Wird sie aus dem bewußten Erleben verbannt, kann der Körper die Botschaft übernehmen und erkranken.

Von Zeit zu Zeit, besonders aber nach einem Unfall oder bei körperlichen Beschwerden, sollte sich der Wassermanntypus mit den folgenden Fragen offen und gewissenhaft auseinandersetzen.

Ist meine Lebensführung zu exzessiv und sprunghaft?
Fehlt in meinem Leben die sprunghafte Seite?
Lebe ich zu eintönig und geradlinig?
Erlaube ich mir, auch einmal »meinen Vogel zu leben«?
Kann ich mir gestatten, einmal jemand ganz anderer zu sein?
Bedürfen die Beziehungen zu meinen Freunden der Klärung?
Gibt es bei mir oder bei meinen Freunden Unaufrichtigkeit?

Bei schweren Erkrankungen und Niederlagen fühlt sich der Wassermann leicht für immer verloren. Das ist seine wirkliche »Achillesferse«: sein Stolz, der ihm sagt, daß er nur ganz oben oder ganz unten sein kann. Sein Schatten jedoch ist weder ein Genie noch ein Mensch vor der ewigen Verdammnis, sondern einfach in der Mitte. Erst wenn der Wassermann bereit ist, seine eigene Mittelmäßigkeit anzunehmen, findet er Ruhe und Heilung.

DER KREUZWEG DES WASSERMANNMENSCHEN

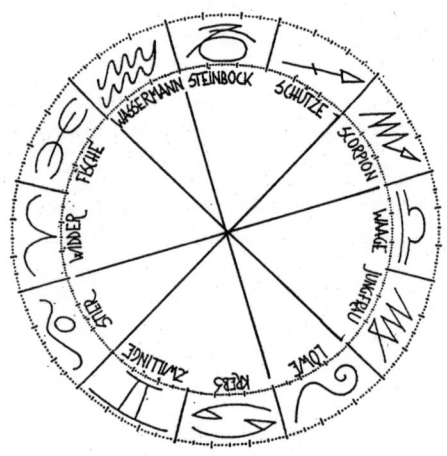

Dem Luftzeichen Wassermann steht das Feuerzeichen Löwe und damit die Kraft des Herzens gegenüber. In Quadratur dazu befinden sich das Wasserzeichen Skorpion und das Erdzeichen Stier. So darf der extreme und sprungbereite Wassermann den Rhythmus seines Herzens nicht überhören. Und sein Weg führt am dunklen Abgrund des Skorpions und dem verlockenden, aber auch praktischen Reich des Stieres entlang.

STICHPUNKTE ZU LÖWE, STIER UND SKORPION

LÖWE

ELEMENT Feuer
ENERGIE Positiv, yang
KÖRPERLICHE ENTSPRECHUNGEN Herz, Kreislauf, Blutdruck
PSYCHOLOGISCHE ENTSPRECHUNGEN Selbstwertgefühl, Ich-Stärke
HERRSCHENDER PLANET Sonne

STIER

ELEMENT Erde
ENERGIE Negativ, yin
KÖRPERLICHE ENTSPRECHUNGEN Schulter, Hals, Nacken
PSYCHOLOGISCHE ENTSPRECHUNGEN Einverleibung, Konzentration,
  Arbeit
HERRSCHENDER PLANET Venus des Morgens

Skorpion

ELEMENT Wasser
ENERGIE Negativ, yin
KÖRPERLICHE ENTSPRECHUNGEN Sexualorgane, Ausscheidungsorgane
PSYCHOLOGISCHE ENTSPRECHUNGEN Hingabe, Angst, Dunkles, Unbe-
  wußtes
HERRSCHENDER PLANET Pluto

Die Wassermann-Löwe-Symptomatik

Jeder weiß aus Erfahrung, daß zehn Liegestützen oder Seilhüpfen den Blutdruck anheben. Aus Sicht der astrologischen Medizin wirken dabei Löwe (Herz) und Wassermann (Druck) zusammen. Durch Bewegungen schlägt das Herz schneller, es fließt mehr Blut (und damit mehr Sauerstoff) durch die Gefäße, was den Blutdruck erhöht. Als Folge seiner extremen Lebenseinstellung neigt der Wassermanntypus dazu, sein Herz und seinen Kreislauf ständig unter Druck zu setzen und den natürlichen Rhythmus seines Herzens zu überhören.

Dem Hypertoniker geht alles im Leben zu langsam

Von Hypertonikern, also Menschen mit erhöhtem Blutdruck, ist bekannt, daß sie mit einer permanent überhöhten Anspruchshaltung durch das Leben laufen. Sie stehen unter Druck, suchen Höhenerlebnisse und finden selten Entspannung. Menschen, die zur Hypertonie neigen, unterdrücken das Löwe-Potential und damit die Stimme des Herzens. Sie identifizieren sich überwiegend mit ihrer uranischen bzw. Wassermann-Seite. Gemäß des astro-medizinischen Grundsatzes reagiert der Körperteil, der dem vernachlässigten Prinzip entspricht. Es meldet sich das Herz und das ersehnte »Höhenerlebnis« wird zur Farce: Die einzige Höhe, die erreicht wird, läßt sich mit dem Blutdruckgerät messen. Im Extremfall kann dieser Höhenflug in einem Herzinfarkt enden: Das vergessene Herz meldet sich mit einem völligen Zusammenbruch noch einmal zu Wort.

Auch eine andere Ursache des Bluthochdrucks, nämlich verengte Gefäßwände, lassen sich auf die Lebensweise des Menschen zurückführen, der sich mit seiner Wassermann-Veranlagung überidentifiziert. Sowenig dieser nämlich den natürlichen Rhythmus seines Herzens anerkennt, sowenig achtet er auch auf seine Lebensgewohnheiten. Seine Ernährung ist ungesund, und er gönnt sich zu wenig Schlaf. Die Folgen: Seine Gefäße verschlacken. Damit erhöht sich aber auch automatisch der (Blut-)Druck. Erste Anzeichen einer Verschlackung beginnen übrigens in der Regel an den Füßen, besonders den Unterschenkeln (Wassermannprinzip), weil der Organismus bestrebt ist, Schadstoffe und Schlacken weit entfernt von den wichtigen Organen abzulagern.

Herzrhythmusstörungen, Herzphobien und Angina Pectoris haben zwar andere physiologische Ursachen, entspringen aber dem gleichen astro-medizinischen Muster: Bei der Gestaltung seiner eigenen, artifiziellen Welt negiert der Wassermann sein Herz. Gemäß dem Polaritätsprinzip muß sich der verdrängte Teil einen Weg ins Erleben suchen. Die Folgen sind Beklemmungen oder die ständige Angst vor einem Herzstillstand.

Der Wassermann fürchtet das Herz, weil es ihn auf seine bloße biologische Existenz verweist. In seinem Weltbild unterscheidet sich der Mensch durch seinen Geist von der übrigen Natur. Im natürlichen Rhythmus seines Herzens verbirgt sich sein Schatten, nämlich Normalität und Durchschnittlichkeit.

Ganzheitlich denkende Ärzte sehen einen Zusammenhang zwischen Bluthochdruck und Aggressionshemmung: Der Hypertoniker scheitert daran, seine Taten umzusetzen, weil er die Auseinandersetzung fürchtet. Auch darin läßt sich der übersteigerte Wassermann erkennen, in dessen erhabener Welt keine Aggressionen geduldet werden. Interessant ist nun, daß Körpertherapeuten in den Waden und in der Ferse (beides sind Körperregionen des Wassermanns) die Aggressivität eines Menschen lokalisieren. Wer seine Wut leicht äußern kann, hat elastische, durchblutete Wadenmuskeln. Dagegen ist diese Muskelpartie verhärtet, wenn eine Aggressionshemmung vorliegt. Hier kann man von Kindern lernen: Sie stampfen nämlich mit dem Fuß auf, wenn sie wütend sind. Sie leben also ihre Aggressivität noch mit den Füßen.

Der Hypertoniker oder Herzkranke sollte in seinem inneren Dialog folgenden Fragen nachgehen:

Kann ich mein Herz spüren und seinem natürlichen Rhythmus folgen?
Gebe ich meinem Herzen und den Gefühlen genügend Raum?
Wo hat sich meine Welt von einem natürlichen Rhythmus entfernt?
Lebe ich meine Aggressionen?

Es gibt auch ein ausgewogenes Verhältnis zwischen Wassermann- und Löweenergie. Beide sind positiv und haben daher die Tendenz, sich zu ergänzen. Werden sie gleich stark gelebt, dann findet der Wassermann sein Herz und damit die Kraft der Liebe. Seine Freundschaften werden tiefer und auf seiner Reise, die ihn näher zum Himmel bringen soll, findet er im Herzen die Quelle echter Menschlichkeit und Gleichheit.

Die Wassermann-Skorpion-Symptomatik

Würde der Wassermann eine Welt konstruieren, dann gäbe es in ihr weder Krankheit noch Tod. Diese Themen, die zum skorpionischen Formenkreis gehören und die im Quadrat zu seinem eigenen Zeichen stehen, möchte er am liebsten verbannen. Sein Reich ist hell, freundlich, human und offen für Freundschaften. Das Reich des Skorpions ist dunkel, ängstigend und irrational. Der Wassermann ist der »Vorreiter der Unsterblichkeit«. Herz- und Nierentransplantationen lassen ihn wie Doktor Frankenstein vom perfekten, unsterblichen Menschen träumen. Und beim gesteuerten Zeugungsvorgang in der Retorte triumphiert er über die Natur. Bei Themen wie Schatten, Dunkelheit, Krankheit, Tod und Hingabe neigt der Wassermann zur Täuschung und zum Selbstbetrug. Konsequenterweise ruft er damit den Schatten des Schattens: Es sind Phantome der Angst vor unheilbaren Krankheiten, bei denen kein Arzt eine Antwort weiß. Wassermänner neigen zu Symptomen im Unterleib, wie Prostataschwellung, Uterussenkung und Zysten. Auch die Obstipation gehört hierher. Dies alles sind Manifestationen aus dem dunklen Reich des Skorpions, Krankheiten, über die der Wassermann nicht gerne spricht. Man muß überhaupt davon ausgehen, daß er seine Krankheiten für sich behält und damit den Druck noch erhöht. Er zieht sich lieber zurück und leidet für sich und an der Unvollkommenheit seiner eigenen Gattung. Heilung sucht er entweder durch Selbstanalyse, oder er liefert sich dem Chirugen aus, der die Symptome schnell und sauber mit dem Messer beseitigt.

Das Skorpionzeichen ist negativ gepolt. Wie alles Negative konzentriert sich auch die Skorpionenergie in immer neuen Materialisierungen und damit neuen Symptomen. Der Wassermann muß seiner Angst vor dem Dunklen, Schmutzigen und Ekelhaften begegnen, wenn er seinen Beschwerden und Krankheiten auf den Grund gehen will. Das ist für einen Menschen, der auf Einsicht und höhere Vernunft setzt, ein beschwerlicher Weg. Das Reich des Skorpions ist in seinen Augen uneinsichtig, widersinnig und zerstörerisch. Erst wenn er die Agonie des Nicht-mehr-Wissens und der Ver-zweiflung erfährt, findet der Wassermann Heilung und Erlösung.

Fallbeispiel Peter

Seit Jahren sucht ein Wassermann meine astro-therapeutische Praxis in unregelmäßigen Abständen auf. Wann immer er zu mir kommt, leidet er unter dem gleichen Problem: Er hat sich verliebt. Jedesmal durchlebt er eine zwei- bis dreimonatige herrliche Zeit, bis die Frau sich wieder von ihm trennt.

Unser therapeutisches Gespräch dreht sich dann jedesmal darum, wie ein gut aussehender und erfolgreicher Künstler bei der Verwirklichung seines größten Wunsches, nämlich eine Familie und Kinder zu haben, immer wieder scheitern kann. Das Erklärungsmuster ist ebenfalls immer das gleiche: Er baut sich mit seiner wassermännischen Genialität ein Beziehungsleben zusammen, das völlig unrealistisch ist. Er erhöht die Geliebte beinahe zu einer Göttin und das Zusammenleben zum Aufenthalt im Paradies. Dabei vergißt er völlig, daß er schon wegen seines Berufes überhaupt nicht in der Lage ist, eine Familie zu gründen. Er ist höchstens drei Tage im Monat zu Hause, ansonsten irgendwo in der Welt unterwegs. Seine großen Liebschaften beginnen daher auch regelmäßig im Urlaub. Beginnt der Alltag, ist der Traum zu Ende.

Wenn er sich verliebt, springt dieser Mann völlig aus der Polarität heraus und begegnet dann dem Schatten in der Verhinderung; und damit beginnt sein Leidensweg. So ekstatisch und schattenlos, wie er die Liebe lebt, so dunkel und schmerzvoll ist danach die Trennung. Es scheint keinen Mittelweg zu geben. Himmelhoch jauchzend – zu Tode betrübt, dazwischen ist nichts.

Interessant ist noch, daß er in den letzten sieben Jahren ein einziges Mal einer Frau begegnete, die bei ihm bleiben wollte. Und genau dann wurde er krank. Er bekam einen eitrigen Ausschlag an seinem Geschlecht, der medizinisch nicht genau diagnostiziert werden konnte. Diese Infektion paßte natürlich nicht in das überhöhte und reine Bild seiner Liebe. Er erzählte niemandem von seiner Krankheit. Auch ich erfuhr erst viel später davon. Er ging in die Klinik und wurde mit Kortison behandelt. Die Frau mied er wie die Pest und erfand tausend Ausreden am Telefon, bis sie sich schließlich von ihm zurückzog. Da verfiel er wieder auf seinen psychischen Leidensweg, und der Hautausschlag verschwand.

Der Traum vom kosmischen Orgasmus

Auch bei der Sexualität läßt sich der Wassermanntyp oder Uraniker (so nach seinem herrschenden Planeten Uranus benannt) von seinen Vorstellungen und Idealen leiten. Für ihn exisitert keine »natürliche Sexualität«. Er kennt nur seine Phantasie und die Lust, die in allen nur erdenklichen Experimenten ausgekostet werden soll. Auch zur Homosexualität hat er eine Affinität, weil für seinen aufgeklärten Geist der berühmte Unterschied einfach keine Existenzberechtigung hat.

Im Zeichen des Skorpions bedeutet Sexualität Hingabe, Selbstaufgabe, Zeugung und die Nähe des Todes. Der Wassermann dagegen sucht nicht Tiefe, sondern Erhöhung. In seiner archaischen Seele lebt der Traum einer kosmischen Vereinigung und Geburt, so wie Uranus von Gaia, der Erdenmutter im griechischen Mythos, ohne Zeugung geboren wurde. Neben den Wassermännern, die keine sexuellen Tabus zu kennen scheinen, gibt es auch diejenigen, die Sexualität aus ihrem tiefsten Wesen heraus ablehnen. Aus der Perspektive des Wassermanns ist Impotenz oder Frigidität ein Protest gegen die in seinen Augen »tierhafte, geistlose Vereinigung zwischen Frau und Mann«. Wird diese tief im Unterbewußtsein schlummernde Ablehnung »normaler« Sexualität nicht bearbeitet, bleibt jede Hilfe bei Sexualproblemen reine Makulatur.

Als würde in jedem Menschen der Mythos von Uranos weiterschlummern, keimt in uranischen Frauen der Wunsch, den Unterschied zwischen Weiblichkeit und Männlichkeit zu verwischen und die körperlose Zeugung nachzuvollziehen. Diese unbewußte Identifikation mit der uranischen und Ablehnung der skorpionischen Seite ist auch Ursache für Regelstörungen, die bei Wassermannfrauen relativ häufig anzutreffen sind. Wie beim Skorpion bereits erwähnt, handelt es sich dabei immer auch um ein gespanntes Verhältnis zur Weiblichkeit. Aus der Perspektive des Wassermanns ist die monatliche Blutung ein Überbleibsel aus menschlicher Urvergangenheit und ein »Beweis ihrer animalischen Natur«. Hinter einer unregelmäßigen Periode verbirgt sich daher immer auch ein Protest. Wassermannfrauen müssen sich daher mit ihrer Natur versöhnen. Erst wenn sie ihren Körper seiner natürlichen Bestimmung übergeben, wird ihr Geist wirklich frei.

Fallbeispiel Susan

Susan hat ihren Mond im Wassermann und im 8. Haus. Damit trifft die Wassermann-Skorpion-Polarität besonders stark auf sie zu. Sie sucht einen Heilpraktiker auf, weil ihre Periode äußerst unregelmäßig ist. Des weiteren schwellen ihre Brüste im Zusammenhang mit der Regelblutung schmerzhaft an.

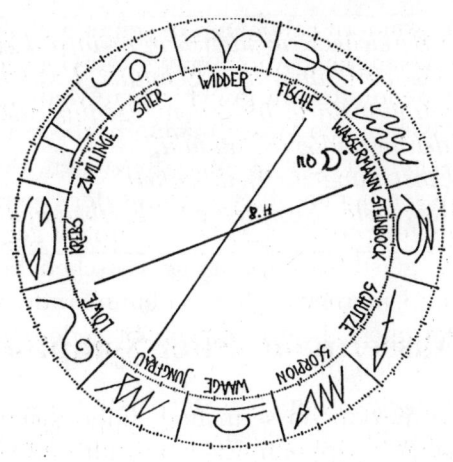

Erläuterungen zu Susans Horoskop
MO = Mond

Im Beratungsgespräch wird deutlich, daß Susan eine sehr tiefe Abneigung gegen mütterliche Weiblichkeit hat. Sie ist zwar gerne die Venusfrau, aber sträubt sich gegen die Mondfrau, die – wie Susan selbst sagt – »ihre Periode hat, Kinder bekommt, alt wird und stirbt«. Sie will keine Kinder, wenigstens keine eigenen. Mit einer Adoption jedoch wäre sie sofort einverstanden.

Durch die Gespräche wird sich Susan über ihre innere Sperre gegen ihren skorpionischen Teil bewußt und beginnt, diesen positiver zu sehen. Jetzt kann der Heilpraktiker auch einen Tee (Liebstöckelwurzel und Schafgarbe) empfehlen und Akupunktursitzungen durchführen. Die Periode kommt dadurch regelmäßiger. Auch die schmerzhafte Vergrößerung der Brüste bleibt aus.

Menschen mit einem erhöhten Wassermannpotential, die unter Sexualproblemen oder Regelstörungen leiden, sollten sich in ihrem inneren Dialog mit folgenden Fragen auseinandersetzen:

> *Welche dunklen Bereiche vermeide ich in meinem Leben?*
> *Empfinde ich Ekel vor Dunkelheit, Schmutz, Krankheit und Tod?*
> *Was empfinde ich in meinem Innersten gegenüber der Sexualität?*
> *Wie erlebe ich den normalen Sexualakt?*
> *Wie ist meine Einstellung zur Weiblichkeit?*
> *Gibt es einen Weg, meine Symptome im Erleben auszudrücken?*

Die Wassermann-Stier-Symptomatik

Ebenfalls im Quadrat zum Wassermann befindet sich der Stier. Damit stehen Flexibilität (Wassermann, Element Luft) und Festigkeit (Stier, Element Erde) in einem gespannten Verhältnis zueinander. Wird dabei die Stierqualität verleugnet, können sich Symptome an den Körperstellen manifestieren, die dem Stier zugeordnet sind, also am Hals und am Nacken.

Fallbeispiel Anna Maria
In Anna Marias Horoskop befinden sich Sonne und Mond in Konjunktion und im Wassermann. Zugleich ist ihr Aszendent Stier.

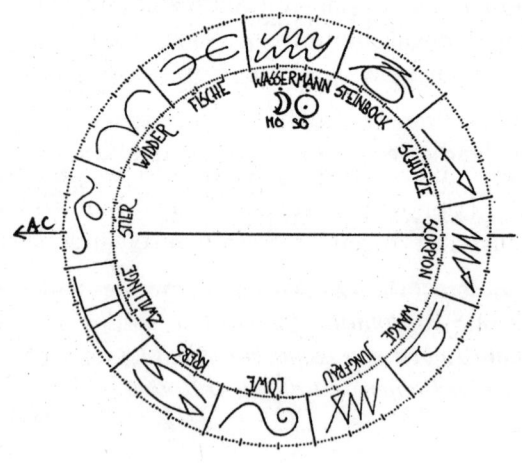

300

Erläuterungen zu Anna Marias Horoskop
SO = Sonne
MO = Mond
AC = Aszendent

Anna Maria hat, wie sie es selbst ausdrückt, »einen angeborenen schiefen und beinahe steifen Hals«. Kennt man ihre Lebensgeschichte, dann kann man sagen, daß ihr Hals-Nacken-Bereich der einzige Raum ist, in dem sich ihre Stierseite verwirklichen darf: Ihr ganzes Leben war »wassermännisch alternativ«. Sie hatte ihr Studium abgebrochen, lebte in Kommunen, war politisch tätig und hatte, nachdem sie bei ihren Eltern mit neunzehn Jahren ausgezogen war, noch nie einen festen Wohnsitz. Als Gegengewicht konnte sich ihre Stierenergie nur als Schatten manifestieren, indem er ihren Hals-Nacken-Bereich verhärtete und verformte.

Anna Maria nimmt an einer intensiven Körpergruppe von zehn Tagen teil. Gegen Ende des Trainings schlägt der Gruppenleiter eine Übung vor, bei der es (wie in Anna Marias Horoskop) um Festigkeit auf der einen und Flexibilität auf der anderen Seite geht. Während der Übungen ruft Anna Maria plötzlich verwundert aus, daß sie ihren Kopf wieder bewegen könne.

Sie unterzieht sich daraufhin einer intensiven Einzeltherapie bei einem Körpertherapeuten, der auch ihre Einstellung zu den Stierthemen Sicherheit und Besitz hinterfragt. Nach zweijähriger Therapie verliert Anna Maria zu neunzig Prozent die Deformation an ihrem Oberkörper.

Wassermänner, die unter akuten und chronischen Verspannungen, Versteifungen oder Lähmungen im Hals-Nacken-Bereich leiden, sollten sich immer auch mit folgenden Fragen auseinandersetzen:

Was will mir diese Symptomatik zeigen?
Gibt es in meinem Leben genügend Festigkeit?
Stehe ich mit beiden Beinen fest auf dem Boden?

Weitere Probleme und Krankheitsdispositionen

In Folge der Quadraturen zu Skorpion und Stier und der Opposition zum Löwen besitzen Wassermänner noch folgende Krankheitsveranlagungen: Hypotonie (Blutunterdruck), Herzrhythmusstörungen, Herzphobie (siehe LÖWE, Seite 161); Halswirbelsäule-Syndrom, Schiefhals, Nackenverspannungen (siehe STIER, Seite 97); Sexualprobleme, Menstruationsstörungen, AIDS (siehe SKORPION, Seite 223).

Was der Wassermannmensch noch für seine Gesundheit tun kann

Der gesunde und natürlich lebende Wassermann entwickelt seine Anlagen ohne sich dabei vom polaren Druck der anderen Energien durch Verleugnung zu befreien. Er achtet darauf, daß in seinem Leben genügend Möglichkeiten existieren, um seine sprunghafte Seite zu leben. Er verschreibt sich nicht einem Beruf, der ihm 40 Jahre und länger immer das gleiche abverlangt. Überhaupt stellt er Sicherheit nicht über alles. Er läßt sich die Möglichkeit offen zum Sprung. Aber er gewährt sich auch immer wieder Pausen, die er als Ausgleich für seine extrovertierte Lebensweise benötigt. Er sollte seine Neigung, sich über gesundheitliche Ratschläge hinwegzusetzen und seine Philosophie, daß alles gut ist, was schmeckt, kritisch hinterfragen. Außerdem sollte er seinen Körper, besonders seine Unterschenkel, genau beobachten. Dort zeigt sich am ersten, wann er seinen »Genußweg« verlassen muß, weil sich dort zuerst Verschlackungen durch falsche Ernährung festsetzen.

Zu einer gesunden Lebensführung gehören auch tägliche Trockenbürstungen und kalte Duschen. Danach sollten die Füße mit einem Massageöl (zum Beispiel Rotöl) durchgeknetet werden. Diese Maßnahme hilft nicht nur den Beinen, sondern bringt auch dem Geist mehr Elastizität und unterstützt seinen Kreislauf. Eine gute Möglichkeit seine Sprungkraft – körperliche wie geistige – zu trainieren, ist Trampolinspringen.

Der Wassermann muß sich den Polaritäten Löwe, Stier und Skorpion stellen. Dabei ist die Begegnung mit dem Skorpion besonders schwierig, weil sie seine Angst vor Tiefe und Dunkelheit weckt.

Massnahmen bei abweichendem Blutdruck

Abweichungen vom normalen Blutdruck sollten immer auch von einem Arzt überwacht werden. Folgende Anregungen und Übungen sind jedoch wertvolle unterstützende Maßnahmen.

Übung – Den Blutdruck besänftigen

Man braucht einen bequemen Platz, an dem man sich ausgestreckt auf den Rücken legen kann. Alle beengenden Kleidungsstücke sind zu öffnen. Um sich zu entspannen, ist es am besten, wenn man regelmäßig atmet und sich dabei in Gedanken immer tiefer fallen läßt. Das Wichtigste ist, daß man sich erlaubt, zu entspannen.

Ist man sehr ruhig geworden, beginnt man, sich eine Situation vorzustellen, die besonders hektisch und aufregend ist. Es ist wichtig, sich die Situation ganz genau auszumalen.

Dann versucht man in der Phantasie, diese Tätgikeit systematisch zu verlangsamen. Man stellt sich vor, das Geschehen würde in Zeitlupe ablaufen.

Bei alledem ist es wesentlich, sich selbst ein angenehmes Gefühl zu geben. Die Übung ist sofort abzubrechen, wenn sich das Gefühl einstellt, unter Druck zu geraten.

Diese Übung sollte täglich durchgeführt werden. Sie zeigt auch direkt vor einer Prüfung eine beruhigende Wirkung.

Aggressionsgehemmte Hypertoniker sollten lernen, ihre Wut spontaner und direkter zu äußern. Dabei können sie von Kindern lernen und die folgende Übung durchführen.

Übung – Die Wut steckt in den Füssen

Körpertherapeuten sagen, daß die Wut in den Waden steckt. Deswegen stampfen Kinder, wenn sie wütend sind, mit ihrem Fuß auf. Dies läßt sich auch als Übung durchführen:

Man legt ein dickes Kissen auf den Boden und stampft darauf mit einem Fuß, so fest man kann. Dabei macht man Fäuste und versucht sich vorzustellen, richtig wütend zu sein.

IMAGINATIONSÜBUNG

Mit dieser Übung lernt man seine Unterschenkel besser kennen. Man sitzt dabei völlig entspannt auf einem Stuhl.

Anleitung

Sitzen Sie wie in der Abbildung auf der äußeren Stuhlkante. Ihre Füße stehen parallel und berühren den Boden. Ihre Augen sind geschlossen.

Erlauben Sie Ihren Unterschenkeln, sich zu entspannen. Dann beginnen Sie in Ihrer Vorstellung, Ihr rechtes Bein ganz langsam und sehr aufmerksam im Uhrzeigersinn zu drehen. Tatsächlich bewegt sich dabei Ihr Unterschenkel höchstens einige Millimeter, aber in Ihrer Vorstellung wird die Bewegung größer und größer. Ihr Knie und Ihr Fuß bleiben dabei völlig fest.

Bewegen Sie dann Ihren linken Unterschenkel ebenfalls im Uhrzeigersinn.

Bewegen Sie dann beide Unterschenkel im Uhrzeigersinn.

Bewegen Sie dann Ihren rechten Unterschenkel im Uhrzeigersinn und Ihren linken Fuß gleichzeitig in die entgegengesetzte Richtung.

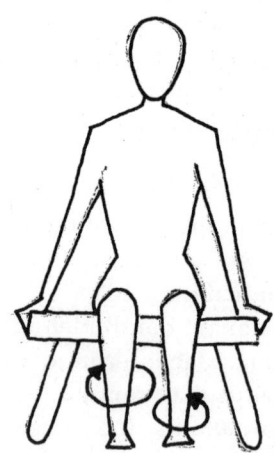

Entspannen Sie sich zum Schluß dieser Übung.

Was die Chinesische Medizin dazu sagt

Bei hohem Blutdruck, der auf Streß (also zuviel Yang) zurückzuführen ist, wird ein chinesischer Arzt zunächst weder zu Heilmitteln, noch zu einer Akupunktur oder Akupressur raten. Er verweist seinen Patienten vielmehr auf die Kunst des Tao, was bedeutet, daß der Hypertoniker sein Leben verändern soll, regelmäßig meditiert und vielleicht die hohe Kunst des Tai Chi praktiziert. Das alles soll ihn von innen heraus beruhigen, was den Blutdruck rasch senken wird. Höchstens begleitend wird der chinesische Arzt dem Patienten einige Akupressurpunkte verraten oder sie in seiner Praxis mit Hilfe der Akupunktur stimulieren. Diese Punkte sind:

LE 3 Taichong
HE 7 Shenmen
DI 11 Quchi

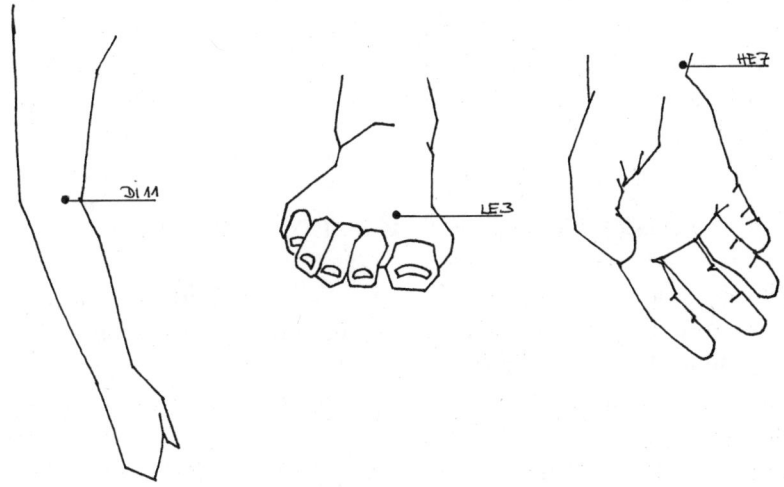

Dabei werden alle Punkte sediert, das heißt, daß man über eine längere Zeit (ein bis zwei Minuten) einen bestimmten Körperpunkt gleichmäßig drückt.

Bei altersbedingter Hypertonie oder erhöhtem Blutdruck in Folge von Gefäßwandverschlackungen empfiehlt der chinesische Arzt eine Ernährung, die frei von tierischen Eiweißen (Cholesterin) ist.

Akupressurpunkte bei Menstruationsstörungen sind beim Skorpion, Seite 244, benannt.

Biochemische Mittel (Schüsslersalze)

Als Nerven- und Herzmittel für den Wassermann dient Kalium phosphoricum und Magnesium phosphoricum. Letzteres hilft besonders bei allen krampfartigen Verspannungen. Von diesen Mitteln werden im Regelfall jeweils täglich dreimal ein bis zwei Tabletten eingenommen.

Die Apotheke der Natur

Gegen zu hohen Blutdruck helfen: Bärlauch, Knoblauch, Kürbiskerne und Mistel. Bei Angstzuständen vor Unbekanntem, Dunklem, Unheimlichem und Bedrohlichem empfiehlt sich ein Tee aus Salbei, Pfefferminze, Schafgarbe, Lindenblüte und Fenchel. Menstruationsfördernd ist ein Tee aus Liebstöckelwurz, Schafgarbenkraut und Verbenakraut.

Astrologische Differenzierungen

In diesem Kapitel ist vom Wassermann, Wassermanntypus oder Uraniker die Rede. Dabei handelt es sich um eine Vereinfachung, da auch Individuen, die zu einer anderen Jahreszeit geboren sind, eine deutliche Wassermannqualität aufweisen können. Genauso ist es auch möglich, daß ein Wassermanngeborener keines der typischen Symptome aufweist, weil in seinem Horoskop eine andere Energie stärker ausgeprägt ist

Die nach dem Polaritätsgesetz bestehende Opposition beziehungsweise Quadratur verstärkt sich, wenn in einem Horoskop mit starker Wassermannbetonung noch folgende Konstellationen auftreten:

Aszendent Löwe, Skorpion oder Stier
Mond im Löwe, Skorpion oder Stier
Aspekte (Opposition, Quadratur und Konjunktion) zwischen den
Planeten Sonne, Mond, Uranus, Pluto und Venus
Außerdem führt jeder Transit zwischen diesen Planeten zu einer er-
höhten Bereitschaft für die hier aufgeführten Symptome.

DER FISCH UND SEINE GESUNDHEIT

FISCHE (19. Februar bis 20. März)

ELEMENT Wasser
ENERGIE Negativ, yin
KÖRPERLICH-PHYSIOLOGISCHE ENTSPRECHUNGEN Fuß, Lymphsystem,
der Gang
PSYCHOLOGISCHE ENTSPRECHUNGEN Individuierung, All-Verbunden-
heit, Spiritualität, Mystik
KRANKHEITSDISPOSITIONEN Fußbeschwerden, fiebrige Erkrankun-
gen, Alkoholismus, Allergien, Hüftleiden, Asthma, Heuschnup-
fen, Kreuzschmerzen
HERRSCHENDER PLANET Neptun

DER FISCH LEHRT EMPFINDSAMKEIT

Als menschliche Wesen sind wir alle empfindsam. Diese Seite be-
fähigt uns, zu lieben und uns in andere einzufühlen. Wenn wir sehr
tief in uns hineinspüren, entdecken wir, daß diese Empfindsamkeit
letztendlich das Echo unserer Allverbundenheit ist. Diese Allverbundenheit ist metaphysischer Art. Um sie sich vorzustellen, kann man
beispielsweise zum Bild des Ozeans greifen: Alles, was sich darin
aufhält, ist durch Wasser miteinander verbunden. Dieser »Stoff«, der
alles mit allem verbindet, hat im Laufe der menschlichen Entwicklung viele Namen erhalten. So heißt er manchmal Äther oder Universalenergie. Im christlichen Mythos nennt man ihn »Licht« oder
»das Wort« (in der Bibel heißt es: »Am Anfang war das Wort«). Im ja-

panischen Kulturkreis ist sein Name »Ki«, bei den Chinesen »Chi«, und die Inder geben ihm das Wort »Prana«. Paracelsus sprach von »Numia«, Hippokrates von der »Vis naturae«. Moderne Bezeichnungen sind Bioplasmische Energie, Bioenergie, Orgonenergie oder einfach Energie.

Die allermeisten Menschen erahnen nur in Ausnahmesituationen diese Verbundenheit, z.B. wenn sie lieben oder träumen. Und nur wenige Individuen sind sich dieser All-Energie bewußt und können sie z.B. als Aura »sehen«. Bei Fischemenschen ist diese Empfindsamkeit besonders stark ausgeprägt. Sie verfügen über feinste Antennen und spüren das Ganze. »Genau das habe ich mir gedacht«, »so habe ich das auch erwartet« oder »das spüre ich schon lange« sind Sätze, die von Fischemenschen stammen. Sie haben den »siebten Sinn«, auch wenn sie es häufig selbst überhaupt nicht bemerken.

ÜBUNG – MIT DEM FUSS SEHEN

Um eine Vorstellung von der fast anormalen Fähigkeit des Neptunikers zu erhalten, führe ich in Seminaren folgende kleine Übung durch, die der Leser jederzeit und an jedem Ort selbst praktizieren kann:

Die Teilnehmer stehen auf, schließen die Augen und warten vielleicht ein bis zwei Minuten lang, bis sie innerlich ganz ruhig geworden sind. Dann beginnen sie, mit geschlossenen Augen, sehr vorsichtig kleine Schritte zu gehen. Warum mit geschlossenen Augen? Weil dann am ehesten der innere Raum von Fischemenschen erahnt wird. Denn beim blinden Gehen wird man äußerst aufmerksam, beinahe »hellsichtig«, und spürt, lange bevor man mit jemand anderem zusammenstößt, dessen Nähe. Man könnte auch sagen, daß man anfängt, mit den Füßen wahrzunehmen. Mit geschlossenen Augen riskiert man auch keine großen oder schnellen Schritte, sondern setzt behutsam einen Fuß vor den anderen.

Anschließend vergleichen die Teilnehmer ihre Fähigkeit, »blind«, das heißt neptunisch, zu gehen und zu »sehen«, mit ihrem eigenen Horoskop. Dabei stellt sich immer wieder heraus, daß Fischemenschen diese Übung leichter fällt als anderen: Sie berichten von einem sicheren Gespür, Ahnungen, einem besonderen Sinn oder, daß sie durch die geschlossenen Augen hindurch »sehen« können.

Natürlich laufen Fische nicht »blind« durchs Leben. Aber sie spüren die Energiefelder anderer Menschen, und sie bewegen sich sehr behutsam, um diese fremden Räume nicht zu verletzen. Das erklärt, warum sie so vorsichtig und manchmal auch schreckhaft sind. Das ist auch der Grund, warum sie sich so häufig zurückhalten, nur sporadisch ausgehen und noch seltener neue, unbekannte Situationen aufsuchen. Denn die anderen sind in aller Regel nicht so sensibel. Im Vergleich zum Fisch trampeln sie regelrecht durch die Welt. Daß andere Menschen nicht so »hellsichtig« sind wie sie selbst, ist eine ganz entscheidende Entdeckung für alle Fischegeborenen. Sie glauben nämlich zunächst, daß *alle* gleichermaßen empfindsam seien, und können daher nur schlußfolgern, die Welt nehme absichtlich keine Rücksicht auf sie.

Wenn es um Durchsetzung und Schnelligkeit geht, sind Fische einfach unterlegen. Dafür besitzen sie eine erhöhte Sensibilität, manchmal sogar eine Hypersensibilität.

Bei einer Person, die über Fußbeschwerden klagt, kann man rückschließen, daß sie das Thema Fußfassen auf den Körper übertragen, das heißt somatisiert hat. Als Beispiel sei Pierce, ein Tänzer, angeführt, dessen Sonne in den Fischen steht. Außerdem hat er den Neptun im ersten Haus, was sein Fischepotential noch verstärkt. Er kam zu einer astrologischen Beratung, weil seine Füße beim Tanzen immer stärker schmerzten. Hier ein Auszug aus dem Beratungsgespräch.

Fallbeispiel Pierce
Therapeut: »Haben Sie eigentlich Lampenfieber vor Ihren Auftritten?«

Pierce: »Niemals. Ich weiß, jetzt muß ich raus auf die Bühne, und ich konzentriere mich dann nur darauf. Ich finde, daß Lampenfieber nur ablenkt.«

Therapeut: »Würden Sie sich überhaupt als einen Menschen beschreiben, dem es schwerfällt, sich in ungewohnte oder besondere Situationen einzubringen?«

Pierce: »Glaube ich nicht. Nein, bestimmt nicht. In meinem Beruf muß man viele Dinge machen. Damit habe ich keine Probleme.«

Therapeut: »Um ein Künstler zu sein, geht es ja nicht nur darum, toll tanzen zu können, sondern auch darum, sich in diesem Metier zu behaupten. Fällt Ihnen das leicht?«

Pierce: »Auf jeden Fall nicht schwerer als anderen.«

Dieser kleine Auszug zeigt deutlich, wie negativ dieser Tänzer

Schwäche und Schüchternheit einordnet. So verfahren viele Fischemenschen oder Neptuniker. Sie sagen, »daß sie es sich nicht leisten können, in dieser Welt Schwäche zu zeigen«, oder »daß andere ihre Schwäche immer sofort ausnutzen würden.« Wird jedoch die eigene Art über längere Zeit verleugnet, dann reagiert der Körperteil, der nach dem astromedizinischen Analogieprinzip mit dem Fisch verbunden ist: Die Füße beginnen zu schmerzen.

Dabei treten ernsthafte Probleme selten vor dem 30. Lebensjahr auf. Aber es gibt zuvor bereits Anzeichen, die in der folgenden Liste zusammengefaßt sind.

DIE SYMPTOME DER FISCHE

- Träume, die mit den Füßen zu tun haben (nicht gehen können, schwere Schuhe anhaben, angewachsen sein)
- Heiße oder kalte Füße
- Stark schwitzende Füße
- Entzündungen oder Allergien an den Füßen

Neptuniker klagen häufig darüber, daß sie im alltäglichen Leben nicht zurechtkommen. Das ist meistens eine Folge davon, daß sich diese Menschen ihrer besonderen Anlagen und Möglichkeiten nicht bedienen. Sie erwarten von sich, daß sie beispielsweise wie ein Widder ins Leben springen. Natürlich spielt dann die Psyche nicht mit. Fischetypen müssen lernen, ihren ureigenen Fähigkeiten mehr zu vertrauen. Sie sind ja damit in keiner Weise weniger lebenstüchtig als andere. Aber sie gehen auf leiseren Sohlen durch das Leben. Und damit kann man genausoviel erreichen.

DAS LYMPHSYSTEM — ALLES IST MIT ALLEM VERBUNDEN

Aus astromedizinischer Sicht werden den Fischen nicht nur die Füße, sondern auch das Lymphsystem zugeordnet. Die Lymphflüssigkeit besitzt eine ähnliche Zusammensetzung wie das Blut, ist allerdings nicht rot, sondern durchsichtig oder milchigweiß. Diese Flüssigkeit befindet sich im ganzen Körper, alle Zellen sind von ihr umgeben. Es handelt sich also um ein offenes System. Wieder sticht die Parallelität zwischen Fischeenergie und körperlicher Entsprechung ins Auge: Fische sind Wasserzeichen, sie sind sehr offen und leben am Rande der Allverbundenheit. Ist da das Lymphsystem, das alle Organe und Zellen umgibt, nicht ein direkter, materieller Ausdruck dieser besonderen Fischequalität?

Die Lymphgefäße münden in kleine Kapseln, sogenannte Lymphknoten, die in Gruppen zusammenliegen. Diese Knoten wirken wie kleine Kläranlagen und dienen der Abwehr von Entzündungen. Das gesamte Abwehrsystem des Menschen basiert – etwas vereinfacht gesagt – auf dem Funktionieren dieser Kläranlage, die vermehrt jene Stoffe (Lymphozyten) besitzt, die wiederum Fremdstoffe, Viren, Bazillen etc. vernichten oder wenigstens am Weiterwachsen hindern. Der HIV Virus, der im Zusammenhang mit der AIDS-Erkrankung eine zentrale Rolle spielt, greift genau hier ein und verhindert die Entwicklung von Abwehrstoffen.

Fischemenschen haben ein besonders sensibles Abwehrsystem. Ein Zeichen dafür ist beispielsweise ihre Anfälligkeit für Allergien. Wenn ein Mensch im Frühjahr auf bestimmte Blütenpollen mit Heuschnupfen reagiert, dann versagt bei ihm die »Gesundheitspolizei«, das Abwehrsystem. Auf der psychologischen Ebene entspricht dem lymphatischen Abwehrsystem die Fähigkeit, auf Reize adäquat zu reagieren. Und auch auf dieser Ebene ist der Fischetyp abwehrschwach. Er muß lernen, sich zu schützen und zu seinem Schatten zu stehen, der ihn manchmal hilflos erscheinen läßt.

Ein weiteres Problem liegt darin, daß Fische – wie das Lymphsystem – offen sind und rasch Reize aus der Umwelt aufnehmen. In gewisser Weise sind sie schutzloser als andere Menschen. Für manche Fischemenschen wird daher diese Offenheit unerträglich, und sie versuchen ihr zu begegnen, indem sie ihren Körper systematisch aufschwemmen. Sie polstern sich und verschanzen sich gewissermaßen gegen die als hart erlebte Welt. Dabei wird enorm viel Flüssigkeit aufgenommen. Diese Menschen erkennt man am runden, aufgeschwemmten Körperbau. Man spricht in diesem Zusammenhang auch von Ödemen.

Fischemenschen, die ödematös aufgeschwemmt sind, sollten sich in ihrem inneren Dialog mit folgenden Fragen auseinandersetzen:

Wovor will ich mich schützen?
Wo brauche ich klarere Grenzen?
Was rückt mir zu bedrohlich auf den Leib?
Was riskiere ich, wenn ich deutlicher zu erkennen gebe, daß ich meinen eigenen Raum beanspruche?

DER KREUZWEG DES FISCHEMENSCHEN

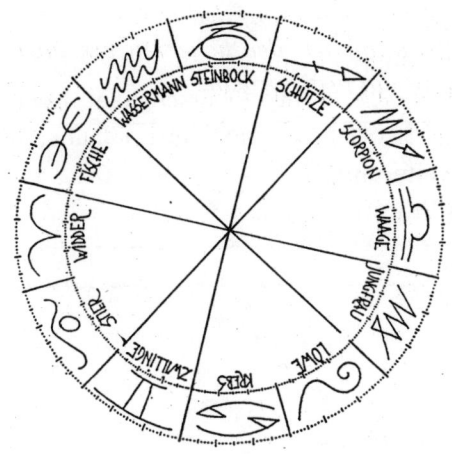

Dem wässrigen Fischezeichen steht das erdige Jungfrauzeichen gegenüber. Somit stößt das Grenzenlose an seine Grenzen, findet Halt, aber auch Enge. In Quadratur steht das Luftzeichen Zwillinge, somit die Welt der Begegnung, und das Feuerzeichen Schütze, was Antrieb und Kraft verleiht.

STICHPUNKTE ZU JUNGFRAU, SCHÜTZE UND ZWILLINGE

JUNGFRAU

ELEMENT Erde
ENERGIE Negativ, yin
KÖRPERLICHE ENTSPRECHUNGEN Dünn- und Dickdarm
PSYCHOLOGISCHE ENTSPRECHUNGEN Unterscheidung, Analyse,
    Kritikfähigkeit
HERRSCHENDER PLANET Merkur des Abends

SCHÜTZE

ELEMENT Feuer
ENERGIE Positiv, yang
KÖRPERLICHE ENTSPRECHUNGEN Oberschenkel, Lende
PSYCHOLOGISCHE ENTSPRECHUNGEN Geist, Glaube, Expansion,
  Horizonterweiterung
HERRSCHENDER PLANET Jupiter

ZWILLINGE

ELEMENT Wasser
ENERGIE Positiv, yang
KÖRPERLICHE ENTSPRECHUNGEN Lunge, Bronchien, Arme und Hände
PSYCHOLOGISCHE ENTSPRECHUNGEN Austausch, Kommunikation,
  Begreifen, Vergleichen, Darstellen
HERRSCHENDER PLANET Merkur des Morgens

Zwischen Jungfrau (Erde), Zwillingen (Luft) und Schütze (Feuer)
verläuft der Kreuzweg der Fische. Es ist ein schwieriger Weg, weil in
unserer Gesellschaft Funktionalität, Tüchtigkeit und Durchsetzungs-
fähigkeit einen sehr hohen Stellenwert besitzen. Diese Werte engen
den Fischetyp jedoch ein: Er fühlt sich gerade dem Wasser ent-
schlüpft und soll auf der Erde Fuß fassen. Dabei steht ihm ein Zeichen gegenüber, nämlich die Jungfrau, das Logik, Vernunft und ein
gesundes Realitätsprinzip verlangt. In Quadratur steht der feurige
Schütze, der ihn zu kühnen Taten antreiben will. Und auf der anderen Seite lockt der Zwilling mit Leichtigkeit und Kommunikation. Da
ist es beinahe verständlich, daß viele Fischemenschen unter der Umwelt oder unter ihren Mitmenschen leiden.

Die Fische-Jungfrau-Symptomatik

Das Gegenzeichen Jungfrau ist, wie das Fischezeichen selbst, negativ gepolt. Daher sind die beiden Zeichen miteinander verwandt und aufeinander angewiesen. Ohne die erdhafte Eingrenzung durch die Jungfrau verliert sich der Fisch im Unbestimmten. Dann sind Fußprobleme, wie sie zuvor beschrieben wurden, ein Zeichen, daß die Erde verloren wurde. Im allgemeinen integriert der Fisch die Jungfrauenergie jedoch sehr leicht. Er achtet auf seine Ernährung und ist dankbar, wenn in seinem Leben eine gewisse Systematik herrscht. Fische mit einem besonders starken Jungfraueinfluß in ihrem Horoskop (Aszendent Jungfrau, Sonne im 6. Haus oder Sonne-Merkur-Konjunktion) können aber auch die Jungfrauenergie als einengend und bedrückend empfinden und durch Betäubungsmittel versuchen, diesen Anspruch zu unterlaufen.

Wenn der Fisch trinkt, ist er wieder in seinem Element

Hinter jeder Sucht steckt die Angst, durch zu große Zugeständnisse an die sogenannte Wirklichkeit seine Seele zu verlieren. Der Fisch ist in gewissem Sinn ein »Weltenflüchter«. Schon die Alten deuteten das Himmelszeichen, das aus zwei Fischen besteht, von denen jeder in eine andere Richtung strebt, als die beiden Seelen des Fischemenschen: Einer strebe in die Welt, der andere aber versuche, der Welt zu entkommen. Und Grenzgänger bleiben sie immer. Manche leben am Rand der Gesellschaft, andere zieht es ins Kloster oder klosterähnliche Zirkel. Und wieder andere finden im Rausch eine Ersatzwelt für das verlorene Paradies. Fische neigen zum Alkoholismus. Im Rausch oder seinen Vorboten, dem Schwips und der beschwingten Daseinsfreude nach einem Glas Wein, findet er zu sich. Seine Unsicherheit weicht einer euphorischen Stimmung, er betrachtet die Welt wie durch ein Fenster aus milchigem Glas. Auch die selige Verbrüderung, die mit einem Rausch einhergeht, ist »fischig«. Diese Menschen erleben sich gerne am Rande einer Allverbundenheit, in der jedes Individuum jedes andere liebt und versteht. Im Normalzustand erlauben sich Fische kaum solche Empfindungen; da gehört schon ein tüchtiger Schuß Alkohol dazu.

Einen wirklichen Ersatz für die Sucht findet der süchtige Mensch nur auf Wegen, die seine Suche nach Glück und Sinn erfüllen können. An erster Stelle stehen Musik und Meditation. Natürlich muß aber auch die Angst vor einer zerstörenden Realität aufgearbeitet werden. Dazu gehört auch, daß das Erdzeichen Jungfrau in positiver Weise nähergebracht wird.

Menschen mit einem starken Fischeeinfluß sollten sich bei Suchtproblemen mit folgenden Fragen auseinandersetzen:

Von wem oder durch was fühle ich mich bedrängt?
Ist mein Leben zu vernunftgeleitet?
Habe ich genügend Raum für meine Fischeseite?
Wen möchte ich täuschen oder im unklaren lassen?

Die Fische-Zwillinge-Symptomatik

Wenn der Fischemensch unter Asthma oder Heuschnupfen leidet, dann stellt sich ihm die Zwillingsenergie in den Weg. Ein Fisch, der sich der drängenden (positiv geladenen) Zwillingsenergie stellt, braucht kein Asthma. Er lebt in der Welt und leidet vielleicht darunter, daß seine Umwelt so laut, verkopft, seicht und unsensibel ist. Er läßt seine Mitmenschen auch wissen, daß er darunter leidet; er offenbart also seinen Schatten, was ihm eine Menge Liebesentzug einbringen kann. Er versucht nicht, seine Umwelt unter Druck zu setzen. Er »erleidet sein Quadrat« und versucht mehr und mehr, die Schönheit hinter der vordergründigen Störung zu entdecken. Besonders wenn sein Horoskop einen starken Zwillingseinfluß aufweist (Aszendent Zwillinge, Sonne im dritten Haus, Sonne-Merkur-Konjunktion) oder er mit Zwillingsmenschen sein Leben teilt, muß der Fischemensch nach Möglichkeiten suchen, mit dieser bedrängenden, fremden Energie adäquat umzugehen und sie letztlich liebzugewinnen.

Asthma erspart Auseinandersetzung

Mit Asthma leidet der Fisch nicht an der lauten und oberflächlichen Mitwelt, sondern an einem Symptom. Er hat seine Zwillingsseite verleugnet, die nun als körperliches Symptom über ihn herfällt. Bei Heuschnupfen wird die Attacke der Zwillingsenergie besonders deutlich. Heuschnupfen ist eine Allergie auf bestimmte Blüten- oder Gräserpollen und bricht in aller Regel genau in der Zwillingszeit aus, weil dann die Pollen vom Wind überall hingetragen werden.

Das Asthma des Fischemenschen unterscheidet sich dabei vom Asthma anderer Tierkreiszeichen. Der Fischetyp kann schwer ausatmen. In dieser Symptomatik wird wiederum das rezeptive, unter Druck stehende Naturell des Fischemenschen deutlich: Er öffnet sich der Welt und ist dann nicht mehr in der Lage, was in ihm ist, auszustoßen. Anders gesagt: Er läßt zwar die Welt in sich hinein (er kann sie sich auch gar nicht vom Leibe halten), aber möchte sich der Welt nicht mitteilen und erst recht nicht aufdrängen.

Bei Asthma, Heuschnupfen und anderen Erkrankungen sollte sich der Fischetypus mit folgenden Fragen auseinandersetzen:

Wer nimmt mir die Luft zum Atmen?
Was bedrängt mich?
Was nimmt mir meinen Raum?
Was hindert mich daran, meinen Schatten, das heißt meine Empfindlichkeit, deutlich zu zeigen?
Wovon habe ich die Nase voll?

Fallbeispiel Toni

Toni leidet seit Jahren jeweils im Mai/Juni unter einer starken Heuschnupfen-Symptomatik. Sonst ein gesunder und selbstbewußter Mann, verfällt er im Frühsommer einer Apathie, wird hilflos und lebt auf der Flucht vor winzigen, kaum sichtbaren Blütenpollen. Er ist ein doppelter Fisch, das heißt, daß seine Sonne und sein Aszendent in den Fischen sind. Da seine Sonne auch noch im 12. Haus, also im Fischehaus ist, erhöht sich sein Potential noch. Seine Partnerin ist Aszendent Zwillinge, und sein Sohn hat die Sonne im Zeichen Zwillinge.

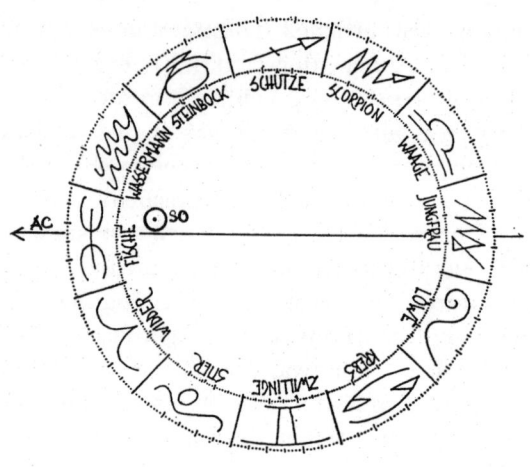

Erläuterungen zu Tonis Horoskop
AC = Aszendent
SO = Sonne

Toni hat sich also über Partnerin und Kind die fehlende zwillingshafte Seite geholt und muß so den Umgang mit dieser andersgearteten Energie lernen. Zunächst wird die Symptomatik stärker, denn die Zwillingsenergie rückt ihm auf die Haut und verfolgt ihn buchstäblich bis ins Schlafzimmer. Als sensibler Fisch ahnt er aber auch, daß er sich diesem »Zwillingsansturm« nicht entziehen darf. Er ändert von Grund auf seine Eßgewohnheiten, ernährt sich nur noch vegetarisch und gibt das Rauchen auf. Außerdem führt er eine Eigenblutbehandlung durch. In der Weise, wie seine Heuschnupfen-Symptomatik besser wird, beginnt er auch, sich gegen den mächtigen Zwillingseinfluß besser abzugrenzen. Er wartet nicht mehr, bis sein Körper im Frühsommer seinen Protest übernimmt, sondern zeigt grundsätzlich mehr von seiner Sensibilität. Er beansprucht auch Zeiten, in denen er nur für sich sein und beispielsweise meditieren kann. Genauso ist er jedoch auch in der Lage, die früher abgewehrte Zwillingsenergie, wie er es nennt, »in sich hineinzulassen«. Nach vierjähriger Behandlung und Selbsterfahrung mit seiner »Krankheit« besteht zwar immer noch eine Restsymptomatik der Pollenallergie, aber Toni kennt in der Zwischenzeit ihre »Logik«. Er versteht die Analogiekette: Mai/Juni – Pollenflug – Aufleben der abgewehrten Zwillingsseite – Heuschnupfen als somatisierter Kampf. Und er weiß auch, daß es die Brücke der Liebe zu seinem Sohn und seiner Frau war, die ihn dazu brachte, sich mit seinem einstigen »Feind« auszusöhnen.

Kein Fischemensch *muß* Asthma oder Heuschnupfen bekommen. Solange er im Erleben seine polare Einstellung zur Zwillingsenergie ausdrücken kann, braucht er nicht den Umweg über das körperliche Symptom. Aber dabei risikiert er Liebesentzug. Wir alle hüten unseren Schatten, weil wir Angst haben vor sozialer Ächtung und Liebesentzug. Damit vermeiden wir psychischen Schmerz, handeln uns aber körperliche Schmerzen ein.

Letztendlich muß der Fisch lernen, sich vom Zwilling aus dem Konzept bringen zu lassen. Er verliert von seiner fischhaften Tiefe, aber er wird ganz.

Die Fische-Schütze-Symptomatik

Fischemenschen, die unter Rückenschmerzen (Bandscheibenschaden, Kreuzschmerzen, Starre, Ischias) leiden, somatisieren ihre Quadratur zum positiv geladenen Feuerzeichen Schütze. Der Schütze ist drängend, impulsiv, optimistisch. Der Fisch ist passiv, empfangend, verharrend. Besonders das dramatische und übertriebene Gehabe des Schützetypen ist ihm zuwider, und so leistet er sich höchstens eine Karikatur davon. Er läuft mit schiefem Wirbel, eingeklemmtem Nerv oder einem Bandscheibenvorfall durch die Welt und läßt seinen Körper das sagen, was er von seinem bewußten Erleben ausklammern möchte: »Schaut alle her, wie miserabel es mir wirklich geht!«

Bevor Neptun, der herrschende Planet des Fischezeichens, 1846 entdeckt wurde, war Jupiter zugleich der Herrscher über das Schütze- und das Fischezeichen. So stand Jupiter am Anfang und am Ende des Winters. Aus dieser besonderen Stellung rührt eine andere Urangst der Fische: Sich mit der Schützeenergie einzulassen wird unbewußt gleichbedeutend mit einem Rückschritt erlebt. Der Fisch hat gleichsam die Angst, wieder von vorne (vor dem Winter) anfangen zu müssen. Er sieht seine erhabene Position am Rande des Frühlings bedroht. Für einen Schützen steht die Suche im Vordergrund. Er lebt regelrecht von morgen, von einer besseren Welt. Zufriedenheit und Glück findet er in der Sehnsucht nach dieser anderen Welt. Der Fisch dagegen fühlt sich am Ende angelangt. Entweder er ist hier glücklich, oder er kann es nirgendwo werden.

Ein Rücken- oder Hüftleiden kann buchstäblich ein Zeichen dafür sein, sich nicht verändern, nicht mehr wachsen zu wollen, weil man ja – vermeintlich – alles schon kennt. Es ist der Protest der Fische gegen den ihrer Meinung nach mobilen, kindlich-optimistischen Schützen. Zugleich zeigt sich in der schiefen Haltung die Verklemmung und Selbstüberheblichkeit der Fischeseele, die an einer vermeintlich »besseren Position im Tierkreis« festhalten möchte.

Fallbeispiel Luise

Eine fünfundsechzigjährige Fischefrau hat bereits eine Hüftgelenksoperation hinter sich. Jetzt droht die andere Hüfte zu erlahmen. Sie kommt in eine astrologische Beratung. Ihre beiden Kinder leben im Ausland. Beide haben den Aszendenten Schütze. Sie schildert ihre Liebe zu ihren Kindern: »Ich würde sie gerne besuchen, aber für meine kaputten Hüften ist das viel zu gefährlich.«

In der Beratung wird ihre verborgene Angst vor Veränderung angesprochen. Nach anfänglichem Sträuben gesteht sie sich diese Angst ein und erzählt von ihrer tiefen Betroffenheit darüber, daß ihre Kinder nicht bei ihr leben: »Schon immer glaubten beide Kinder, daß es anderswo schöner sei.« Sie erahnt auch den Zusammenhang zwischen ihrer Angst, zu verreisen und Grenzen zu überschreiten, und ihrer Hüftgelenkssymptomatik. Daraufhin entschließt sie sich, das Abenteuer zu wagen und ihre Kinder zu besuchen.

Bei Rücken- oder Hüftleiden (dazu gehören auch Haltungsschäden und der Leistenbruch) muß der Fischetyp seine Einstellung zu Bewegung und Extensität erörtern. Im inneren Dialog gilt es zu klären:

Wohin will ich mich nicht bewegen?
Was will ich nicht sehen, was jenseits meines bekannten Horizontes liegt?
Wohin will ich nicht zurückkehren?
Was möchte ich auf keinen Fall noch einmal erleben?
Gegen welche Veränderung wehre ich mich?
Will ich nicht mehr weiterwachsen?

Besonders Fischemenschen mit einem deutlichen Schützeeinfluß (Aszendent Schütze, Sonne im 9. Haus und Sonne-Jupiter-Konjunktion) müssen lernen, die Spannung zwischen Tiefe (Fische) und Weite (Schütze) positiv zu gestalten. Über ihrem Leben steht die Aufgabe, das Feuer in das Wasser zu tragen und damit das Licht in die Tiefe zu lenken.

Weitere Probleme und Krankheitsdispositionen

In Folge der Quadraturen zu Schütze und Zwillinge und der Opposition zu Jungfrau besitzen Fischemenschen noch folgende Krankheitsveranlagungen: Unterleibs- und Darmprobleme (siehe JUNGFRAU, Seite 183); Lebens- und Existenzkrise (siehe ZWILLINGE, Seite 119).

Was der Fischemensch noch für seine Gesundheit tun kann

Das Wichtigste ist, daß er sich seine eigene Art zugesteht und entsprechend lebt. Als ein Kind des Meeresgottes Neptun ist er kein Aktivist oder Dynamiker und kein geborener Draufgänger oder Sieger. Seine Stärken liegen im Einfühlen, Spüren, Heilen, Genießen. Genauso wichtig ist aber, daß er unter seinen Füßen sicherer wird, um für seinen Kreuzweg gerüstet zu sein. Der Neptuniker kann jede äußere Sicherheit anzweifeln, in seinem Inneren ist die Sehnsucht nach Verläßlichkeit ungeheuer groß und um so größer, je weniger er sie im Äußeren zu finden glaubt.

Wer mit Fischen in einer Therapie arbeitet, braucht daher viel Zeit, um das Terrain, in dem der Klient zu Hause ist, sicherer und fester zu bauen. Dabei muß man Fische aber auch ermuntern, sich sämtliche Unsicherheiten zuzugestehen. Erst dann kann man sie behutsam weiterführen.

DIE TRAUERWEIDE
Die folgende Kurzgeschichte stammt von einem Seminarteilnehmer einer Astrologiegruppe. Er ist Fisch und hat diese Geschichte in einer

Trance so erlebt und aufgeschrieben. Ich finde, daß sie eine kleine Hilfe für alle Fische darstellen kann:

»An einem kleinen See stand eine Weide. Sie hatte die Äste hoch aufgerichtet, und zugleich reichten ihre Wurzeln bis tief in die Erde und auch in das Wasser. Denn das Wasser war ihr Lieblingselement.

Eines Herbstes landete auf diesem Baum eine große Schar Zugvögel. Diese bedeckten den ganzen Baum und zwitscherten so übermütig vor ihrem großen Flug, daß es der Weide, die ein ruhiges Dasein gewohnt war, zuviel wurde. Irgendwann schüttelte sie sich so heftig, daß die Vögel erschreckt aufflogen und das Weite suchten. Die Weide war wieder allein.

Als der Winter vorbei war, kamen die Zugvögel zurück, setzten sich wieder auf den Baum und berichteten lauthals von ihren Erlebnissen während der weiten Reise. Wieder wurde es der Weide viel zu laut, und wieder schüttelte sie sich und vertrieb damit den Vogelschwarm.

Von diesem Zeitpunkt an kamen die Vögel nicht mehr zu der Weide. Zunächst war sie darüber sehr froh. Denn wie gesagt, sie war ein stiller Baum und sprach die meiste Zeit mit sich selbst. Aber nach einigen Monaten stellte sie fest, daß Schnecken und Würmer an ihren Blättern und an ihrer Rinde zu nagen begannen. Es half auch nichts, wenn sie sich schüttelte. Da wurde sie sehr traurig und ließ ihre hoch aufgerichteten Äste ins Wasser sinken, um so wenigstens einen Teil ihrer Blätter zu schützen. Von nun an war sie eine Trauerweide. Und alle Lebewesen, die in ihre Nähe kamen, wurden ebenfalls ganz still und sagten: »Wir dürfen diese Weide nicht stören. Sie trauert, weil sie niemand versteht.«

ÜBUNG – DER GANG DES BUDDHAS

Diese Übung ist für alle Fischemenschen geeignet. Sie kann auf einem Spaziergang, zu Hause, oder während man auf seinen Bus wartet, durchgeführt werden. Man kann sich dafür so viel Zeit nehmen, wie man zur Verfügung hat. Es handelt sich dabei um eine vom Zen-Buddhismus abgeleitete besondere Art zu gehen. Es ist eine Schulung, um besseren Kontakt zu den Füßen zu bekommen.

Anleitung

Stehen Sie einfach da und konzentrieren Sie sich auf Ihre Füße. Spüren Sie das Gewicht Ihres Körpers, das auf Ihren Füßen lastet.

Wahrscheinlich werden Sie erst jetzt richtig gewahr, wie groß der Druck ist, der auf Ihren Füßen lastet. Bleiben Sie so lange stehen, bis Sie das Gefühl haben, daß Sie fest und sicher auf Ihren Füßen stehen. Ihre Aufgabe ist dann, Ihren linken Fuß allmählich vom Boden abzuheben. Dafür müssen Sie zuvor Ihr ganzes Gewicht auf den rechten Fuß verlagern. Lösen Sie Ihren linken Fuß vom Boden und setzen Sie ihn äußerst behutsam etwas weiter vorne wieder auf den Boden. Jetzt ist es ganz besonders wichtig, daß Sie nicht davon ausgehen, daß der Boden vor Ihnen hart und zuverlässig ist. Sie sollen mit Ihrem linken Fuß erst allmählich erspüren, ob Sie der nächste Schritt tragen kann. Wenn Sie möchten, können Sie sich auch vorstellen, Sie gingen auf einer Eisdecke, deren Festigkeit Sie mit dem nächsten Schritt erst ertasten. Machen Sie so viele Schritte, wie Sie wollen. Achten Sie aber bei jedem neuen Schritt darauf, daß er stets mit großer Aufmerksamkeit vor sich geht.

Für Fischemenschen ist es eine große Hilfe, wenn Sie sich selbst gestatten, nicht im imposanten Stechschritt durch das Leben zu laufen. Besonders Menschen, die sich selbst immer wieder als schüchtern oder abwartend erleben, fühlen sich völlig überfordert, wenn sie mächtige Schritte gehen sollen. Sie müssen langsam beginnen und ihre Angst allmählich überwinden.

DIE FUSSREFLEXZONENMASSAGE – HEILUNG DURCH DIE FÜSSE

Ungefähr zur Jahrhundertwende entdeckten amerikanische Ärzte, daß sich auf der Haut der beiden Fußsohlen Druckpunkte befinden, die dem ganzen Körper entsprechen. Massiert man zum Beispiel den Druckpunkt Magen, dann regt man damit auch das Organ Magen an. Es hat sich herausgestellt, daß Fische besonders gut auf diese Fußreflexzonenmassage reagieren. Daher sollten sie täglich wenigstens zehn Minuten ihre Füße massieren. Es gibt auch Fußreflexzonenmasseure, in aller Regel Heilpraktiker, die sich auf diese Methode spezialisiert haben.

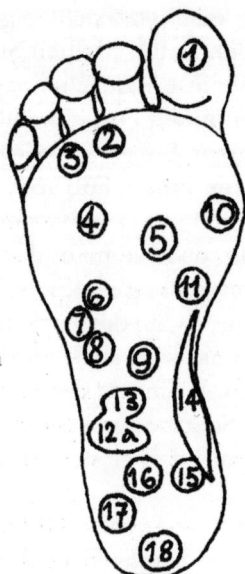
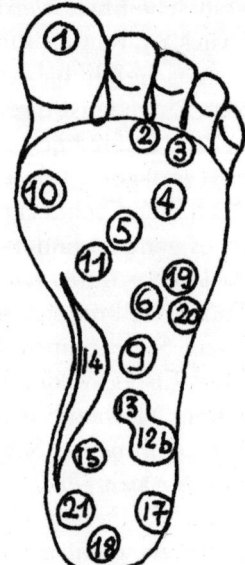

1 Gehirn
2 Augen
3 Ohr
4 Lunge
5 Thymusdrüse
6 Bauchspeicheldrüse
7 Leber
8 Gallenblase
9 Niere
10 Schilddrüse
11 Magen
12 a, b und 13 Dickdarm
14 Wirbelsäule
15 Blase
16 Blinddarm
17 Knie
18 Ischias
19 Herz
20 Milz
21 After

SAUNA UND SPORT

Fischemenschen sollten regelmäßig (ein- bis zweimal die Woche)
ihren Organismus dabei unterstützen, sich zu entschlacken. Am besten ist dafür die Sauna geeignet. Aber auch jeder Sport (zum Beispiel Jogging oder Kraftsport), der den Körper ins Schwitzen bringt,
ist günstig. Dadurch werden Schadstoffe ausgeschieden, das Lymphsystem entlastet und der Körper durch Schwitzen und anschließende
Flüssigkeitszufuhr belebt. Außerdem ist Sport eine gute Möglichkeit,
die beiden über Kreuz stehenden Energien Fische und Schütze einander näherzubringen. Alle erwähnten Aktivitäten sollten aber nie
unter dem Gesichtspunkt der Höchstleistung betrieben werden. Fischemenschen brauchen Zeit und das Gefühl, daß sie allmählich in
eine Tätigkeit hineinwachsen. Sie sollten sich immer wieder selbst
daran erinnern, daß sie sich durch ihr Leben behutsam und mit viel
innerer Anteilnahme und Aufmerksamkeit bewegen.

Auf der anderen Seite sprechen Fische auch auf Reiztherapien besonders gut an. Bei Sauna, Bürstungen, abwechselnd kalten und

heißen Wassergüssen wird der Organismus einer stärkeren Reizung ausgesetzt, um ihn regelrecht aufzuwecken. Dazu gehören auch verschiedene Körpertherapien, wie z.B. das Rolfing.

LYMPHDRAINAGE

Lymphdrainage wird von bestimmten Ärzten, Heilpraktikern oder ausgebildeten Masseuren durchgeführt. Dabei wird die ödematös aufgeschwemmte bez. gestaute Lymphflüssigkeit wieder gleichmäßig im Körper verteilt. Diese Methode empfiehlt sich bei Lymphstauungen, beispielsweise nach einer Operation.

CHIROPRAKTIK

Der Chiropraktiker löst verklemmte Wirbel oder eine verklemmte Bandscheibe durch einen plötzlichen Ruck oder Zug. Dabei werden die Wirbel aus ihrer verkeilten Lage kurz befreit und können ihre natürliche Lage einnehmen.

KÖRPERTHERAPIE UND MASSAGE

Zwischen Fische (Füße) und Schütze (Oberschenkel, Hüfte, Kreuz) besteht eine quadratische Spannung, die bei Fischemenschen zu einer Anfälligkeit für Haltungsschäden, Hüftleiden, Krampfadern etc. führt. Fischemenschen sollten sich daher generell viel bewegen und gymnastische Übungen durchführen. Regelmäßige Ganzkörpermassagen gehören ebenfalls zu ihrem Gesundheitsprogramm. Sogar sich alle paar Jahre einer Körpertherapie zu unterziehen, ist für Fische kein Luxus, sondern eine vorbeugende Gesundheitsmaßnahme. Bei Symptomen im Kreuz-, Becken- und Oberschenkelbereich ist der Gang zum Körpertherapeuten ohnehin obligatorisch. Eine Übersicht über die verschiedenen Körpertherapien findet sich in Lukoschik/Bauer »Die richtige Körpertherapie«.

FLEXIBILITÄT DER FÜSSE

Diese Übung entstammt einem Übungsprogramm der Feldenkrais-Methode. Bei täglichem Training kann man damit die Sensibilität der Füße erhöhen und wirkt – nach dem Analogieprinzip – damit positiv auf die Körper-Seele-Geist-Einheit des Fischemenschen.

Anleitung

Sitzen Sie auf der äußeren Kante eines Stuhles. Die Füße stehen parallel und flach auf dem Boden. Lassen Sie sich für die Übungen viel Zeit.

Heben Sie ganz langsam den vorderen Teil Ihres rechten Fußes (Zehen und Ballen). Gehen Sie dann zur Ausgangsposition zurück.

Heben Sie jetzt genauso langsam die rechte Ferse vom Boden und setzen Sie sie dann wieder auf den Boden auf.

Heben Sie dann den vorderen Fuß, gehen Sie dann zur Ausgangsposition und heben Sie dann sofort den hinteren Teil Ihres Fußes und gehen Sie dann wieder zur Ausgangshaltung zurück.

Pausieren Sie eine Zeit lang.

Verfahren Sie genauso mit Ihrem linken Fuß.

Nach einer Pause heben Sie die innere Kante Ihres rechten Fußes und dann die äußere Kante Ihres rechten Fußes.

Heben Sie dann die innere und äußere Kante abwechselnd.

Verfahren Sie nach einer Pause genauso mit Ihrem linken Fuß.

Nach einer längeren Pause schieben Sie Ihren rechten Fuß ungefähr 20 Zentimeter nach vorne und heben Sie die Fußspitze vom Boden ab. Führen Sie dann mit Ihrer Fußspitze eine kreisende Bewegung durch.

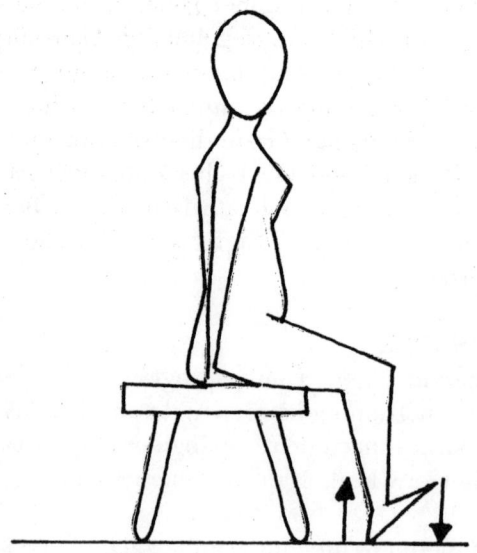

Pausieren Sie
Machen Sie die gleiche Bewegung mit Ihrem linken Fuß.
Gönnen Sie sich zum Schluß eine ausgedehnte Pause.

Was die Chinesische Medizin empfiehlt

Die chinesische Medizin, die von Yin und Yang ausgeht, achtet auf das Ungleichgewicht dieser Kräfte und versucht, es durch Akupunktur, Akupressur und natürliche Heilmittel wieder auszugleichen.

So unterscheidet sie bei Hüft- und Rückenproblemen, ob das Yang stärker ist als das Yin oder umgekehrt. In astrologischer Sprache übersetzt bedeutet ein Übergewicht des Yang ein zuviel an positiver Schützeenergie (Feuer). Dies kann der Fall sein, wenn der Fischemensch einen betonten Schützeeinfluß in seinem Horoskop aufweist. Dabei sind weitere Symptome heiße Füße und ein eher geringer und konzentrierter Harn.

Die folgenden Akupressurpunkte schaffen Erleichterung, müssen aber von einem Fachmann durch weitere Punkte — besonders bei akuten Schmerzen — unterstützt werden.

NI 3 Taixi
NI 10 Yingu
BL 23 Shenshu

Handelt es sich dagegen um ein Übergewicht an Yin (also der negativ gepolten Fischeenergie), dann wird das Yang (das Feuer des Schützezeichens) von der Wasserenergie gelöscht und muß gestärkt werden. Begleitende Symptome sind dabei kalte Extremitäten, besonders die Füße, eine Kälteempfindlichkeit des Rücken- und Lendenbereiches und reichlicher, heller Harn.

Die chinesische Akupressur und Akupunktur empfiehlt die Stimulation der Punkte:

NI 7 Fuliu
DU 4 Mingmen

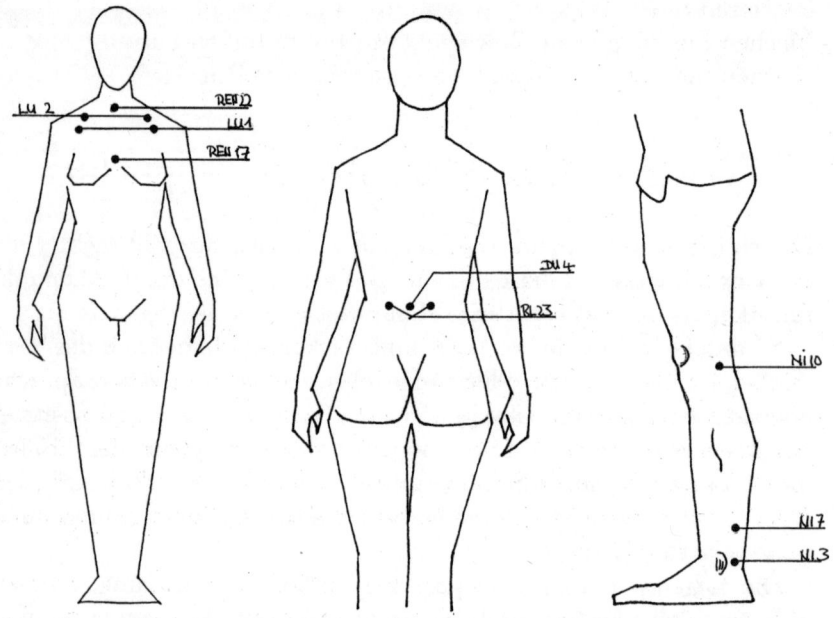

Auch bei asthmatischen Beschwerden unterscheidet der chinesische Heiler ein Übergewicht an Yin oder an Yang als Ursache. Dominiert das Yang (die positiv geladene Zwillingsenergie), dann nimmt der Fischetyp zuviel Energie (Luft) auf und gibt zuwenig wieder ab. Er muß daher zunächst einmal lernen, den Vorgang des Ausatmens aktiv zu gestalten, also die Atemluft willkürlich wieder auszustoßen.

Als Akupressurpunkte sollen folgende Punkte sediert (über eine längere Zeit einen bestimmten Körperpunkt gleichmäßig drücken) werden:

Lu 1   Zhongfu
Lu 2   Yunmen
REN 17 Shanzhong
REN 22 Tiantu

330

Biochemische Mittel (Schüsslersalze)

Fischen wird allgemein Silicea verabreicht. Die sogenannte »Heiße Sieben« wird bei Allergien und Asthma empfohlen. Dabei werden zehn Tabletten Magnesium phosphoricum D6 in einem Glas mit heißem Wasser unter mehrmaligen Umrühren (Holzlöffel, kein Metall!) eingenommen.

Die Apotheke der Natur

Bei Fußbeschwerden reibe man die Füße täglich mit Johanniskrautöl ein. Auch für einen vorübergehenden Schwächezustand ist dieses Öl hervorragend geeignet. Bei Asthma oder allgemeinen Atembeschwerden wird zu einer Teemischung aus Thymiankraut und Sonnentaukraut geraten. Zur Schleimverdünnung bei Asthma zeigen auch die Heilkräuter Huflattich, Senegawurzeln und Primula eine sehr gute Wirkung.

Astrologische Differenzierungen

In diesem Kapitel ist vom Fisch, Fischetypus beziehungsweise Neptuntypus und seinen Symptomen die Rede. Dabei handelt es sich nicht automatisch um Menschen, die im Abschnitt der Fische (19. Feburar bis 20. März) geboren sind und damit eine Fische-Sonne in ihrem Horoskop besitzen. Es ist möglich, daß ein Individuum mit einer Fische-Sonne keines der typischen Fischesymptome aufweist, weil in seinem Horoskop eine andere Energie stärker ausgeprägt ist. Genauso kann ein Individuum mit einem ganz anderen Sonnenzeichen einzelne, hier erwähnte typische Fischesymptome für sich als zutreffend erkennen.

Die nach dem Polaritätsgesetz bestehende Opposition beziehungsweise Quadratur verstärkt sich, wenn in einem Horoskop mit starker Fischebetonung noch folgende Konstellationen auftreten:

Aszendent Jungfrau, Schütze oder Zwillinge
Mond in Jungfrau, Schütze oder Zwillinge
Aspekte (Opposition, Quadratur und Konjunktion) zwischen den Planeten Sonne, Neptun, Merkur und Jupiter
Außerdem führt jeder Transit zwischen diesen Planeten zu einer erhöhten Bereitschaft für die hier aufgeführten Symptome.

DIE LEBER —
EIN GIGANTISCHES
CHEMISCHES LABOR

Sucht man in den verschiedenen Astrologiebüchern nach der astromedizinischen Einordnung der Leber, macht man eine erstaunliche Entdeckung: In manchem Opus ist sie gar nicht erwähnt. In anderen wird sie zwar aufgeführt, jedoch besteht große Verwirrung bezüglich ihrer Zuordnung. So wird sie häufig der Jungfrau, gelegentlich dem Skorpion und auch dem Schützen oder seinem Herrscher, dem Jupiter, unterstellt.

Studiert man Funktionsweise und Aufgabe dieses Organs genauer, entdeckt man dessen ungeheure Vielseitigkeit: In der Tat, die Leber läßt sich nicht ohne weiteres nur einem einzigen Tierkreiszeichen unterordnen.

Eigentlich ist die Leber eine Anhangdrüse des Darms und damit eindeutig ein »Jungfrau-Organ«. Sie wiegt bei einem erwachsenen Menschen etwa eineinhalb Kilogramm und liegt rechts im Oberbauch, reicht aber mit ihrem linken Lappen weit nach links hinüber. Ihre obere Fläche schmiegt sich dem Zwerchfell an, mit dem sie hinten teilweise verwachsen ist. Sie wird durch die Leberarterie mit Blut versorgt. Auch die Hauptfunktion der Leber, nämlich Nahrungsverwertung, macht dieses Organ zu einem Anhang des Jungfrauzeichens: Über die Pfortader wird ihr von den Baucheingeweiden venöses Blut zugeleitet. Es enthält einfache Zucker und Aminosäuren, die bei der Verdauung im Darm entstehen. In der Leber selbst befinden sich die sogenannten Leberläppchen, Minilabore, die alle Stoffe, die ankommen, verarbeiten. Aus diesen Bausteinen kann der Organismus körpereigene Eiweiße, z.B. Hormone, Enzyme oder Blutgerinnungsfaktoren, herstellen.

Der Leber obliegen jedoch auch andere Funktionen. So spielen die erwähnten Leberläppchen eine eminent wichtige Rolle bei der Entgiftung. Für den Körper schädliche Stoffe werden von ihnen nämlich inaktiviert und können dann über die Nieren ausgeschieden werden. Übernimmt damit die Leber nicht eindeutig Aufgaben, die zum Funktionskreis des Skorpions gehören?

Ein dritter wichtiger Vorgang in der Leber ist die Produktion von Gallenflüssigkeit, die zur Fettverdauung im Zwölffingerdarm benötigt wird. Damit wird die Primärverdauung im Zwölffingerdarm angesprochen, ein Vorgang, der eigentlich dem Krebszeichen zugeordnet ist. Pro Tag sondert die Leber 600 bis 800 Milliliter Galle ab. Diese Gallenflüssigkeit ist ein Giftstoff, der tödlich wirken würde, gelänge er ins Blut. Man sagt auch, die Galle sei »die Kloake« der Leber. Gemeint ist damit, daß der Gallenfluß die Leber von Giftstoffen befreit. Ohne diese »Transformation« von Giftstoffen in Galle würde sich der Organismus selbst vernichten. Das wiederum ist ein eindeutiger Hinweis darauf, daß die Leber doch dem Skorpion zuzuordnen ist.

Die Leber ist gleichzeitig auch ein gewaltiger Blutspeicher und gelangt dadurch in Beziehung zum Löwezeichen. Außerdem ist sie für die gesamte Vitalität eines Menschen verantwortlich. Damit besteht ein deutlicher Bezug zur Widderenergie. Man sagt zum Beispiel, daß Müdigkeit oder Erschöpfung der »Schmerz der Leber« sei. Die Leber selbst schmerzt nicht, denn sie wird nicht mit Nerven versorgt und kann daher bei Erkrankungen keine Schmerzsignale an das Bewußtsein senden. Das menschliche Individuum ist somit völlig auf sekundäre Symptome wie die erwähnte Müdigkeit oder auf den Druckschmerz einer Leberschwellung angewiesen.

Die chinesische Medizin macht die Leber für den harmonischen Fluß der Energien verantwortlich. Daher läßt sich sagen, daß dieses Organ auch eine Beziehung zum Waagezeichen hat. Sie beeinflußt jedoch auch die Muskeln und Sehnen. Ein Mensch, der zu häufigen Muskelkrämpfen neigt, besitzt z.B. eine überaktive Leber.

Nun kommt der Leber aber auch eine eminent wichtige Rolle bei der Emotionalität eines Menschen zu. Insbesondere offensive Gefühle wie Wut, Frustration und Aggression sind unmittelbar mit der Leber verbunden. Man kann durchaus sagen, daß die häufigsten Leberstörungen mit unausgelebten Emotionen zusammenhängen. Individuen mit einer gestauten Leber sind sehr empfindlich, manchmal regelrecht allergisch. Ihnen wird alles zu viel: Lärm, Menschen, Licht, Zuneigung oder Streß. Sie reagieren bereits bei einer Kleinigkeit mit einem überproportionalen, manchmal sogar cholerischen Ausbruch.

Über solche Menschen sagt man auch, ihnen sei »eine Laus über die Leber gelaufen«, und deutet damit ihre geringe Belastbarkeit an.

Betrachtet man die verschiedenen Aufgaben und Funktionen der Leber, so ist es nicht verwunderlich, daß die astrologische Medizin keine feste Zuordnung zwischen der Leber und einem einzigen Tierkreiszeichen vollzogen hat. Der Heilkundige muß daher die Leber bei allen Symptomen und bei all seinen Überlegungen im Auge behalten. Unabhängig von der Art der Störung ist davon auszugehen, daß die Leber stets beteiligt ist.

Gleich dem Herzen stellt sie ein eigenes Zentrum dar, welches das gesamte psycho-physische Befinden trägt und beeinflußt. Wenn die Leber nicht mehr funktioniert, ist der Organismus unweigerlich am Ende. Wie der Magen und der Darm versorgt sie den Organismus mit Leben und sorgt wie die Ausscheidung dafür, daß der Körper entgiftet wird. Gleich den Nieren übernimmt sie ausgleichende Funktionen, steuert, einem emotionalen Zentrum ähnlich, die Gefühle und beeinflußt die gesamte Vitalität.

WAS MAN ZUR STÄRKUNG DER LEBER TUN KANN

Das Wichtigste für eine »gestreßte« Leber ist Ruhe und Schlaf. Dabei erholt sich dieses Organ von selbst. Heiße, feuchte Leberwickel unterstützen den Genesungs- und Vitalisierungsprozeß. Wichtig ist auch, daß man die Leber schont, indem man wenig ißt; am günstigsten sind kleinere Portionen. Bei der Nahrungsauswahl sollte man darauf achten, yang-haltige Speisen (gebackene und fette Nahrungsmittel, Alkohol und Kaffee) ganz zu meiden und dafür Vitamin-B-haltige Speisen zu sich zu nehmen (z.B. Hefepasten). Auch schwefelreiche Nahrungsmittel, zu denen Kohl, Feigen, Spinat, Wasserkresse, Kokosnuß und Mandeln zählen, kräftigen die Leber. Ebenso wirken Bitterstoffe wie Löwenzahn, Enzian, Tausendgüldenkraut und Wermut.

Zusätzlich kann man folgende Akupunkturpunkte sedieren. Damit ist eine kontinuierliche, allmählich stärker werdende Druckausübung mit einem Finger gemeint.

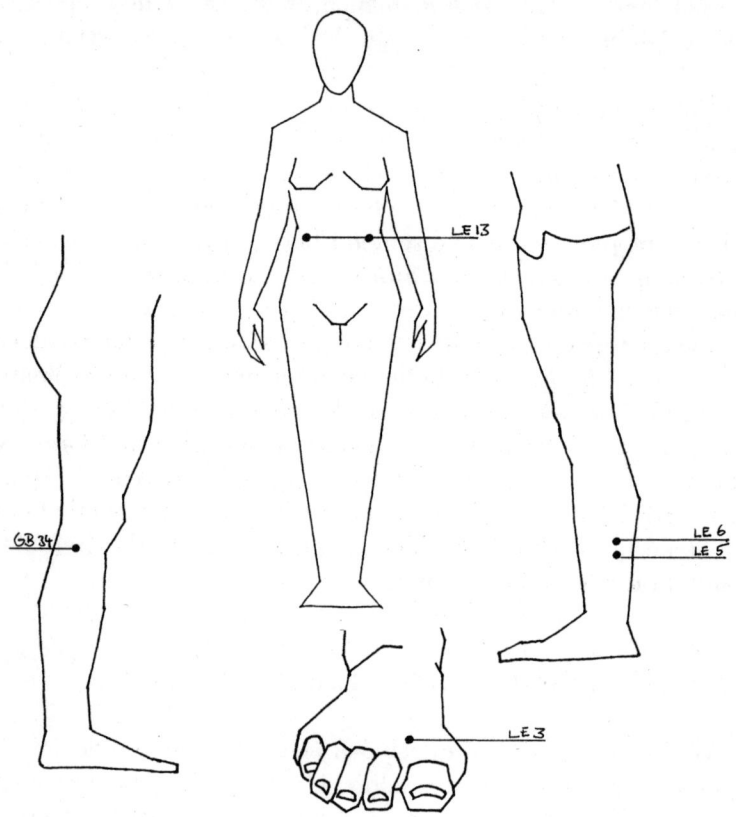

Le 3   Taichong
GB 34 Yanglingquan
LE 13 Zhangmen
LE 5   Ligou
LE 6   Zhongdu

BIOCHEMISCHE MITTEL (SCHÜSSLERSALZE)

Das Lebermittel der Biochemie ist Kalium sulfuricum D6. Ein Kriterium für dieses Mittel ist unter anderem ein übermäßiges Frischluftbedürfnis. Ansonsten empfiehlt sich eher die Einnahme von Natrium sulfuricum D6.

DIE CHINESISCHE MEDIZIN

Bevor die Akupunktur näher erörtert wird, ist es nötig, die chinesische Medizin vorzustellen. In der Öffentlichkeit ist sie zumeist nur durch ihre angeblich spektakulären Erfolge mit Hilfe von Nadeln, also der Akupunktur, bekannt. Erst in allerjüngster Zeit berichten Medien über die chinesische Medizin als Ganzes. Verblüfft hört man, daß die Akupunktur nur eine von vielen Heilmethoden ist. Insgesamt gibt es acht unterschiedliche Stufen.

1. Stufe: Tao und Meditation
2. Stufe: Körper- und Atemübungen wie z.B. Qi-Gong
3. Stufe: Ernährung
4. Stufe: Astrologie
5. Stufe: Geomantie
6. Stufe: Massage und Akupressur
7. Stufe: Kräuterkunde
8. Stufe: Akupunktur

Um diese Hierarchie zu verstehen, muß man allerdings wissen, daß der Heiler im alten China eine ganz andere Rolle innehatte als ein Arzt heute bei uns oder auch – in der Zwischenzeit – im modernen China. Einst lebte der Arzt in der Dorfgemeinschaft und wurde solange von den anderen bezahlt – man höre! –, solange man nicht krank war. Dafür war es seine Aufgabe, täglich mit allen zu meditieren (Stufe 1) und Körperübungen durchzuführen (Stufe 2). Außerdem galt sein Rat bei der Auswahl, dem Anbau und der Ernte von Nahrungsmitteln. Des weiteren berichtete er über bestimmte positive und kritische, die Gesundheit bedrohende, Gestirneinflüsse (4. Stufe) und half durch sein Wissen über die Erdstrahlungen bei der Auswahl von Wohn- und Schlafplätzen mit. Soweit beruhte die medizinische Heilkunst auf einer reinen Prophylaxe. Dazu gehörte auch, daß der

Arzt ähnlich einem modernen Psychotherapeuten eingriff, wenn das psychische Klima in einer Familie krankheitsfördernd wurde. Versagten diese prophylaktischen Maßnahmen, traten die letzten drei Stufen in Kraft. Dann wurde massiert, bzw. mit Akupunktur behandelt, um das »Qi« oder die Körperenergie wieder richtig in Fluß zu bringen. Oder es kamen Heilkräuter zum Einsatz. Auch über die chinesische Heilkräuterkunde gibt es Bemerkenswertes zu berichten: Sie bestand und besteht auch heute noch nahezu stets aus einer Mischung vieler verschiedener Pflanzen, Mineralien und tierischer Stoffe wie z.B. Austernschalen oder einem Antilopenhorn. Diese Mischungen sind immer darauf ausgerichtet, das körperlich-seelische Gleichgewicht nicht durch die Gabe eines einseitigen Mittels noch mehr zu stören. Aber auch diese rein natürlichen Heilmittel gelten als ein »unnatürlicher« Eingriff von außen und stehen daher im medizinischen Modell an vorletzter Stelle. So ist auch der letzte Rangplatz für die Akupunktur zu verstehen. Eine Akupunktur besteht aus einem winzigen, kaum spürbaren und dennoch hocheffizienten Nadelstich in die Haut. Trotzdem betrachtet ihn die chinesische Medizin als einen Eingriff und stellt ihn daher an den Schluß, um ihn so von den natürlichen, prophylaktischen Heilmitteln zu unterscheiden. Mit Hilfe von Meditation lebt der gesunde Mensch in Einklang mit Gott, seine Körperenergien (das »Qi«) hält er durch Atemübungen in Fluß, und er richtet sich nach den Sternen mit Hilfe der Astrologie. Er achtet auf seine Ernährung, auf die Strahlungen der Erde und die Schwingungen zwischen den Menschen. Wird er krank, kommen die Stufen sechs bis acht zum Einsatz. Von diesen soll jetzt die Akupressur näher beschrieben werden.

GESUNDHEIT DURCH FINGERDRUCK

Schon immer behandeln Menschen Schmerzen und Verletzungen mit Hilfe einer natürlichen Akupressur. Wer Kopfschmerzen hat, sucht automatisch mit seinem Finger nach Stellen am Kopf und beginnt sie leicht zu drücken. Wer beim konzentrierten Sprechen seine Nasenwurzel reibt oder mit dem Daumen über seine Fingerkuppen streicht, nimmt völlig instinktiv eine Akupressurbehandlung vor. Das ursprüngliche medizinische Werkzeug des Menschen war die Hand.

Im alten China beließ man es nicht bei dieser instinktiven oder intuitiven Körperheilung. Man sagt, daß schon vor tausenden von Jahren Ärzte am Kaiserhof eine seltsame Entdeckung machten: Aus der Schlacht heimkehrende Krieger berichteten, daß durch eine neue, nur geringfügige Verletzung, ein bereits bestehendes, älteres Leiden plötzlich verschwand. Die chinesischen Ärzte erforschten die Ursache der eigenartigen Genesungen: Die Kunst des Nadelstechens – die Akupunktur – war geboren.

Bald erzielte man unglaubliche Heilerfolge – nur dadurch, daß man feine Nadeln an ganz bestimmten Körperpunkten einstach. Daß diese Methode darüberhinaus nahezu völlig schmerzfrei war, machte die Akupunktur als Heilmethode noch wertvoller und beliebter. Aber sogar die Nadeln waren oft überflüssig: Allein ein bestimmter Druck mit der Fingerkuppe oder dem Handballen am richtigen Körperpunkt hatte eine vorbeugende und schmerzlindernde Wirkung. Diese Entdeckung wiederum war die Geburtsstunde der Akupressur.

Die Akupressur hat nicht nur vom Namen her eine sehr enge Beziehung zu ihrer großen medizinischen Schwester, der Akupunktur. Beide Verfahren bauen auf der Theorie besonderer »Energiepunkte« auf, die über die ganze Oberfläche des menschlichen Körpers netzartig verteilt sind und in Verbindung zu allen inneren Organen und deren Funktionen stehen. Der innere Organismus des Menschen hat eine äußere Entsprechung. Drückt, reibt oder erwärmt man diese Punkte, stimuliert man gleichzeitig die dazu gehörigen inneren Körperorgane. Manchmal liegen die Punkte nahe bei den entsprechenden Organen, aber genauso oft sind sie an völlig anderen Stellen des Körpers. Die Verbindungslinien der Punkte untereinander heißen Meridiane. Es gibt allerdings auch Punkte ohne Meridiane, die sogenannten Sonderpunkte.

Um eine irrige und weitverbreitete Vorstellung zurechtzurücken: Die Akupressur- oder Akupunkturpunkte sind keine Nervenenden, die unter der Haut liegen und über Nervenbahnen mit den Körperorganen verbunden sind! Es gibt überhaupt keine physiologisch nachweisbare Verbindung, was die Akupressur in der westlichen Medizin auch so schwer Anerkennung finden läßt. Es handelt sich um reine Energiepunkte und Energiebahnen. Allerdings sprechen heute feine physikalische Geräte auf die »Aku-Punkte« an und helfen bei der Lokalisierung.

Akupressur wirkt durch Reizung bestimmter Körperpunkte auf die Körperenergie. Wie schon in anderen Zusammenhängen erwähnt, heißt bei den Chinesen diese Energie »Qi«. Zusammen mit Ernährung, Luft, Wasser und Übungen setzt Akupressur das »Qi« frei, das im Hauptenergiezentrum des Körpers — es befindet sich zwei Zentimeter unterhalb des Nabels — liegt und von dort aus über die Meridiane den ganzen Körper durchströmt.

Die Chinesen kennen fünf Elemente: Holz, Feuer, Erde, Metall und Wasser. Diese Elemente sind eher metaphysische Begriffe, die aber durchaus eine praktische Relevanz besitzen. So wird zum Beispiel jedes Organ einem bestimmten Element zugeordnet. Das Herz ist ein Organ des Feuers, die Nieren sind dem Wasser zugeordnet, die Leber dem Holz, die Milz ist ein Erdorgan und den Lungen wird das Metall zugeordnet. Besitzt jemand zuviel Feuer, — was eine Überbelastung des Herzens bedeuten kann —, dann wird der Therapeut das Element Wasser mobilisieren, indem er die Nieren stimuliert, und so versuchen, das zu starke Feuer zu »löschen«. Vor einer medizinischen Behandlung durch Akupunktur oder Akupressur muß der Therapeut zunächst also den »Elementenspiegel« der einzelnen Organe »diagnostizieren«. In aller Regel erhält er die Angaben dafür durch das Horoskop, Puls- und Zungendiagnose, durch Befragen des Klienten, aber auch dadurch, daß er die entsprechenden Punkte auf ihre Empfindlichkeit hin testet; denn ist ein bestimmtes Organ nicht in Ordnung, dann reagieren auch bestimmte Meridianpunkte sensibler auf Berührung.

Während man für die Akupunktur-Behandlung im Sinne des »Qi« und der »Fünf-Elemente-Philosophie« einen Spezialisten braucht, kann jeder bei aufkommenden Körperbeschwerden eine Behandlung nach dem Prinzip der Akupressur selbst durchführen. Allerdings befinden sich manche Akupressurpunkte auf dem Rücken, so daß für ihre Behandlung ein Partner mit einbezogen werden muß.

DIE PRAXIS

Man benutzt die Daumenkuppe oder auch Zeige- oder Mittelfinger und übt einen sanften, aber durchaus festen Druck auf die Körperpunkte aus. Eine Schwierigkeit ist, den Grad des Druckes zu bestimmen. Natürlich hängt er vom Symptom und vom Zustand des Menschen ab. Aber es wird geraten den Druck so sehr zu intensivieren, daß eine Empfindung hervorgerufen wird, die zwischen Wohlgefühl und Schmerz liegt. Oft wird die Behandlung noch in der Weise differenziert, daß man die Akupressurpunkte tonifiziert oder sediert. Tonifizieren bedeutet eine rasche, rhythmische Akupressur mit der Fingerkuppe ähnlich einem sehr schnellen Klopfen (ca. 30 bis 60 Sekunden lang). Sedieren dagegen bedeutet, daß man über eine längere Zeit (ein bis zwei Minuten) einen bestimmten Körperpunkt gleichmäßig drückt.

Vor allem als vorbeugende Methode und als Energie mobilisierende Technik bietet die Akupressur gute Möglichkeiten der Selbst- und Partnerbehandlung. Man sollte dabei aber die Gefahr berücksichtigen, daß man – anstatt einen Spezialisten aufzusuchen – zu lange mit der falschen Methode an sich »herumdoktert«. Wie bei allen schwierigen und länger andauernden Beschwerden ist der Gang zu einem Heilpraktiker oder einem Arzt immer das einzig Richtige. Zum Schluß muß noch einmal darauf verwiesen werden, daß die Akupressur in der chinesischen Heilkunst nicht den ersten, sondern sogar den letzten Rang einnimmt. Ganz oben stehen Meditation und Atemübungen.

Das astro-medizinische Horoskop

Wer ein gezeichnetes oder gar ein vom Computer gedrucktes Horoskop betrachtet, wird von der mathematischen Genauigkeit regelrecht bestochen: Mißt der astrologische Tierkreis nicht genau 360 Grad, und ist er nicht exakt in 12 gleiche Abschnitte unterteilt? Werden die einzelnen Planetenpositionen nicht auf Minuten, ja Sekunden genau bestimmt und lassen sich nicht sogar Transite oder rhythmische Auslösungen auf den Tag und die Stunde exakt vorherbestimmen? Ein Laie oder ein Student der Astrologie muß einfach annehmen, daß die Astrologie mit mathematischer Genauigkeit in die Seelen der Menschen blicken kann und daß sie zugleich dem Schicksal immer einen Schritt voraus ist.

Die alltägliche Wirklichkeit eines Astrologen sieht allerdings völlig anders aus. In jedem Horoskop stecken so viele Informationen, daß genaugenommen alles möglich ist. Mit anderen Worten, die Mathematik erschlägt eher den Astrologen, als daß sie ihm zu verläßlichen Informationen verhelfen würde. Der Astrologe darf sich von der Magie der mathematischen Grundlagen nicht einfangen lassen. Sonst wird er blind für die Wirklichkeit. Er rechnet dann, anstatt zu erspüren und zu erahnen.

Auch das hier angeführte ASTRO-MEDIZINISCHE HOROSKOP darf nicht als objektiver, medizinischer Befund oder gar als Krankheitsdiagnose mißverstanden werden. Es ist als Sinnbild gedacht, das dabei helfen kann, sich und seine Anlagen zu erkennen. Dieses Horoskop ermöglicht eine Gewichtung der Zeichen, Planeten und Häuser unter astromedizinischen Gesichtspunkten. Es zeigt körperliche Schwachstellen auf. Es umkreist die »loci minoris resistentiae«, die Körperstellen, die für Symptome besonders anfällig sind. Mit diesem Horoskop soll man experimentieren, es aber nicht als Dogma betrachten.

Seite 344 zeigt das Horoskop von Ernst, wie es heute jeder entsprechend ausgerüstete Computer berechnen und zeichnen kann.

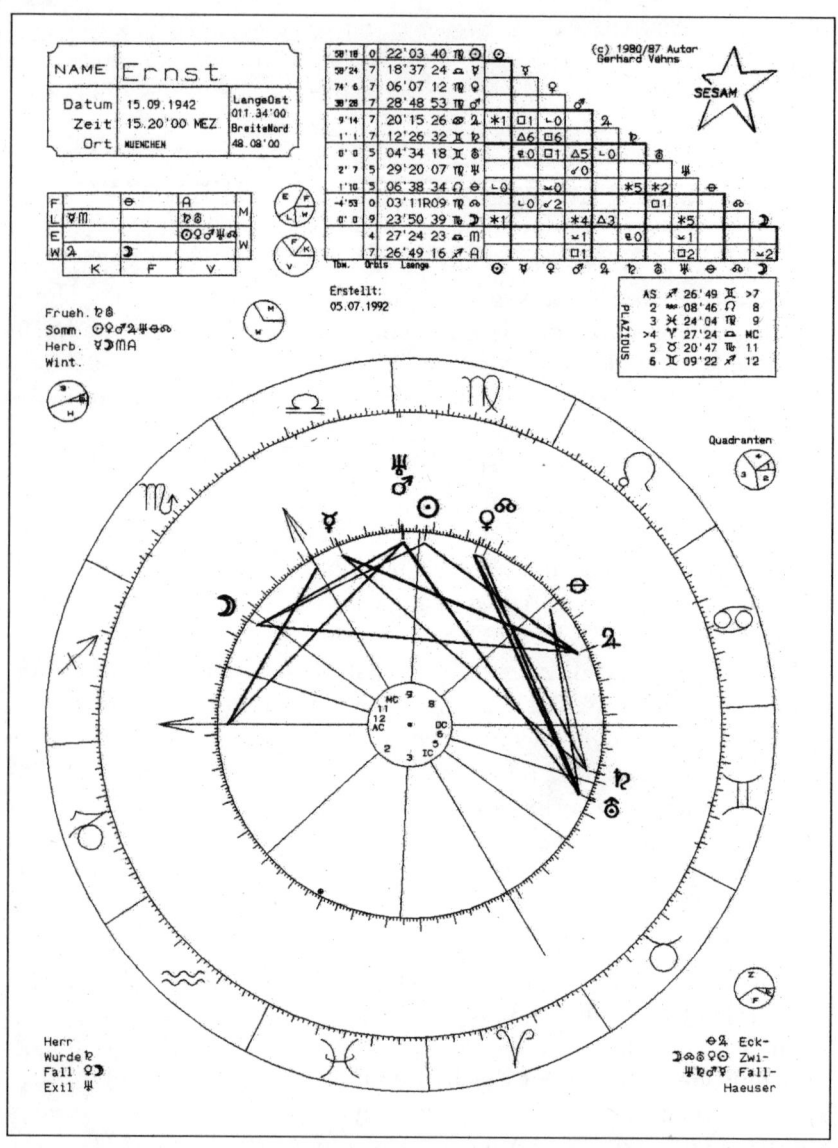

In der Abbildung auf Seite 345 sind die Planeten entsprechend ihrer Zeichen-Besetzung in das ASTRO-MEDIZINISCHE HOROSKOPSCHEMA eingetragen. (Informationen, wie man sein Geburtshoroskop erhält, befinden sich am Schluß dieses Kapitels.)

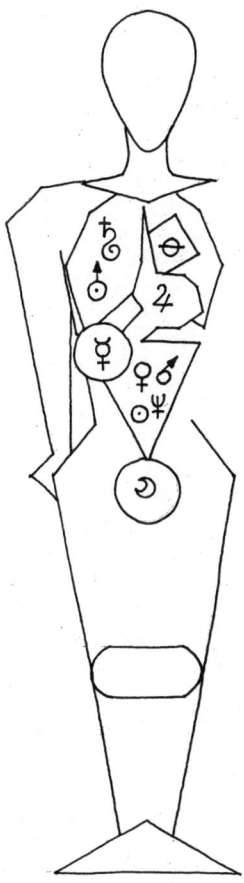

Vom Übertragen der Planeten in das astro-medizinische Horoskop-schema ist es nur ein kleiner Schritt, sich vorzustellen, die zehn Planeten seien tatsächlich im oder am Körper lokalisiert. Ernst beispielsweise könnte sich vorstellen, daß er die Sonne in seinem Unterbauch, genau in seinem Dünn- und Dickdarm trüge. Er könnte sich weiter fragen, was diese Sonne – eine in sich ruhende Quelle der Wärme, des Lichtes und der Lebenskraft – in seinem Unterbauch bewirken, wie er diese Energie nutzen und wie er vielleicht Störungen vorbeugen könnte. Auf die gleiche Art lassen sich alle Planetenkräfte unmittelbar körperlich erfahren.

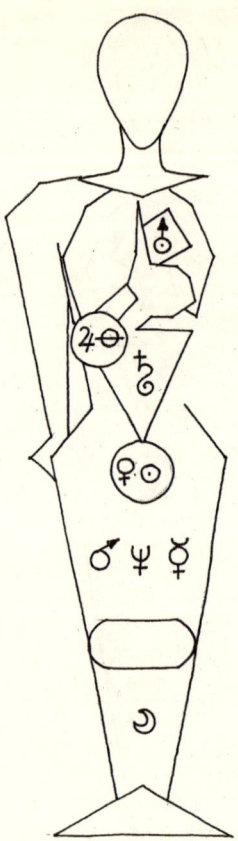

Der Unterschied zwischen den Abbildungen auf Seite 345 und oben liegt darin, daß einmal die Planeten in den ZEICHEN und einmal in den HÄUSERN als Grundlage genommen wurden. Beim Auffinden von Krankheitsdispositionen sollte man immer beide Zeichnungen berücksichtigen. Es gibt Individuen, deren Krankheitsdispositionen eher der ZEICHEN-Besetzung entsprechen und solche, deren Krankheitsdispositionen sich eher aus der HAUS-Besetzung ergeben.

Gemäß der Krankheitsgeschichte − oder besser − Symptomgeschichte hatte Ernst bis zu seinem dreißigsten Lebensjahr eher Symptome entsprechend seiner ZEICHEN-Besetzung. Bereits als Kind erkrankte er an einer doppelseitigen Lungenentzündung (Uranus, Saturn und DC in den Zwillingen), und auch später litt er mehrfach an

Bronchitis. Mit achtundzwanzig hatte er Nierenprobleme (Merkur in der Waage). Die Häufung von Planeten in der Jungfrau machte sich erst später bemerkbar. Seit seinem vierzigsten Lebensjahr klagt Ernst des öfteren über Verdauungsprobleme. Mit achtundvierzig machte sich bei ihm eine Prostatasymptomatik bemerkbar (Sonne und Venus im 8. Haus).

Man kann sagen, daß bei Ernst die Symptome nach »unten rutschen«, eine Tatsache, die in der ganzheitlich denkenden Gesundheitslehre häufig beobachtet wird. Auch die starke Besetzung des 9. Hauses (Mars, Merkur, Neptun) zeigte sich erst mit achtundvierzig als beidseitiger Leistenbruch. Der Mond im 11. Haus ist die Ursache für Schmerzen in den Unterschenkeln nach dem morgendlichen Aufstehen.

Daß sich eine Symptomatik von der ZEICHEN- zur HAUS-Besetzung entwickelt, läßt sich aber nicht generalisieren.

Ich benutze daher in der Praxis ein drittes Horoskopschema. In ihm werden nicht Planeten, sondern zahlenmäßige Gewichtungen eingetragen. Die Gewichtungen sind natürlich nicht exakt, sondern können nur als ungefähre Angaben gelten.

Gewichtungen

	Punkte
Sonne im Zeichen (männlich)	7
Sonne im Zeichen (weiblich)	6
Mond im Zeichen (weiblich)	7
Mond im Zeichen (männlich)	5
AC	6
IC	3
MC	2
DC	2
Herrscher von AC im Zeichen	2
Herrscher von AC im Haus	2

Die Häuser werden wie die Zeichen behandelt.
Das heißt, das 1. Haus entspricht dem Widder und das 12. den Fischen.

Sonne im Haus (männlich) 6
Sonne im Haus (weiblich) 5
Mond im Haus (weiblich) 6
Mond im Haus (männlich) 4
Für jeden weiteren Planeten (außer Sonne und Mond)
im Zeichen . . . . je 1
Für jeden weiteren Planeten (außer Sonne und Mond)
im Haus . . . . je 1

Des weiteren müssen auch die Transite berücksichtigt werden. Dabei bekommen langsam laufende Transite (Jupiter, Saturn, Uranus, Neptun und Pluto) drei Punkte. Die anderen Transite bekommen einen Punkt.

Fallbeispiel Ernst

	Punkte
Widder: IC	3
Stier:	0
Zwillinge: Uranus (1), Saturn (1), DC (2)	4
Krebs: Jupiter (1) + Herrscher von AC (2)	3
Löwe: Pluto (1)	1
Jungfrau: Sonne (7), Venus (1), Mars (1), Neptun (1)	10
Waage: Merkur (1), MC (2)	3
Skorpion: Mond (5)	5
Schütze: AC (6)	6
Steinbock:	0
Wassermann:	0
Fische:	0

Die Häuser

1. Haus/Widder: 0
2. Haus/Stier: 0
3. Haus/Zwillinge: 0
4. Haus/Krebs: 0
5. Haus/Löwe: Uranus (1) 1
6. Haus/Jungfrau: Saturn (1) 1
7. Haus/Waage: Jupiter (1), Pluto (1)
   + Jupiter ist Herrscher von AC (2). 4
8. Haus/Skorpion: Sonne (6), Venus (1) 7
9. Haus/Schütze: Mars (1), Merkur (1), Neptun (1) 3
10. Haus/Steinbock: 0
11. Haus/Wassermann: Mond (4). 4
12. Haus/Fische: 0

Die Punkte der sich entsprechenden Zeichen und Häuser werden zusammengezählt:

				Punkte
Widder	(3)	+ 1. Haus (0) ergibt	. . . .	3
Stier	(0)	+ 2. Haus (0) ergibt	. . . .	0
Zwillinge	(4)	+ 3. Haus (0) ergibt	. . . .	4
Krebs	(3)	+ 4. Haus (0) ergibt	. . . .	3
Löwe	(1)	+ 5. Haus (1) ergibt	. . . .	2
Jungfrau	(10)	+ 6. Haus (1) ergibt	. . . .	11
Waage	(3)	+ 7. Haus (4) ergibt	. . . .	7
Skorpion	(5)	+ 8. Haus (7) ergibt	. . . .	12
Schütze	(6)	+ 9. Haus (3) ergibt	. . . .	9
Steinbock	(0)	+ 10. Haus (0) ergibt	. . . .	0
Wassermann	(0)	+ 11. Haus (4) ergibt	. . . .	4
Fische	(0)	+ 12. Haus (0) ergibt.	. . . .	0

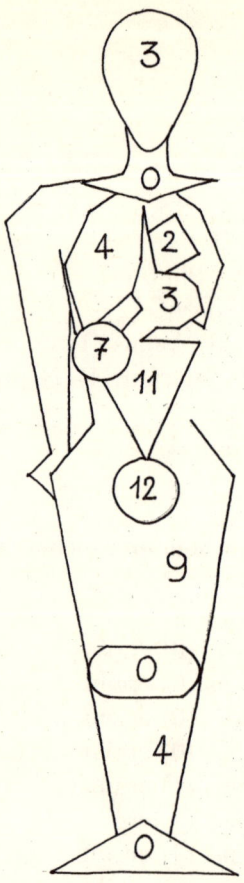

In dieser Abbildung erkennt man die Krankheitsgeschichte von Ernst deutlicher: Seine Schwachstellen sind die Nieren, der Darm, die Ausscheidungsorgane und die Hüften. Zugleich können auch seine Stärken aufgezeigt werden: Es sind dies der Hals und die Schultern, sein Herz, der Magen, die Knie und die Füße. An keinem dieser Körperabschnitte erkrankte Ernst bis heute, seinem zweiundfünfzigsten Lebensjahr. Zu erwähnen ist noch, daß Ernst als Kind eine Gehirnerschütterung hatte. Dies läßt sich jetzt durch die Besetzung des Widderabschnittes Kopf erklären.

Zur exakten Bestimmung einer Krankheitsgeschichte, insbesondere ihrer zeitlichen Auslösung, müssen auch die Aspekte der Planeten und die laufenden Transite berücksichtigt werden. Diese Darstellung und Erläuterung würde allerdings den Rahmen dieses Buches sprengen.

ANMERKUNG: Beim Verfasser kann man gegen Vorausbezahlung von DM 20,– ein vierfarbiges Geburts-Horoskop bestellen. Bitte Name, Adresse, Geburtstag, genaue Geburtszeit (beim Standesamt des Geburtsortes erfragbar) und Geburtsort (bei kleinen Orten nächste große Stadt) angeben.

ADRESSE: Erich Bauer
              Postfach 221115
              80501 München

ASTROMEDIZINISCHE TABELLE
(FÜR DEN PERSÖNLICHEN GEBRAUCH)

Punkte

Widder   ( ) + 1. Haus ( ) ergibt . . . .

Stier   ( ) + 2. Haus ( ) ergibt . . . .

Zwillinge   ( ) + 3. Haus ( ) ergibt . . . .

Krebs   ( ) + 4. Haus ( ) ergibt . . . .

Löwe   ( ) + 5. Haus ( ) ergibt . . . .

Jungfrau   ( ) + 6. Haus ( ) ergibt . . . .

Waage   ( ) + 7. Haus ( ) ergibt . . . .

Skorpion   ( ) + 8. Haus ( ) ergibt . . . .

Schütze   ( ) + 9. Haus ( ) ergibt . . . .

Steinbock   ( ) + 10. Haus ( ) ergibt . . . .

Wassermann ( ) + 11. Haus ( ) ergibt . . . .

Fische   ( ) + 12. Haus ( ) ergibt . . . .

ASTROMEDIZINISCHES HOROSKOPSCHEMA
(FÜR DEN PERSÖNLICHEN GEBRAUCH)

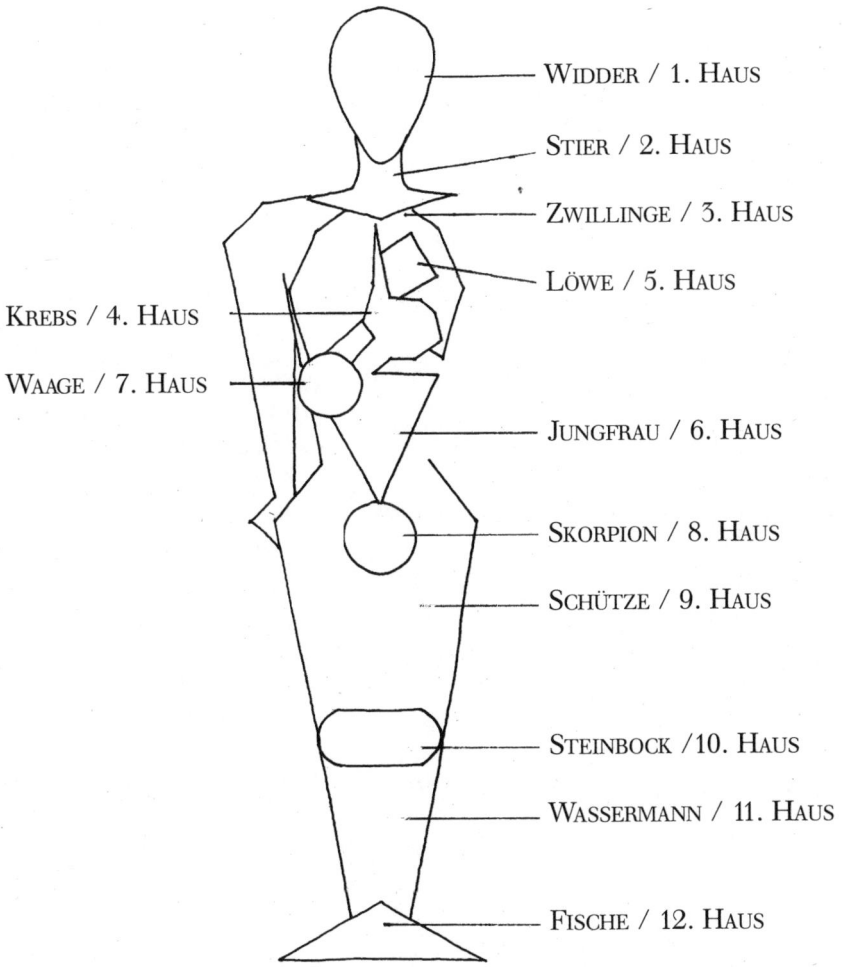

WIDDER / 1. HAUS

STIER / 2. HAUS

ZWILLINGE / 3. HAUS

LÖWE / 5. HAUS

KREBS / 4. HAUS

WAAGE / 7. HAUS

JUNGFRAU / 6. HAUS

SKORPION / 8. HAUS

SCHÜTZE / 9. HAUS

STEINBOCK / 10. HAUS

WASSERMANN / 11. HAUS

FISCHE / 12. HAUS

LITERATURVERZEICHNIS

Psychologische und medizinische Literatur

Bersin, D.Z./Bersin, K.Z./Reese, M.: Relaxercise. Harper & Row, San Francisco (1989)

Binder, W.: Klassische Akupunktur. Naturmedizin, München (1984)

Boyesen, G.: Über den Körper die Seele heilen. Eine Einführung. München (1987)

Boyesen, G. + M.: Biodynamik des Lebens. Essen (1988)

Dethlefsen, T.: Schicksal als Chance. Goldmann, München (1979)

Dethlefsen, T./Dahlke, R.: Krankheit als Weg. Goldmann, München, (1991/7)

Diamond, M.: Fit fürs Leben. Goldmann, München (1992)

Dröscher, V.B.: Weiße Löwen müssen sterben – Spielregeln der Macht im Tierreich. Rasch und Röhrig (1989)

Faller, A.: Der Körper des Menschen. Thieme, Stuttgart (1980/9)

Freud, S.: Drei Abhandlungen zur Sexualtheorie. in: Studienausgabe Bd. IV: Psychologische Schriften, Frankfurt/M. (1970)

Gach, M.: Aku-Yoga, Gesundheit durch freien Fluß der Lebenskräfte. Ein praktisches Übungsbuch. München (1985)

Geba, B.H.: Das Atembuch. Berlin (1976)

Gerken, S.: Core Energetik. Zentrum Deiner Lebenskraft. Essen (1988)

Grof, S.: Geburt, Tod und Transzendenz. München (1985)

Johnson, D.: Rolfing und die menschliche Flexibilität. Essen (1980)

Jung, C.G.: Psychologie und Alchemie. Zürich (1952)

Jung, C.G.: Der Mensch und seine Symbole. Freiburg (1968)

Junius, Manfred M.: Praktisches Heilbuch der Pflanzen-Alchemie. Ansata, Interlaken (1982)

Kofler, L.: Die Kunst des Atmens. Kassel, (1977/25)

Kunz, K. und B.: Das große Buch der Reflexzonenmassage. Selbstbehandlung an Hand und Fuß. Genf (1987)

Lowen, A. und L.: Bioenergetik für jeden. Das vollständige Übungsbuch. München (1988/10)

Lowen, A.: Bioenergetik. Therapie der Seele durch Arbeit mit dem Körper. Bern, München, Wien (1987)

Lucas, H.: Das neue Gesundheitsbuch. Südwest, München (1988)

Luckoschik, A./Bauer, E.: Die richtige Körpertherapie. München (1989)

Netolitzky, H.: Innere Medizin in Frage und Antwort. Thieme, Stuttgart (1984/4)

Pahlow, M.: Heilpflanzen. Gräfe und Unzer, München (1992)

Petzold, H. (Hrsg.): Psychotherapie und Körperdynamik. Verfahren psycho-physischer Bewegungs- und Körpertherapie. Paderborn (1977/2)

Petzold, H. (Hrsg.): Die neuen Körpertherapien. Paderborn (1978)

Reich, W.: Die Entdeckung des Orgons. Köln (1987)

Reich, W.: Charakteranalyse. Fischer, Frankfurt/M. (1973)

Rogler, A.: Kräutersegen. Cura, Wien/München

Schwind P.: Alles im Lot. Körperliches und Seelisches Gleichgewicht durch Rolfing. München (1986)

Sieczka, H.G.: Bodywork. Körper- und Atemübungen. Ulm (1988)

Stadtlaender, C.: Selbstmassage. Düsseldorf (1985)

Tepperwein, K.: Die Botschaft Deines Körpers. Carval, Triesen (1984)

Thie, J.F.: Touch for Health. Princeton, U.S.A. (1979)

Walter, J.: Die heilende Kraft des Atmens. München (1987)

Weise, O.D.: Harmonische Ernährung. Smaragdina, München, (1990)

Weiss, H./Benz, D.: Auf den Körper hören. Hakomi-Psychotherapie. Eine praktische Einführung. München (1987)

Astrologische Literatur

Akron: Im Lichte der Sonne. Hugendubel, München (1990)

Arroyo, S.: Astrologie, Karma und Transformation. Hugendubel, München (1980)

Arroyo, S.: Astrologie, Psychologie und die vier Elemente. Kailash, München (1985/3)

Bauer, E.: Der Tierkreisführer. Heyne, München (1991)

Boot, M.: Das Horoskop. Knaur, München (1989)

Braunger, G.: Lehrbuch der Astromedizin. Hugendubel, München (1984/2)

Büdeler, W.: Faszinierendes Weltall. Deutsche Verlagsanstalt, Stuttgart (1981)

Celestial Guide, Quicksilver Productions, P.O. Box 340, Ashland, OR 97520, USA

Cunningham, D.: Moonsigns. Der Einfluß des Mondes auf unser Leben. Knaur, München (1992)

Crowley, A.: Astrologik. Sphinx-Verlag, Basel (1976)

Döbereiner, W.: Astrologische Lehr- und Übungsbücher. Bd. 1–6, Hugendubel, München

Ebertin, Reinhold: Sterne helfen heilen. Bauer, Freiburg (1981)

Ebertin, Reinhold: Anatomische Entsprechungen der Tierkreisgrade. Ebertin, Aalen (1976)

Ebertin, Reinhold: Kombination der Gestirneinflüsse. Bauer, Freiburg

Fassbender, U.: Intuitive Astrologie. Urania-Verlag, München (1985)

Fuchs, E./Gubela, U.: Astromineralogie. Heyne, München (1988)

Goodman, L.: Astrologie – Sonnenklar. Hugendubel, München (1969)

Greene, L.: Saturn. Hugendubel, München (1981)

Greene, L./Sasportas, H.: Entfaltung der Persönlichkeit. Hugendubel, München (1988)

Hand, R.: Planet in Transit. Para-Research, Inc. (1981/7)

Hürlimann, G.I.: Astrologie. Novalis-Verlag, Schaffhausen (1983)

Huibers, J.: Gesund sein mit Metallen. Aurum Verlag, Freiburg i. Br. (1981/2)

Karrer, I.: Tierkreis und Jahreslauf. Sphinx, Basel (1985)

Kess, R.: Mit den Sternen zur richtigen Therapie. Knaur Ratgeber, München (1991)

Knappich, W.: Geschichte der Astrologie. 2. Auflage, Klostermann, Frankfurt am Main (1988)

Mann, A.T.: Astrologie und Heilkunst. Aquamarin, Grafing/München (1991)

Matz, Franz: Astrologische Konstellationen und Aspekte als Teil universeller Ganzheitstherapie. Sommer, Teningen (1990)

Mertz, B.A.: Das Horoskop. Ebertin-Verlag, Freiburg, (1984)

Mertz, B.A.: Astrologie. Falken-Verlag, Niederhausen (1979)

Mertz, B.A.: Das Handbuch der Astromedizin. Ariston, Genf (1991)

Meyer, H.: Psychosomatik und Astrologie. Hugendubel, München (1992)

Nessler, Friedrich: Astrologische Naturheilkunde. Wiesbadener Buchhandelsgesellschaft, Wiesbaden (1983)

Orban, P.: Astrologie als Therapie. Kailash, München (1986)

Paungger, J./Poppe, T.: Vom richtigen Zeitpunkt. Hugendubel, München (1991)

Riemann, F.: Lebenshilfe Astrologie. Verlag J. Pfeiffer, München (1976)

Ring, T.: Tierkreis und menschlicher Organismus. Ebertin, Freiburg i.B. (1979)

Ripota, P.: Astromedizin. Gesundheit aus den Sternen. Mosaik Verlag, München (1986)

Roscher, M.: Das Astrologie-Buch. Knaur Esoterik, München (1989)

Roscher, M.: Der Mond. Hugendubel, München (1986)

Roscher, M.: Venus und Mars. Droemer, München (1988)

Rudhyar, D.: Astrologie der Persönlichkeit. Hugendubel, München (1979)

Rudhyar, D.: Das astrologische Häusersystem. Hugendubel, München (1981)

Sasportas, H.: Astrologische Häuser und Aszendenten. Knaur Esoterik, München (1987)

Schulmann, M.: Karmic Astrology. Samuel Weiser, New York (1978)

Weiss, J., C.: Horoskopanalyse I und II. Edition Astro-Terra (1986)

Weiss, J., C./Bachmann, V.: Pluto, Das Erotische und Dämonische. Astrodata, Zürich (1991/2)

STICHWORTVERZEICHNIS

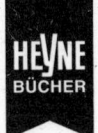

Esoterische Astrologie

Der Mensch im Spannungsfeld kosmischer Kräfte

Wilhelm Heyne Verlag
München

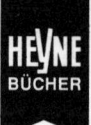

Gesundheit

Gesundheit und Erfolg durch Harmonie von Körper, Geist und Seele

Wilhelm Heyne Verlag
München

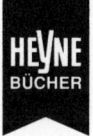

Yoga

Harmonie von Körper, Geist und Seele

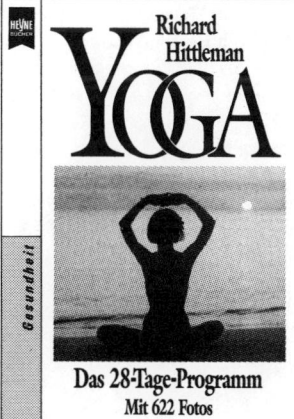

08/4546

Außerdem erschienen:

Erling Petersen
Das Yoga-Übungsbuch
08/9299

Satya Singh
Das Kundalini-Yoga-Handbuch
*Für Gesundheit von Körper, Geist
und Seele*
08/9342

Wilhelm Heyne Verlag
München

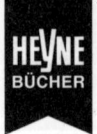

Heilen mit Bachblüten

Blütenessenzen für geistige und körperliche Harmonie

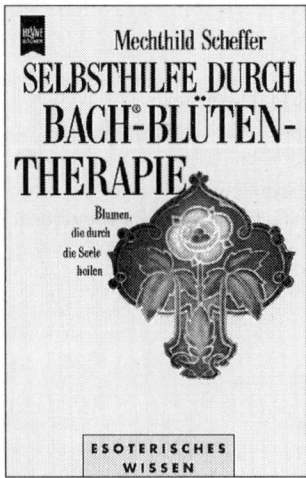

Mechthild Scheffer
SELBSTHILFE DURCH BACH-BLÜTEN-THERAPIE
Blumen, die durch die Seele heilen

ESOTERISCHES WISSEN

08/9517

Außerdem erschienen:

Julian und Martine Barnard
Das Bach-Blüten-Wunder
Geheimnis und Wirkung der Bach-Blüten
08/9541

Edward Bach
Die heilende Natur
Die Gedanken des Begründers der »Bach-Blütentherapie« zum Wesen von Krankheit und Gesundheit
08/9550

Blüten, die heilen
Gedanken zur Heilkraft von Pflanzen
08/9567

Mechthild Scheffer / Wolf-Dieter Storl
Neue Einsichten in die Bach-Blütentherapie
Vom Erbe der Blütengöttin
08/9650

Wilhelm Heyne Verlag
München

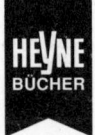

HEYNE BÜCHER

Shakti Gawain

Wenn wir den richtigen Umgang mit unserer Vorstellungskraft erlernen, öffnet sich für uns und unsere Mitmenschen der
Weg zu einem glücklichen und erfüllten Leben. Durch Shakti
Gawains Anleitungen wird die Macht unserer Gedanken erfahrbar.

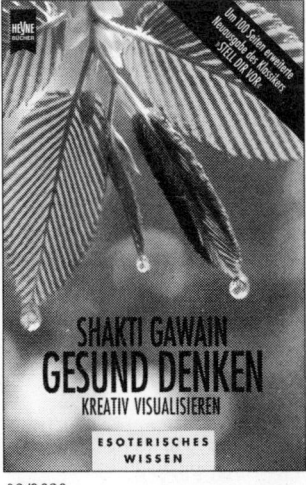

08/9639

Außerdem erschienen:

Leben im Licht
Quelle und Weg zu einem neuen
Bewußtsein
08/9535

Im Garten der Seele
Auf Entdeckungsreise zum Selbst
08/9563

Meditationen im Licht
Neue Meditationen und Übungen
zur kreativen Visualisierung
08/9610

Das Leben-im-Licht-Programm
Das Arbeitsbuch, mit dem Sie Ihre
Innere Stimme entwickeln können
08/9621

Erwachen
Visualisierung und Meditation für
jeden Tag des Jahres
08/9900

Wilhelm Heyne Verlag
München

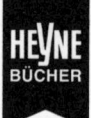

Heilgeheimnisse der Natur

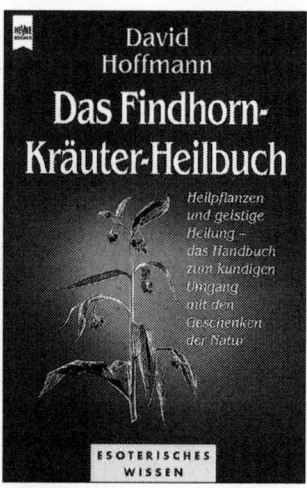

David Hoffmann
Das Findhorn-Kräuter-Heilbuch
08/9606

Wilhelm Heyne Verlag
München